SONJA KOPPITZ

SPINNST DU?

Warum psychische Erkrankungen ganz normal sind

ROWOHLT POLARIS

Originalausgabe
Veröffentlicht im Rowohlt Taschenbuch Verlag,
Hamburg, Januar 2022
Copyright © 2022 by Rowohlt Verlag GmbH, Hamburg
Covergestaltung und -abbildung HAUPTMANN & KOMPANIE
Werbeagentur, Zürich
Satz aus der Mercury
bei Dörlemann Satz, Lemförde
Druck und Bindung CPI books GmbH, Leck, Germany
ISBN 978-3-499-00419-3

MIX
Papier aus verantwor-
tungsvollen Quellen
FSC
www.fsc.org
FSC® C083411

INHALTSVERZEICHNIS

PROLOG

Es war keine ungewohnte Szene für meine Familie. Ich sitze auf dem Zweisitzer neben meinem Vater, vor der Schrankwand, in deren Mitte der Fernseher steht. Wir gucken uns durch Papas Festplatte, durch die unzähligen Konzertmitschnitte seiner Musik-Idole. So, wie wir es oft sonntags nach dem Mittagessen taten. Wenn die Familie versammelt war und mein Vater uns ganz begeistert so lange mit Eric Clapton, Steve Winwood, George Harrison oder B. B. King quälte, bis auch wir schließlich begeistert waren, Gitarrensolos mitsangen und irgendwie das spürten, was früher war. Eine Kindheit voller Liebe, voller Geborgenheit. Das hat sich nicht geändert. Daran wird sich nie etwas ändern. Dass ich im Kreise meiner Familie *sein* kann. Dass ich einfach sein kann, wie ich bin – denn sie haben mich zu dem gemacht, was ich heute bin. Meine Eltern waren da. Ich muss mich nicht verstellen. Ich fühle mich völlig schwerelos.

Doch am heutigen Tag ist es anders. Es ist nicht Sonntagnachmittag. Es ist mitten in der Woche. Es ist schon vier Uhr morgens. Nur mein Vater und ich sitzen auf dem Sofa und gucken Konzertmitschnitte. Wir schweigen und wiegen den Kopf im Takt der Musik. Meine Schwester ist längst nach Hause gegangen. Die Eagles singen: «On a dark desert highway, cool wind in my hair …» Ich spüre den Wind, wie ich überhaupt vieles spüre in diesem Moment. Als hätte jemand den Schalter umgelegt. Gefühl an. Chaos an. «Warm smell of colitas, rising up through the air …» Wir kiffen nicht, wir trinken Rotwein. «Up ahead in the distance, I saw a shimmering light …» Das Licht am Horizont. Vielleicht hat sie es gesehen. Vor einer Stunde kamen zwei Männer in Anzügen. Sie sagten: «Herzliches Beileid», hüllten meine Mutter schweigend in ein Tuch und legten sie dann in einen Sarg. Der ist aus Aluminium, dachte ich noch.

Head grew heavy and my sight grew dim
Had to stop for the night
There she stood in the doorway
Heard the mission bell
I was thinking to myself
This could be heaven or this could be hell.'

HALLO, DEPRESSION! WARUM ICH?

Meine Mutter starb im Frühling 2014. Da hatte ich meine erste depressive Episode längst hinter mir, und die zweite war noch in weiter Ferne. Jetzt ist 2019. Der Cursor blinkt, das Herz pumpt. Aber es passiert nichts. Weder ein Text. Noch das Leben. Ich spüre NICHTS. Ich soll ein Buch über meine Erfahrungen mit Depressionen schreiben. Blink, blink, blink, verhöhnt mich dieser Strich in meinem Word-Dokument. Genauso verlässlich und wiederkehrend pumpt mein Herz rhythmisch Blut durch meine Adern, und doch ist von Leben keine Spur. Geht es schon wieder los? Ist das noch normal, oder kommt wieder eine Depression? Ich bin ständig auf der Hut. Ich traue mir selbst nicht mehr. Ich beschatte mich. Beobachte mich misstrauisch und argwöhnisch. Gesund bleiben ist eine lebenslange Aufgabe für mich geworden.

Ich bin Sonja Koppitz, Jahrgang 1981, Radiomoderatorin aus Berlin. Ich hatte schon zwei Mal in meinem Leben Depressionen. Bei meiner ersten depressiven Episode wusste ich erst gar nicht, was mit mir los ist. Ich kam manchmal nach der Arbeit nach Hause, ließ im Flur alles fallen, legte mich auf den Boden und weinte erst einmal eine Stunde. Ich sagte Verabredungen ab, weil ich schlicht das Bett nicht mehr verlassen konnte, geschweige denn das Haus. Ich ging nicht mehr ans Telefon, aus Angst, Worte dafür finden zu müssen, was mit mir los war. Aber dafür hatte ich keine Worte – es war für mich selbst unerklärlich. Ich war nicht einfach nur traurig oder ausgelaugt, ich war handlungsunfähig. Ich konnte nicht mehr. Ich dachte aber auch nicht daran, dass ich vielleicht ernsthaft krank sein könnte. Ich dachte, ich schaffe das schon, wenn ich mich nur genug anstrenge. Es wird schon irgendwie vorbeigehen. Schließlich durchlebte ich zu diesem Zeitpunkt eine emotionale Krise nach der anderen. Ich hatte Liebeskummer, einen Autounfall, einen Fahrradunfall, mein geliebter Kater war weggelaufen, auf der Arbeit spürte ich nur Druck, und als ich dachte, es könne nicht schlimmer werden, bekam meine Mutter die Krebsdiagnose. Das alles passierte innerhalb weniger Wochen. Wer dreht da nicht durch? Eine psychische Erkrankung kam mir gar nicht in den Sinn! Das war 2011. Ich quälte mich über Monate hinweg, bis ich dann schließlich doch zum Psychiater ging – Diagnose: mittelschwere Depression. Mittelschwer. Ich will nicht wissen, wie sich eine schwere Depression anfühlt. Der Psychiater erklärte mir damals, was im Gehirn passiert, wenn man eine Depression hat. Irgendwas mit Nervenüberträgersubstanzen, irgendwelche Neurotransmitter, Synapsen ... Ich verstand kein Wort.

Aber etwas sickerte doch zu mir durch: Ich bin nicht bekloppt, ich spinne nicht ... Es gibt Worte und Erklärungen für das, was mit mir passiert. Mein Gehirn war offenbar aus dem Takt geraten! Es funktionierte nicht mehr richtig. Mein Hirn schlingerte wie ein Auto bei Aquaplaning. Wie konnte ich es ihm verübeln!? Aber wie sollte ich das jemandem erklären? Ich verstand es ja selbst kaum. Klar, die Krisen, die sich über mich ergossen wie ein Eimer Pech – das verstanden die Leute. Aber wie kann man davon ernsthaft körperlich krank werden? Denn nichts anderes sind psychische Erkrankungen – es sind Krankheiten. Viele denken: Man muss sich doch nur zusammenreißen! Schließlich war meine Mutter ja (noch) nicht gestorben, also Arschbacken zusammenkneifen und weitermachen! Ich fragte mich selbst, wie es sein kann, dass Krisen mein Gehirn und meinen Körper regelrecht aus dem Takt brachten. Die Krebsdiagnose meiner Mutter sollte etwas mit meinen Neurotransmittern gemacht haben, ehrlich jetzt? Mir fiel es schwer, das zu glauben. Denn bei meiner zweiten depressiven Episode gab es keine äußeren Faktoren, keine Krisen, und trotzdem wurde ich wieder krank. Dazu später mehr.

Bis zu meiner ersten depressiven Episode 2011 hatte ich mich noch nie mit psychischen Erkrankungen auseinandergesetzt. Natürlich wusste ich um die Existenz von Depressionen als solches, aber was es bedeutet, wenn ich selbst krank würde, wusste ich nicht. Als es mich erwischte, wollte ich nur so schnell wie möglich wieder gesund werden, wieder funktionieren. Ich bekam ein Antidepressivum, das ich jeden Morgen einnahm und mit dem es sehr langsam, aber stetig besser wurde. Es war eine Erlösung für mich. Nach einem halben Jahr war ich wieder auf dem Damm. Ich hatte keine Heulkrämpfe mehr, ich hatte wieder Antrieb, Dinge zu tun, Leute zu treffen – ich konnte wieder leben! Die Medikamente schlich ich langsam wieder aus, wie es im Ärzte-Sprech heißt: Ich verringerte die Dosis in Absprache mit meinem Psychiater langsam und konnte schließlich auf mein tägliches Antidepressivum verzichten. Auch ohne Psychotherapie hatte ich viel durch diese erste depressive Episode gelernt. Auch über mich. Ich wusste, ich will auf keinen Fall wieder krank werden, und ich tat alles dafür, gesund zu bleiben. Ich trieb Sport – lief meinen zweiten Marathon, nahm an Radrennen und Triathlons teil. Na ja, eigentlich war es nur ein Triathlon. Es fiel mir nicht schwer, Bewegung in mein tägliches Leben zu integrieren. Ich trank selten Alkohol und achtete auf meine Ernährung. Für Außenstehende mag das nach einem ziemlich langweiligen, nüchternen Leben voller Verzicht und ohne Spaß klingen. Aber ich wollte es meinem Körper nicht unnötig schwer machen zu funktionieren. Auf der anderen Seite genoss ich ab sofort die positiven Ereignisse in meinem Leben umso mehr, weil ich jetzt ja wusste, wie es sich anfühlt, wenn man emotional und körperlich am Boden ist – oder gefühlt schon unter der Erde. Das wollte ich nie wieder erleben.

Ich hatte sieben Jahre Ruhe. Selbst als meine Mutter starb, bekam ich keine erneute Depression. In dieser Zeit schrieb ich diesen Text:

Der Tod und was er mit den Lebenden macht

Es war an einem Mittwoch. Es war Frühling. Und es war wie bei Rilke.
«Nur manchmal schiebt der Vorhang der Pupille sich lautlos auf,
dann geht ein Bild hinein,
geht durch der Glieder angespannte Stille
und hört im Herzen auf zu sein.»

Nur dass es sich nicht um Rilkes Panther handelte, eingesperrt hinter tausend Stäben ohne eine Welt dahinter. Sondern um meine Mutter. Den ganzen Tag schon saßen wir an ihrem Bett. Wir sahen uns an, und dennoch sahen wir uns nicht. Sah sie uns? Ihr Blick schien direkt durch mich hindurchzugehen, als sähe sie schon nicht mehr die Welt, wie wir sie kennen. Als sähe sie etwas uns Verborgenes. Als würde sie unsere Blicke aufsaugen, direkt durch ihre Augenhöhlen, die eine Art Abgrund bildeten – vor der fahlen Stille ihres Schädelinneren. Aus ihrem Mund sprudelten unaufhörlich Laute einer anderen Sprache. Wir verstanden nicht, was sie sagte. Ob sie uns etwas mitteilen wollte, letzte Worte? Aber es war ohnehin alles gesagt. Irgendwann wartet man nur noch. Den ganzen Tag schon saßen wir an ihrem Bett. Wir kamen uns schäbig vor. Fast dreckig. Wünscht man sich mit der Erlösung eines Menschen doch vor allem auch die eigene. Gerne hätte ich berichtet, dass es etwas Friedliches an sich hat, wenn jemand stirbt. Aber es war ihr nicht vergönnt, einfach einzuschlafen. Die starke Frau, wie ich sie kannte, die stets wie eine Löwin ihren Willen durchsetzte – war nicht mehr da. Wohl aber ihr Körper. Und dieser bäumte sich auf, hielt sich am Leben fest, als würde er seine Krallen ausfahren – auch wenn es nichts gab, woran man sich festhalten konnte. Das Schicksal glich einem blanken Schiffsbug aus Stahl. Die Krallen finden keinen Halt, sondern erzeugen nur einen quietschenden Lärm und lassen einen schließlich abgleiten. In die Fluten der Lunge, die die Atmung rasseln lassen. Die Haut beginnt, sich zu verfärben. Tiefblau und schwarz wurden die Flecken überall auf ihrem Körper. Genau wie ihr Blick. Da griff jemand nach ihr! So fest, dass er dunkle Abdrücke auf ihr hinterließ. Aber ihr Herz war noch nicht bereit. Es pochte unaufhörlich.

Den ganzen Tag saßen wir an ihrem Bett. Ihre Schwester kam ein letztes Mal mit der Nichte. Doch für den Abschied war es zu spät. Der Abschied dauerte fast drei Jahre und war – wegen der Unfähigkeit des Menschen, seine Gedanken in Worte zu fassen – trotzdem zu kurz. Immer erst fällt einem auf dem Nach-hauseweg eine passende Formulierung ein, um sie gleich darauf wieder zu verwerfen. Was ist schon das eigene Leiden gegen das des anderen? Wie soll man in Worte kleiden, was man noch nie zuvor gefühlt hat, was aber so unendlich viel bedeutet im Leben? Nämlich das Ende. Das Ende von allem, wie wir es kennen. Ab sofort wird alles anders sein.

Meine Mutter starb. Ich blieb gesund. Erst 2018 – meine Mutter war zu diesem Zeitpunkt schon vier Jahre unter der Erde – kam die Depression zum zweiten Mal. Diesmal ohne erkennbare äu-ßere Auslöser. Eigentlich lief alles gut. Ich hatte inzwischen meine wunderbare Frau geheiratet und im Job nicht mehr oder weniger Stress als sonst. Ich hatte Yoga und Meditation zur Entspannung für mich entdeckt – aber trotzdem wurde ich wieder krank. Dieses Mal ging es körperlich los. Beim Joggen hatte ich das Gefühl, mich hielte jemand von hinten fest, als müsste ich Gewichte hinter mir herschleifen oder versuchen, unter Wasser zu sprinten. Ich fühlte mich wie gelähmt. Einfache Bewegungen wie vom Tisch aufstehen oder den Arm heben schienen nur in Zeitlupe zu funktionieren. Als wäre der Befehl vom Gehirn über die Nervenbahnen zum ent-sprechenden Körperteil Jahre unterwegs. Dazu war ich unend-lich müde. Wie an einem Montagmorgen, nachdem man das ganze Wochenende durchgefeiert hat – nur hoch zehn. Doch Ausruhen oder Schlafen halfen nicht. Ich war und blieb erschöpft. Ich dachte zu diesem Zeitpunkt noch nicht daran, dass die Depression zurück sein könnte. Ein Blutbild beim Hausarzt ergab: nichts. Die Schilddrüse funktionierte, die Blutkörperchen waren auch alle Gewehr bei Fuß, ich hatte Blutfett- und Leberwerte wie ein frisch geborenes Einhorn. Zu irgendetwas muss dieser strebermäßig gesunde Lebenswandel ja gut sein! Auf dem Papier war ich gesund. Psychische Erkrankungen haben keine Biomarker, wie ich später lernen sollte. Psychische Erkrankungen sieht man nicht. Es gibt nichts Messbares. Der Hausarzt empfahl mir, mich auszuruhen, und schickte mich nach Hause. Schließlich war es ein außergewöhnlich heißes Frühjahr und ein noch heißerer Sommer. Ich schob die Erschöpfung und das bleierne Gefühl beim Sport auf das Wetter.

Im Urlaub, ein paar Wochen später, kam eine innere Leere dazu, die ich selbst bei der Hochzeit meiner besten Freundin mit nichts ausfüllen konnte. Ich wurde zunehmend teilnahmslos. Meine Gefühle waren ausgeblichen wie ein buntes T-Shirt, das zu oft mit dem falschen Waschmittel gewaschen wurde. Ich fühlte mich wie zu stark verwässerte Aquarellfarbe. Das bedeutete aber nicht, dass ich auf nichts mehr reagierte. Im Gegenteil. Kleinigkeiten konnten mich völlig aus dem Konzept bringen. Wenn die Geschirrspültabs alle waren, brach eine Welt für mich zusammen. Wenn etwas nicht sofort funktionierte oder wenn meine Frau ihren Teebeutel in der Spüle liegen ließ, hätte ich ausrasten können. Ich war über alle Maße reizbar, ich erkannte mich selbst kaum wieder. Hinzu kam eine sehr starke Geräuschempfindlichkeit. Das ist sehr unpraktisch, wenn man in einer lauten Stadt wie Berlin lebt, beim Radio arbeitet und sich den ganzen Tag mit Kopfhörern die Ohren volldröhnen lassen muss. Ich wollte einfach meine Ruhe haben, ich wollte am liebsten nur noch Stille! Mein Kopf konnte einfach keine weiteren Reize mehr verarbeiten, das Gehirn war beschäftigt mit einem inneren Rummelbesuch. Klare Gedanken zu fassen, war nicht mehr möglich. In meinem Kopf war ein Karussell, das sich wahnsinnig schnell drehte – so schnell, dass ich nicht erkennen konnte, auf welchen Tieren und Fahrzeugen man hätte Platz nehmen können. «Halt doch einfach den Arm raus und greif einen Ast, um das Karussell zu stoppen!» oder «Spring raus!», sagte irgendetwas in mir. Der Verstand kann es nicht gewesen sein. Der schien mich im Stich zu lassen. Denn es ging nicht.

Doch wer steuert meine Gedanken, wenn nicht ich? Wer hat die Kontrolle über mein Fühlen und Handeln, wenn nicht ich? Alles entglitt mir, ich entglitt mir. Das merkte ich zwar – zum Beispiel, wenn mich meine Frau in den Arm nahm und ich die Umarmung nicht erwidern konnte. Meine Arme hingen schlapp an meinem Körper herunter. Aber ich konnte es nicht ändern. Ich hing wie ein toter Fisch in ihren Armen.

Es gab aber auch witzige, spleenige Auswüchse des Chaos in meinem Kopf. Unsere Wohnung war immer tipptopp aufgeräumt. Weil ich es nicht ertragen konnte, wenn es auch außerhalb meines Kopfes chaotisch war, brauchte ich in der Wohnung klare Linien, leere Oberflächen. Es durfte nichts herumstehen, und die Kuscheldecken auf dem Sofa legte ich jeden Morgen zusammen, als würde gleich jemand von der Bundeswehr zur Stubenkontrolle vorbeikommen. Alles auf Kante, alles parallel, alles clean. Die Wohnung war das genaue Gegenteil von dem, was gerade in meinem Kopf los war. Ich brauchte Orientierung im Raum. Ordnung war für mich eine Art Geländer zum Festhalten – wie die Handläufe in einem langen Krankenhausflur. Ich kam mir vor wie nach einer beidseitigen Hüft-OP; ich brauchte dieses Geländer. Ich brauchte Ordnung im Chaos.

Jetzt, wo ich das alles hier aufschreibe, kommt es mir sehr unwirklich vor und auch wenig verständlich, dass mir nicht viel früher in den Sinn kam, dass wieder etwas nicht stimmt. Vielleicht wollte ich es mir auch nicht eingestehen, dass ich wieder krank war. Erst im Nachhinein erkannte ich: Es war die Depression, die wieder die Kontrolle übernahm.

Interview mit einer Depression

SONJA: «Hallo, Depression! Ich hätte dich fast nicht wiedererkannt!»

DEPRESSION: «Tja, ich habe viele Gesichter.»

SONJA: «Nicht, dass ich dich vermisst hätte, aber: Wo warst du so lange?»

DEPRESSION: «Ich war im Urlaub.»

SONJA: «Sieben Jahre?»

DEPRESSION: «Wer hat, der kann!»

SONJA: «Warum bist du wiedergekommen?»

DEPRESSION: «Mir war einfach danach.»

SONJA (verärgert): «Sehr witzig. Mir passt das aber gerade gar nicht!»

DEPRESSION (schnippisch): «Wann passt es dir denn? Kann ja später noch mal wiederkommen!»

SONJA: «Mir wäre am liebsten, wenn du wegbleibst!»

DEPRESSION (triumphierend): «Aber das Leben ist kein Wunschkonzert. Ich bin nun mal da!»

SONJA: «O. k. Wie viel willst du?»

DEPRESSION: «Wie viel hast du?»

SONJA: «Eigentlich hast du mir schon alles genommen.»

DEPRESSION (verwundert): «Hast du keinen Dispo?»

SONJA (schweigt): «…»

DEPRESSION (fordernd): «Frag doch mal deinen Bankberater!»

SONJA: «Beraterin!»

DEPRESSION: «?»

SONJA (gereizt): «BankberaterIN.»

DEPRESSION (beleidigt): «Ganz schön spitzfindig. Scheinst doch nicht so krank zu sein.»

SONJA (entnervt): (Mic Drop)

Flucht nach vorn – ab in die Klapse!

Ich konnte mit meiner Depression diskutieren, wie ich wollte. Sie saß am längeren Hebel. Mit Argumenten, purem Willen oder Disziplin schafft man die Depression nicht ab. Es half nichts, mir zu sagen: Es ist doch alles gut. Du hast doch alles, du bist glücklich! Schließlich ging ich wieder zum Psychiater und nahm wieder Medikamente. Ich hatte aber Probleme, die Krankheit als Krankheit zu akzeptieren. Schon wieder! Warum ich? Es ist doch nichts passiert! Bei der ersten depressiven Episode war es für mich noch einigermaßen nachvollziehbar. Dumm gelaufen zwar, aber irgendwie eine Erfahrung der Kategorie «Habe-ich-das-jetzt-auch-mal-mitgemacht». Danke. Abgehakt. Ich wollte die Depression nicht im Abo buchen. Ich quälte mich ständig mit der Frage: Was soll das nun schon wieder, was will mir das Universum sagen? Ich bin nämlich – wenn ich gesund bin – eine Macherin. Ich gebe mich nur selten mit etwas zufrieden, was ich nicht verstehe. Ich gehe den Sachen auf den Grund. Erst wenn ich alles versucht habe, kann ich nachts ruhig schlafen. Wissen beruhigt mich ungemein. Das hat Vorteile in meinem Job als Journalistin, aber durchaus auch Nachteile im Privaten. Wenn man so tickt wie ich, sich Dinge in den Kopf setzt und erst am Ziel eine Pause macht, kann das sehr anstrengend sein. Für mich und andere. Das lerne ich immer wieder.

Aufgrund meiner mangelnden Akzeptanz der Krankheit wollte ich mehr tun, als «nur» gesund zu werden. Für mich und andere. Ich suchte nach Ursachen und Auslösern und saugte jede einzelne Information über Depressionen auf, recherchierte, sprach mit Medizinern, Therapeuten und anderen Betroffenen. Dabei stellte ich fest, wie schwer es auch anderen fällt, die Krankheit als solche anzunehmen oder zu erklären. Ich merkte auch immer wieder, wie stigmatisiert psychische Erkrankungen in der Gesellschaft sind.

Als ich im Radio bei einem Interview zum Thema Therapieplatz-Wartezeiten von meiner eigenen Depression berichtete, bekam ich eine Mail eines Hörers, die mich sehr verletzte. Der Tenor: Das interessiere doch keinen, ich solle nicht rumheulen. Was bewegte diesen Hörer, mir diese Mail zu schreiben? War es Hass oder Angst? Und was konnte ich ganz konkret gegen so viel Unwissenheit und Unverständnis tun?

Denn auch Kollegen und Kolleginnen reagierten zunächst mit Berührungsängsten. Ich hatte das Gefühl, dass das Thema gezielt ausgeklammert wurde, wie der berühmte rosa Elefant im Raum – aus Angst, ich würde gleich anfangen zu heulen oder man könne mit mir nicht mehr normal reden, was natürlich absurd war. Niemand hätte mir bei der Arbeit die Erkrankung angemerkt, hätte ich es nicht erzählt. Die Kämpfe in meinem Inneren brachen sich meist im Privaten Bahn. Die Arbeit half mir anfangs komischerweise sogar, da sie mir eine Struktur vorgab, an der ich mich entlanghangeln konnte wie an dem erwähnten Geländer. Ich hatte das Glück, dass ich in der Redaktion (noch) funktionierte. Trotzdem hörte ich manchmal Sätze wie «Nun reiß dich mal zusammen», wenn ich einräumte, dass es mir nicht guttut, in einem Raum ohne Fenster zu arbeiten. Wieder andere Kollegen gaben mir den Rat, lieber auf der Arbeit nicht über meine Erkrankung zu sprechen. Schließlich mache mich das angreifbar und verwundbar. Ich könne froh sein, bei einem öffentlich-rechtlichen Sender zu arbeiten und nicht in der freien Wirtschaft! Ja, ich müsse sogar dankbar sein, dass man es mir ermögliche, diesen Job mit meiner Erkrankung ausüben zu können!

Plötzlich verstand ich, warum sich verwundete Tiere zurückziehen: damit sie nicht zerfleischt werden. Ich war verwundet, aber niemand hatte das Recht, mich deswegen auszugrenzen, zu bemitleiden oder mir das Gefühl zu geben, eine Belastung zu sein! Mehr und mehr wuchs in mir die Haltung: NICHT MIT MIR! Das richtete sich gleichermaßen an Gesellschaft und Depression. Ich wollte das alles nicht einfach über mich ergehen lassen. Stigmatisierung psychischer Erkrankungen hat mit Unwissenheit zu tun. Und Unwissenheit ist eben nichts, womit ich mich zufriedengebe.

Ich hatte es leid, die Krankheit ständig erklären zu müssen – denn man sieht sie ja nicht. Gleichzeitig dachte ich darüber nach, wie es wohl Menschen mit anderen psychischen Erkrankungen geht, denn ich bildete mir ein, Depressionen seien längst in der Mitte der Gesellschaft angekommen. Irgendwie ist es in unserer Leistungsgesellschaft doch hip, einen Burn-out zu haben (was nichts anderes als eine Depression im Arbeitskontext ist), gilt so ein «Ausgebrannt-Sein» doch als ein Zeichen von totaler Hingabe für den Job, Aufopferung für die Familie, was auch immer ... nach dem Motto, «Hey, sie ist am Boden, aber sie hat alles fürs Team gegeben». Oder: «Sie hat keinen Burn-out? Sie hat nicht alles versucht!»

Wie mag es da wohl Menschen mit Schizophrenie ergehen? Oder Patienten mit posttraumatischer Belastungsstörung (PTBS)? Oder Patientinnen mit einer Psychose, Leuten mit ADHS (Aufmerksamkeitsdefizit-/Hyperaktivitätsstörung), Suchterkrankungen, Ess- oder Persönlichkeitsstörungen? Denn psychische Erkrankungen können jeden treffen, der eine Psyche hat. In Deutschland sind nach Angaben der Deutschen Gesellschaft für Psychiatrie und Psychotherapie, Psychosomatik und Nervenheilkunde jedes Jahr etwa 27,8 Prozent der erwachsenen Bevölkerung von einer psychischen Erkrankung betroffen. Das entspricht rund 17,8 Millionen Menschen. Doch der Medizinethiker Giovanni Maio sagt: «Allein nach Zahlen wird man nicht helfen können, weil man allein nach Zahlen schlichtweg den kranken Menschen nicht verstehen kann.»

Ich schon. Aber das reicht nicht.

Deswegen müssen wir reden – über Hirngespinste, lange Leitungen und lockere Schrauben. Wir müssen über psychische Erkrankungen sprechen. Aber wie? Metaphern für psychische Zustände gibt es viele: «Du tickst doch nicht mehr ganz richtig» oder «Du spinnst doch». Früher wurden «Irre» weggesperrt und spannen zur Beschäftigung am Spinnrad Wolle. «Diese Spinner!» Bilder für psychische Erkrankungen sind im Sprachgebrauch allgegenwärtig, das Sprechen über Erkrankungen der Psyche ist trotzdem oft ein Tabu. Liegt es daran, dass sich diese Krankheiten im Inneren abspielen? Das macht es für die Betroffenen nicht leichter. Sie müssen sich ständig erklären. Erkrankungen der Psyche werden von der Gesellschaft oft nicht als Krankheiten anerkannt. Sie werden auf den Lebenswandel oder eine Charakterschwäche zurückgeführt. Aber: Psychische Erkrankungen sind Krankheiten. Mein Ziel ist es, diese Krankheiten greifbarer zu machen. Denn das Nicht-Greifbare dieser Erkrankungen macht mich selbst schier «wahnsinnig». Auch wenn «wahnsinnig» an dieser Stelle vielleicht komisch klingt.

Man kann psychische Erkrankungen nicht sehen und auch nur schwer erklären. Sind Menschen mit Schizophrenie gewalttätig? Kann man mit Depressiven ‹normal› reden? Was sind die Ursachen für psychische Erkrankungen und was die Auslöser? Kann man ihnen vorbeugen? Sind unsere Gene schuld? Gibt es heute noch Zwangsjacken? Welche psychischen Erkrankungen gibt es überhaupt? Wo kommen sie her – diese Krankheiten und diese Vorurteile? Und wie wird man sie wieder los? Diese Fragen stelle ich mir und nehme Sie dabei mit. Auf der Suche nach Antworten begebe ich mich einen Monat lang in eine psychiatrische Klinik.

WOCHE 1: DAS ERSTE MAL
IN DER PSYCHIATRIE

«Aber ich will doch nicht unter Verrückte gehen!», widersprach
Alice.
«Ach, dagegen lässt sich nichts machen», sagte die Katze,
«Hier sind alle verrückt. Ich bin verrückt. Du bist verrückt.»
«Woher weißt du denn, dass ich verrückt bin?», fragte Alice.
«Musst du ja sein», sagte die Katze, «sonst wärst du gar nicht
hier.»
Lewis Carroll, Alice im Wunderland

Für viele – auch für mich – ist eine stationäre Behandlung in einer
Klinik mit Ängsten und Vorurteilen verbunden. Die Psychiatrie
bietet nicht nur Diagnostik und Therapie einer individuellen Erkrankung, sie ist zusätzlich mit ordnungspolitischen Aufgaben be-
traut. Dem Einzelnen soll geholfen werden, andererseits müssen
auch Gefahren von der Öffentlichkeit abgewendet werden. Das ist
das Dilemma. Wenn Menschen aufgrund einer schwerwiegenden
psychischen Erkrankung nicht mehr selbstbestimmt sind, sich bedroht fühlen, aggressiv reagieren und eine Gefahr für sich oder
andere darstellen, gibt es eine gesetzliche Verpflichtung, diese Patienten unterzubringen. Knapp zehn Prozent aller Patienten kommen nicht freiwillig in stationäre Behandlung (siehe Kapitel «Was
ist mein gutes Recht?»). Kein anderer Arzt muss sich mit Fragen
der Unterbringung oder Behandlung gegen den erklärten Willen
des Patienten auseinandersetzen, nur Psychiaterin und Psychiater.
  Die Psychiatrie gilt als schlimmer Ort voll Zwang und Wahn,
an dem die Patienten, vollgepumpt mit Medikamenten, wie teil-
nahmslose Zombies in kahlen Räumen mit vergitterten Fenstern
sitzen. Viele denken immer noch an Jack Nicholson im Film «Einer
flog über das Kuckucksnest». An Gewalt, Zwangsfixierung und

Elektroschocks. Aber: Der Film ist von 1975! Besonders fatal erscheint mir, dass sich noch heute Unwissen und Vorurteile nicht nur gegen die Psychiatrie, sondern auch gegen psychische Erkrankungen und damit gegen die Menschen richten, die unter einer seelischen Störung leiden.

Deshalb werde ich in diesem Buch auch vom ganz normalen Alltag in der Psychiatrie berichten. Von den Menschen, die hier behandelt werden und die hier arbeiten. Sowohl die einen als auch die anderen sind auf Verständnis und Unterstützung angewiesen. Also haben Sie keine Angst, sondern begleiten Sie mich! Nicht alle Behandelnden tragen einen weißen Kittel – manche nur, weil es so praktisch ist, in der Brusttasche allerlei Stifte zu verstauen. Und die Behandelten stecken nicht in Zwangsjacken. Gegessen wird nicht nur mit Löffeln, sondern ebenfalls mit Messer und Gabel. Und die Fenster lassen sich auch öffnen. (Notiz an den Hausmeister: Manche sind sogar defekt und lassen sich nicht schließen.) Das alles lernte ich bereits, als ich 2019 als Reporterin für den fünfteiligen radioeins-Podcast «Spinnst du? Eine Woche in der Psychiatrie» recherchierte. Ich verbrachte eine Woche in der Klinik für Psychiatrie und Psychotherapie am Charité Campus Benjamin Franklin in Berlin-Steglitz.

Das Klinikum liegt idyllisch am Rande des Teltowkanals, umgeben von einem Park, in dem im Frühjahr die Krokusse blühen.

Jetzt ist es Januar. Und ich bin erneut hier. Weil es noch so viel mehr zu berichten gibt.

Vor mir steht dieses rechteckige Klinik-Monstrum aus Beton, das zwar zur Charité gehört, aber gerade so viel Nächstenliebe und Wärme ausstrahlt wie ein Bulldozer. Das Gebäude war nach dem Zweiten Weltkrieg der erste große Krankenhauskomplex in Europa, der in Kompaktbauweise errichtet wurde. Sämtliche Institute, fast alle Kliniken und Hörsäle befinden sich unter einem Dach. In einer Architekturzeitschrift las ich, dass die Fassadenverblendung Wirbelsäulen gleichen soll. Sicher makaber, wenn man sich hier einer Bandscheiben-OP unterziehen lassen möchte. Noch vor dem Bau wurde die Fassade in einem Gutachten des Bundesgesundheitsamts als zu wenig lichtdurchlässig gerügt. Hier heißt es: «Schließlich darf in einer hygienischen Beurteilung der psychische Eindruck, den ein solches Gitterwerk (...) auf eine repräsentative Mehrzahl gesunder und kranker Rauminsassen machen würde, nicht unerwähnt bleiben.»[2]

Ich schließe mein Fahrrad an, nachdem ich die Rampe vor dem Eingangsbereich West am Hindenburgdamm hochgefahren bin. Laut und bestimmt begrüßt mich ein Mitarbeiter des Facility Managements, der gerade Müll auf dem Vorplatz sammelt. «GUTEN MORGEN!» Jetzt gibt es einen Anschiss, weil ich nicht abgestiegen bin, denke ich. «FROHES NEUES JAHR UND ALLES GUTE WÜNSCHE ICH IHNEN! UND EINEN SCHÖNEN TAG!», schreit er mir entgegen, aber lächelt dabei. Witziger Typ. Vielleicht doch ein Psychiatriepatient? Nette Menschen in Berlin stufe ich gleich als etwas verrückt ein. So viel zu meinen Vorurteilen den Menschen und der Stadt gegenüber. Vor dem gläsernen Eingangsbereich stehen, wie vor jedem Krankenhaus, Patienten und Patientinnen, teils mit Infusionsständer als Gesprächspartner, und rauchen. Wie singt Tom Smith in einem Song der Editors? «The saddest thing that I'd ever seen were smokers outside the hospital doors ...» Mir fallen weitaus traurigere Dinge ein. Wer hierher in die Psychiatrie kommt, für den hat sich zuvor etwas Grundlegendes im Leben verändert. Man ist irgendwie durch das Raster gefallen, weil man nicht mehr reibungslos und «normal» funktioniert. Mit psychischer Erkrankung passt man nicht mehr so recht rein in dieses Konstrukt namens Gesellschaft. Man fällt aus dem Rahmen, weil man plötzlich nicht mehr in der Lage ist, seinen Alltag zu meistern oder sozial angemessen zu reagieren – kurzum, man ist in dem gestört, was wir gemeinhin als «Menschsein» bezeichnen.

800 000 psychiatrische Patienten gibt es jährlich in Deutschland[3]. Ich werde in der Psychiatrie am Campus Benjamin Franklin einige von ihnen kennenlernen. Ich werde diesmal einen Monat hier sein; so lange bleiben nämlich auch die stationären Patienten und Patientinnen im Schnitt. Ich will wissen, was ein stationärer Aufenthalt in der Psychiatrie bedeutet. Ich selbst habe bisher nicht einmal ambulante psychotherapeutische Erfahrung. Mir wurde gesagt, es gebe bei mir keinen Therapiebedarf – ich käme gut zurecht, und die Medikamente wirkten. Aber was heißt denn das, wenn ich doch immer wieder krank werde? Ich will wissen, welche Menschen in der Psychiatrie behandelt werden und warum ihnen außerhalb eines Krankenhauses offenbar nicht mehr geholfen werden kann. Ich will wissen, wo Wissenschaft und Forschung gerade stehen. Ich will wissen, warum so wenig neue Medikamente auf den Markt kommen. Ich will wissen, wo man mit klassischen Therapiemethoden an Grenzen stößt. Ich will herausfinden, wo die Gesellschaft an ihre Grenzen stößt. Ich möchte Patienten und Patientinnen mit psychischen Erkrankungen eine Stimme geben und ihre Geschichten erzählen.

Als ich mich auf der Station vorstelle und von meinem Buchprojekt erzähle, sprechen mich direkt zwei Patientinnen an. Ich bin erleichtert, dass sie auf mich zukommen und meine Recherche sie nicht abschreckt. Eine von ihnen ist Vanessa. Sie hat sogar den RadioEins Podcast «Spinnst du?» gehört und fragt «Bist du das?». Ich nicke und staune. Die Welt ist ein Schuhkarton und das Eis gebrochen.

Mit sechs Jahren schon leidet Vanessa unter Angst, kann nicht zur Schule – mit 20 Jahren macht sie das erste Mal Bekanntschaft mit der Depression. Heute ist sie Sozialpädagogin, Ende 30 und war viele Male in stationärer Behandlung. Doch nicht überall fühlt sie sich gut aufgehoben. In einer Berliner Klinik wird sie medikamentenabhängig. «Du nimmst 'ne Tavor und bist anderthalb Stunden lang beseelt. Ich nahm fünf Stück am Tag», erzählt sie mir. Tavor® ist ein sogenannter Tranquilizer (von lateinisch tranquillus

= ruhig) aus der Wirkstoffgruppe der Benzodiazepine (siehe auch Kapitel «Die ‹Glückspille›: Zu Risiken und Nebenwirkungen»). Die Arznei wirkt beruhigend und angstlösend, hat allerdings auch ein hohes Abhängigkeitspotenzial. Als sich Vanessa selbst entlässt, um in eine Klinik nach Westdeutschland zu wechseln, muss sie dort erst einmal einen Medikamentenentzug machen. Doch sie ist so depressiv, dass ihr nichts hilft und sie auch diesen Klinikaufenthalt abbricht. «Ich wollte einfach nur nach Hause. Obwohl da nichts auf mich wartete.» Sie hat zu diesem Zeitpunkt eine erfolglose Kinderwunschbehandlung und eine Fehlgeburt hinter sich, die Beziehung zu ihrem Mann bröckelt. Sie hat Suizidgedanken und geht wieder zurück in die Berliner Klinik, diesmal auf die «geschützte» Station für akute Fälle. Dort bekommt sie wieder Tavor. Als das Medikament langsam ausgeschlichen wird, hat sie «viel Zeit, um über die Krankheit nachzudenken, obwohl ich doch eigentlich gesund werden wollte». (Ich frage mich oft, wie sehr man übers Kranksein nachdenken muss, um gesund zu werden und ob es nicht eher hilft, über das Gesundwerden nachzudenken.) Zum jetzigen Klinikaufenthalt im Benjamin Franklin kommt Vanessa dann schließlich nach einem «erfolglosen» Suizidversuch. Wie makaber das Adjektiv «erfolglos» doch im Zusammenhang mit einer versuchten Selbsttötung klingt, die nicht zum Ziel geführt hat. Ein erfolgreicher Suizid ist ein Erfolg, ohne den man leben kann. Zuvor liegt Vanessa vier Wochen lang nur noch zu Hause in ihrem Bett und sagt ihrem Mann, er solle verschwinden und sie einfach nur in Ruhe lassen. Von ihren Suizidgedanken erzählt sie niemandem, weil sie nicht wieder in eine Klinik will. Sie schluckt 20 Tabletten auf einmal und überlebt. Ihre Mutter und ihre Schwester bringen sie in die Rettungsstelle des Benjamin Franklin Klinikums.

«Ich weiß nicht, was passiert wäre, hätte ich hier nicht Frau Dr. Lietz getroffen. Als ich in der Rettungsstelle heulend zusammengebrochen bin, hat sie hat mich als erwachsenen Menschen angesprochen. Obwohl ich von meiner Mutter angezogen und hergebracht wurde.»

Das ist über zwei Monate her. Seitdem ist Vanessa hier. Jetzt steht sie vor mir und lächelt mich an.

Vanessa hatte Glück, hier zu landen, denn es ist gar nicht so leicht, einen Platz für eine stationäre Behandlung zu bekommen. Man muss ein dreistufiges Aufnahme-Prozedere durchlaufen. Stufe 1 ist die telefonische Kontaktaufnahme zur Vereinbarung eines circa 20-minütigen ambulanten Vorstellungstermins. Die Wartezeit beträgt in der Regel einige Wochen. Das ist ein unfassbar langer Zeitraum, wenn man einmal bedenkt, dass durchschnittlich elf Monate vergehen, bevor Menschen mit Depressionen überhaupt ärztliche Hilfe in Anspruch nehmen[4]. Ich selbst quälte mich bei meiner zweiten depressiven Episode circa fünf Monate, bevor ich überhaupt erkannte, dass die Depression zurück ist und ich dringend zum Arzt muss. Mein Psychiater hatte den nächsten Termin allerdings erst drei Monate später frei, also rief ich bei anderen niedergelassenen Psychiatern an. Ohne Erfolg. Jeder Anruf kostete mich große Überwindung. Ich konnte vor Verzweiflung kaum noch sprechen, geschweige denn weitere Abfuhren verkraften. Ich war am Ende und wollte doch nur ärztliche Hilfe.

Schließlich rief ich bei der kassenärztlichen Vereinigung an, wo man mir einen Termin bei einer Therapeutin vermittelte. Diese sagte mir nach einem circa 50-minütigen Gespräch, was ich bräuchte, sei mein Medikament, das sie mir aber nicht verschreiben könne. Sie war psychologische Psychotherapeutin, keine Ärztin. Am Ende ging ich zu meinem Hausarzt, der mir mein Antidepressivum verschrieb. Nach circa fünf Monaten, die ich mich schon gequält hatte, zusätzlichen vier Wochen Facharzt-Terminjagd und zwei Wochen Wirklatenz des Medikaments konnte es nach über einem halben Jahr langsam wieder bergauf gehen. Mehr zu diesem unsäglichen Termin-Dilemma lesen Sie im Kapitel «Was ist mein gutes Recht?».

In der Klinik für Psychiatrie und Psychotherapie am Campus Benjamin Franklin kommt nach einigen Wochen Wartezeit und dem 20-minütigen ambulanten Vorstellungstermin Stufe zwei im Aufnahme-Prozedere: Bei Indikation zur stationären Therapie wird eine Aufnahme vereinbart. Zunächst für eine zweiwöchige diagnostische, motivationale und psychopharmakologische Therapiephase. Auch hier ist Geduld gefragt: Die Aufnahme erfolgt über eine Warteliste. In der Regel sind es zwei bis sechs Wochen. Aber dann wird – Heilbedarf vorausgesetzt – Stufe drei gezündet: die Aufnahme zur stationären Behandlung. Auch die erfolgt, wie sollte es anders sein, erneut über eine Warteliste, wobei die Wartezeiten hier zwischen zwei und acht Wochen schwanken können.

Menschen mit psychischen Erkrankungen werden im Klinikum, aber nicht nur stationär behandelt. Wer am Wochenende in eine akute psychische Krise gerät, wenn niedergelassene PsychiaterInnen und TherapeutInnen ihre Praxen geschlossen haben, dem bleibt in Berlin und anderen Großstädten oft nur der Krisendienst, der rund um die Uhr kostenlose, anonyme Hilfe bietet – oder der Weg in die Notaufnahme. Während meiner Podcast-Recherche war ich dabei, als sich in der Rettungsstelle ein 23-jähriger Patient meldet, der Gesprächsbedarf hat, wie mir Dr. Eike Ahlers erklärt. Dr. Ahlers ist Psychiater und hat Konsildienst in der Notaufnahme. Erste Laborergebnisse sind da – obwohl es bei psychischen Erkrankungen keine klassischen Biomarker gibt, man also zum Beispiel nicht am Blutbild sieht, ob jemand Depressionen oder Schizophrenie hat. «Es ist oft wichtig, ob es Hinweise für eine andere schwere Erkrankung gibt, die das Gehirn in Mitleidenschaft zieht. Wenn ältere Menschen eine Infektion haben, können sie Verwirrungszustände zeigen. Bei jungen Leuten gucke ich, ob sie intoxikiert sind, ob wir also Drogen, Alkohol oder auch Medikamente im Blut finden», erklärt Dr. Ahlers. Bei dem Patienten, der in der Rettungsstelle wartet, ist das Blutbild unauffällig. In der Akte, die bereits bei der Aufnahme angelegt wurde, steht, der junge Mann wünsche ein entlastendes Gespräch. Wer wünscht sich das nicht? Auf mich macht er einen verzweifelten Eindruck, das Atmen fällt ihm sichtlich schwer, als würde ihm etwas die Brust zusammendrücken. Er redet sehr leise, dafür aber sehr schnell. Im Gespräch mit dem Psychiater wird klar, dass er unter enormem sozialen Druck steht. Eigentlich wohnt er zu Hause bei den Eltern in Thüringen, ist aber momentan als Zivilangestellter der Bundeswehr in Berlin in der Berufsschule. Während seiner Abwesenheit haben sich seine Eltern getrennt, und der Vater drohte dem Sohn gegenüber mit Suizid. Per SMS. Der Patient schildert, er bekomme den Kopf einfach nicht mehr frei und könne nachts nicht mehr schlafen. In der Schule komme er nicht mehr hinterher, er fühle sich ausgelaugt und leer, sodass seine Lehrer ihn gebeten hätten, er solle sich in der Notaufnahme melden. Dr. Ahlers hört sich alles in Ruhe an, erkundigt sich nach der Dauer der Schlaflosigkeit und fragt, was das Schlimmste in der momentanen Situation wäre. Dass jemand anrufe und sage, sein Vater sei tot, entgegnet der Patient.

Das alles reicht jedoch nicht für eine stationäre Behandlung. Aber wer oder was soll dem jungen Mann in seiner persönlichen Krise nun helfen? Inwieweit kann ein solches Gespräch mit dem Psychiater in der Notaufnahme entlastend sein? Beide einigen sich, dass es erst einmal das Beste ist, wenn der junge Mann krankgeschrieben wird und nach Hause nach Thüringen fährt, um sich mit seiner Familie zusammenzusetzen. Dazu gibt es ein paar Telefonnummern von Krisendiensten. Es ist nicht viel, was Dr. Ahlers in diesem Moment tun kann, doch trotzdem habe ich den Eindruck, der Patient geht etwas erleichtert. Seine aktuellen Stressoren wurden ihm im Gespräch bewusst, zum anderen wurden dem Patienten die medizinischen Symptome eingeordnet, sodass er besser verstehen kann, was in der momentanen Krise mit ihm passiert. Es ist nichts Ungewöhnliches, dass Menschen unter Druck so reagieren. Das zu wissen, nimmt dem jungen Mann offenbar ein Stück seiner Last. Er wird mit einer Krankschreibung von der Schule befreit und aus der Notaufnahme entlassen. Diagnose: Verdacht auf eine leichte depressive Episode. Wenn sich sein Befinden verschlechtert, solle er sich in ambulante psychiatrische oder psychotherapeutische Behandlung begeben. Doch das ist ja nicht so einfach, wie ich gelernt habe.

Unterdessen findet im Gemeinschaftsraum der psychiatrischen Station das wöchentliche Kaffeekränzchen statt. Jede Woche treffen sich PatientInnen und BehandlerInnen zum gemeinsamen Kaffeetrinken. Kuchen besorgen und Tisch eindecken gehört zu den Patientenaufgaben auf der Station, die wöchentlich neu verteilt werden, wie das Blumengießamt oder auch Patientenpatenschaften für Neuankömmlinge. Auf den Servietten steht «Hello sunshine». Jemand sagt: «Na, dann müssen wir jetzt wohl alle lachen!» Alle lachen. Neben dem Kuchen aus der Klinikküche gibt es auch selbst gebackenen New York Cheesecake mit passierten Himbeeren aus der Ergotherapiegruppe «Kochen & Backen». Die Oberärztin Dr. Francesca Regen kündigte mir bereits vorher an, dass diese Treffen immer sehr schön seien. Auch sie zieht dann endlich mal ihren Kittel aus und plaudert übers Wetter statt über Symptome. Ich unterhalte mich mit meinem Sitznachbarn, einem groß gewachsenen, hageren und eher ruhigen Patienten, der meinen Blicken und Small-Talk-Versuchen erfolgreich ausweicht.

Bei Schoko- und Käsekuchen kommen wir aber doch ins Gespräch. Genuss verbindet. Wir sprechen nicht nur über Versorgungsengpässe der Psychiatrie, sondern vor allem über unsere gemeinsame Leidenschaft, das Joggen, und über die neuesten Netflix-Serien. Ich habe den Eindruck, langsam verliert er die Scheu vor mir und sucht das Gespräch. Nach den ersten Tagen auf der Station gehöre ich langsam dazu.

«Hier sind alle verrückt. Ich bin verrückt. Du bist verrückt.»
«Woher weißt du denn, dass ich verrückt bin?», fragte Alice.
«Musst du ja sein», sagte die Katze, «sonst wärst du dich gar nicht hier.»

SEELE, GEIST, PSYCHE – WTF?!

An Psyche

Hüllte kein geweihter Schleier
Deiner Seele Schönheit ein;
Leuchtete kein höh'res Feuer
Aus des Herzens Flammenschein:
Dann in unsern Blumenbanden,
Psyche! Psyche! Du und ich,
Bei dem Gott, den wir empfanden,
Psyche, du umarmtest mich.

Psyche, Psyche! So umschlungen,
So im heiligen Verein
Innigster Beseligungen
Du nur mein, und ich nur dein!
Zu dem Traum von Sein und Leben,
Mit dem Myrthengrün umlaubt,
Arm in Armen durchzuschweben,
Psyche, wär es uns erlaubt;

Aber Kettenglieder klirren
In der Herzen Doppelklang.
Engelwünsche selbst verwirren,
Was die Pflicht und Müh errang.
Viel zu viel hab ich zu flehen.
Könntest du nur mein Gesicht ...
Doch, du kannst es wohl verstehen,
Ach! Und darfst, und darfst es nicht!

Friedrich Ludewig Bouterweck

Der Mythos um die Königstochter Psyche besagt, sie sei so schön gewesen, dass sie selbst Aphrodite, die Göttin der Schönheit, in den Schatten stellte. Wenn man aber mit dem heutigen Verständnis des Wortes «Psyche» das Liebesgedicht von Bouterweck liest, bekommt es plötzlich eine ganz andere Bedeutung. Da ist der Schleier, der die Seele verhüllt, gleichzeitig aber der Traum vom Sein und vom Leben und die klirrenden Kettenglieder, die das Glück unmöglich machen.

Um zu verstehen, warum die Psyche krank werden kann, warum da etwas ver-rücken kann, muss man sich darüber klar werden, was diese «Psyche» überhaupt ist und wie sie mit unserem Körper zusammenhängt. Aber wie vieles im Leben ist das gar nicht so einfach zu verstehen. Da ich ein Mensch bin, der zum Grübeln neigt, habe ich mir schon, solange ich denken kann, den Kopf darüber zerbrochen, was uns als Menschen eigentlich ausmacht und was uns von den Tieren unterscheidet (oder auch nicht). Unsere Seele oder das menschliche Bewusstsein ist vielleicht genauso schwierig zu greifen wie das Universum. Es verstehen zu wollen, bringt unser Streben nach Erkenntnis an die Grenze des Möglichen. Ist die Frage nach unserem Geist vielleicht sogar eines der letzten großen Rätsel? Auf jeden Fall ist es eine große theoretische Herausforderung, wenn wir uns fragen, was der Geist ist und wo im Körper er sitzt. Gott sei Dank haben sich das schon unzählige Menschen vor mir gefragt. Dieses Kapitel ist ein kleiner Abriss über das, was die Philosophie in Sachen «Seelenheil» so zu bieten hat. Oder auch nicht.

Das sogenannte Leib-Seele-Problem wurde schon von vielen Philosophen beackert. Für Platon (ca. 427–347 v. Chr.) war die Seele die unsterbliche Herrscherin über den Körper. Durch den Tod würde sie vom Körper befreit und sei dann zu wahrer Erkenntnis fähig. Für Aristoteles (384–322 v. Chr.) waren Körper und Seele gleichberechtigt. Er glaubte, die Seele leite die Bewegung des Körpers und richtete diese auf ein Ziel aus.

Viel, viel später kam der französische Philosoph René Descartes (1596–1650) um die Ecke.

Er war kein beneidenswerter Mensch. Er strebte nach völliger Gewissheit und stellte alles infrage. Seine eigene Existenz, die der Welt und sogar die Existenz von Gott. Die Kirche war not amused und Descartes am Ende vielleicht auch nicht, denn völlige Gewissheit, die wahre Antwort gibt es vielleicht gar nicht. Eine zentrale Frage, die sich Descartes stellte, war: Was ist wirklich? Existieren die Dinge um uns herum in der Realität, oder sind sie gar nicht echt? Klingt schon irre ... Oder ist es vielleicht gar nicht so ver-rückt? Was ist schon ver-rückt? Sind psychisch Kranke am Ende die einzigen Gesunden? Vielleicht ist das alles gar nicht sicher und nur eine Frage des Blickwinkels. Nach Descartes könnte das ganze Leben auch nur ein Traum sein. Oder eine Art Truman Show, in der uns alles nur vorgegaukelt wird. René Descartes fragte sich: Gibt es uns möglicherweise gar nicht wirklich? Und was dann? Doch allein dieses Zweifeln beruhigte den Philosophen. Er sagte sich, wenn ich zweifle, dann denke ich. Und wenn ich denke, kann ich mir sicher sein, dass es mich gibt. «Ich denke, also bin ich!» Oder auf Latein: «Cogito ergo sum.»

Oder ist es vielleicht doch andersherum? Eric Kandel, Nobelpreisträger für Medizin, schreibt: «Einer der großen Fortschritte der Neuzeit war die Erkenntnis, dass Descartes das Pferd von hinten aufgezäumt hatte: In Wirklichkeit muss es heißen ‹Ich bin, also denke ich›.»[5]

Vielleicht war Descartes nie depressiv. Denn gerade in den schlimmen Phasen der Depression war ich nicht mehr fähig, klare Gedanken zu fassen. War ich deshalb nicht mehr? Verhindern psychische Erkrankungen das Sein als solches? Ist man kein Mensch mehr, wenn man nicht mehr rational wahrnehmen, fühlen und denken kann? Aber was sind Gedanken überhaupt, und warum sind sie so mächtig, wo man sie doch weder sehen noch anfassen kann? Wo kommen unsere Gedanken her? Und wer denkt sie? Ist es der Geist? Ist er der alleinige Herrscher über unser Denken, oder habe ich da noch ein Wörtchen mitzureden? Und dann ist da ja noch dieser Körper. Denkt der auch? Na dann gute Nacht!

Descartes schrieb: «Und wenngleich ich vielleicht einen Körper habe, der mit mir sehr eng verbunden ist, so ist doch – da ich ja einerseits eine klare und deutliche Idee meiner selbst habe, sofern ich nur ein denkendes, nicht ein ausgedehntes Ding bin, und andrerseits eine deutliche Idee vom Körper, sofern er nur ein ausgedehntes, nicht denkendes Ding ist – soviel gewiß, daß ich von meinem Körper wahrhaft verschieden bin und ohne ihn existieren kann.»[6]

Nach Descartes sind wir also denkende, nicht ausgedehnte Dinger mit Körpern, die zwar ausgedehnt, aber nicht denkend sind. Das soll er mal einem Vierjährigen erklären.

Aristoteles wiederum sah in der Seele den «großen Beweger». Die Seele bewegt den Körper durch etwas Feinstoffliches wie Luft, das aber keine Luft ist – Aristoteles nannte es Pneuma. Dieser quasi Lebensgeist gelange vom Gehirn über die Nerven in den Körper. Wie ein zarter Windhauch. Vielleicht daher auch der Ausdruck, «die Lebensgeister aushauchen». Ich muss zwangsläufig an aufblasbare Weihnachtsmänner auf Berliner Vorort-Hausdächern denken ... Fährt unser Geist, unsere Psyche also als leiser Windhauch in unsere Glieder? Lange sah man den Körper als bloße Hülle an. Er stand nicht unter Verdacht, mit dem Geist zu interagieren. Deshalb wurde der Körper als solches lange Zeit nicht ausgiebiger untersucht oder obduziert. Man maß ihm kaum eine Bedeutung zu. Der menschliche Körper war quasi die Pelle einer Weißwurst. Ist die Seele erst einmal ausgezuzelt – was soll man noch den labbrigen Rest betrachten? Für Aristoteles war die Seele also eine Art Hauch, und auch für Descartes war sie schwer greifbar. Er glaubte, die Seele sei im Gegensatz zum Körper etwas Immaterielles. Und das ist das Problem. Zumindest für mich. Vielleicht können Sie dem noch folgen: Wie und wo kann eine immaterielle Substanz, die keine Masse besitzt, auf den Körper einwirken?

Aber tatsächlich – in der Depression kam es mir wirklich so vor, als sei meine Seele von der Welt der greifbaren Dinge fast völlig getrennt. Ich saß in meinem Gedankenkarussell fest und hatte kaum noch Bezug zu den Dingen um mich herum. Ich hatte das Gefühl, mein Körper gehöre nicht mehr richtig zu mir. Simone de Beauvoir beschreibt unseren Körper als unseren Zugriff auf die Welt. Aber dieser Zugriff schien mir abgeschnitten. Nur, was ist denn dann dieses «mir»? Und was ist dieses «Ich» wert, wenn es nicht mehr fähig ist, den Körper so zu steuern wie gewohnt? Mein Körper fühlte sich nur noch an wie eine Hülle. Eine schlaffe noch dazu – in der ein unruhiger Geist spukte. In der Depression war ich nur Zeugin der Existenz meines Körpers, konnte aber nicht eingreifen. Immer dann, wenn ich nicht mehr in der Lage war, die Umarmung meiner Frau zu erwidern, war ich bloß eine Beobachterin. Eine innere Erzählerin sagte mir: «Du liebst deine Frau, und sie liebt dich. Umarme sie!», aber ich spürte nichts dergleichen. Es war, als seien meine Gedanken die Stimme eines Reporters, der alles kommentiert. Der Wille zu handeln, war irgendwo noch da, aber es folgte keine Reaktion, keine Konsequenz aus dem Beobachteten. Zu diesem Symptom der Hilf- und Antriebslosigkeit komme ich später noch im Kapitel «Von A wie Angst bis Z wie Zwang».

Meine Glieder – nach Descartes feste Materie – waren zu nichts zu gebrauchen, wenn so etwas Immaterielles wie der Geist versuchte, sie zu steuern. Es schien, als sei die Verbindung zwischen Körper und Geist, wie auch immer die geartet sein mag, gekappt. Und damit die Verbindung zur Außenwelt. Ist eine kranke Seele damit in ihrer Hülle, in ihrem Körper gefangen? Denn was nutzt einem ein theoretisch funktionierender Körper, wenn man ihn doch nicht antreiben, den Muskeln kein Leben einhauchen kann – wenn man nur teilnahmslos im Bett liegt und das Gefühl hat, nie wieder aufstehen zu können?

Ja, in solchen Momenten glaube ich dem alten Franzosen, dass Körper und Geist getrennt sind. Descartes gilt als Vater der Leib-Seele-Theorie. Körper und Seele agierten zwar miteinander, seien aber voneinander getrennte Ebenen. Noch heute sprechen wir von physisch und psychisch. Den wechselseitigen Einfluss bezeichnen wir als «psychosomatisch».

In der Medizin bestand lange die Tendenz, psychische von somatischen Erkrankungen zu trennen. Gemütsverstimmung, Antriebs- und Schlafstörungen sowie andere depressive Symptome wurden als Folge einer zugrunde liegenden körperlichen Erkrankung aufgefasst. Man sprach von «reaktiver Depression». Das würde bedeuten, dass eine psychische Erkrankung wie die Depression eine Reaktion auf einen kranken Körper ist – so wie die Depression wiederum auch psychoreaktive Antwort auf ein belastendes Ereignis wie den Tod eines nahestehenden Menschen oder eine Trennung sein kann.

Was die Wechselbeziehungen zwischen Depressionen und somatischen Erkrankungen angeht, sieht man das heute sehr viel differenzierter. Bei einem depressiven Syndrom im Rahmen einer organischen Erkrankung spricht man von einer Begleitdepression. Diese kann zum Beispiel bei somatischen Erkrankungen wie Diabetes, Schilddrüsenfehlfunktionen, Rückenbeschwerden oder Asthma auftreten. Oft ist es schwierig, solche Begleitdepressionen von schon lange anhaltenden psychosomatischen Erkrankungen abzugrenzen.

Wie hängen Körper und Geist also zusammen? Das frage ich mich jedes Mal, wenn ich ein Déjà-vu erlebe. Sie kennen sicher dieses merkwürdige Gefühl, eine Situation genau so schon einmal erlebt zu haben. Der Neurologe Dr. Vernon Neppe definiert dieses Gefühl als einen «subjektiv unpassenden Eindruck von Vertrautheit einer gegenwärtigen Erfahrung mit unbestimmter Vergangenheit».[7] Die psychopathologische Bezeichnung für das Phänomen des Déjà-vus ist qualitative Gedächtnisstörung. Wenn es also so etwas wie Gedächtnistäuschungen gibt, wie gelingt es dem Gehirn überhaupt, ein kontinuierliches Abbild der Realität zu schaffen? Wir verstehen mithilfe des Verstandes, was wir hören, sehen, fühlen, riechen, schmecken. Doch wenn der Geist uns manchmal betrügt, wie bei einem Déjà-vu, was ist dann Wahrheit? Und wer oder was ist dafür verantwortlich, wenn dieses Wahrheitsbild gestört ist? Ist das ein Fehler in der Matrix oder etwa der Beweis für ein vorheriges Leben? Was geht beim Phänomen der geheimnisvollen Wiederkehr des Vergangenen im Körper vor? Es gibt zahlreiche wissenschaftliche Erklärversuche. Eine Theorie ist, dass durch eine gestörte elektrische Aktivität des Gehirns ein Schaltkreis im parahippocampalen Areal im Temporallappen stimuliert wird. Diese Gehirnregion ist mitverantwortlich für das Gefühl von Vertrautheit[8]. Ein Déjà-vu könnte also dadurch entstehen, dass Neuronen versehentlich feuern. Das legt nahe, dass es eine körperliche Ursache für ein Déjà-vu gibt.

Das hätte sicher auch Descartes interessiert. Er ging von einer Wechselwirkung zwischen den zwei Substanzen Körper und Geist aus; dass also physische auf mentale Zustände einwirken können und umgekehrt. Seinem Dualismus von Geist und Materie steht der Monismus entgegen. Hier geht man von der Existenz von nur einer Substanz aus. Sind Körper und Seele also doch eins? Diese These vertrat unter anderem der britische Mathematiker und Philosoph Thomas Hobbes (1588–1679). Nach ihm ist unser Geist keineswegs autonom, vielmehr sei er eine Art Spielball der Interaktion materieller Komponenten. Die Vorgänge im Bewusstsein sind nach Hobbes nur Folge der Bewegung von Körpern. Auch für den deutschstämmigen französischen Adeligen Paul-Henri Thiry d'Holbach (1723–1789) gab es keinen Dualismus zwischen Körper und Geist. In seiner Schrift «Système de la Nature ou Des Loix du Monde Physique et du Monde Moral» beschrieb er, alles Denken sei nur eine spezifische Form der allgemeinen Bewegung der Materie[9]. Keine unsterbliche Seele, nichts Gottgegebenes oder Gottgelenktes. Der junge Goethe äußerte sich in «Dichtung und Wahrheit» sehr enttäuscht darüber: «(...) wie hohl und leer ward uns in dieser tristen atheistischen Halbnacht zumute, in welcher die Erde mit allen ihren Gebilden, der Himmel mit allen seinen Gestirnen verschwand.»[10] Auch dem französischen Parlament waren d'Holbachs Ansichten wohl zu atheistisch. Man ließ sein Traktat verbrennen.

Was bedeutet all dies für psychische Erkrankungen? Nach Platon, Aristoteles, Descartes, Hobbes, d'Holbach und Co. bin ich schließlich bei der Schriftstellerin Siri Hustvedt gelandet. Sie spürt in ihrem Buch «Die Illusion der Gewissheit» unter anderem der Frage nach, was der Geist ist und in welcher Beziehung er zu unserem Körper steht. Auch sie hat keine Antwort parat, so viel vorweg. Aber sie bringt mich auf viele weitere Fragen. Denken wir mit dem oder im Kopf? Wo sitzt der Geist? Die Gretchenfrage der Psychiatrie lautet für mich: Was ist das Wesen unseres Selbst? Sind Geist, Seele, Psyche, Bewusstsein und Gehirn dasselbe? Was wird bei psychischen Erkrankungen eigentlich genau behandelt? Woraus bestehen Gedanken, und woher kommen sie, wenn nicht aus unserem Körper? Wie kann es sein, dass wir im Kopf mit uns selbst sprechen können? Nicht umsonst fragt der Philosoph Richard David Precht «Wer bin ich – und wenn ja, wie viele?». Früher hatten die Philosophen die Deutungshoheit über das Denken und darüber, was wir als «Menschsein» bezeichnen. Heute können wir dank der Hirnforschung unser Denken, Fühlen und Verhalten zumindest ansatzweise biologisch erklären. Hirnforscher definieren Menschen über das Unbewusste und Emotionen. Dadurch kommt die Forschung zur Schlussfolgerung: Es gibt keinen freien Willen. Was die Philosophen jedoch Tausende Jahre vorausgesetzt haben. Sorry, Jungs!

Die Kognitionspsychologie wiederum erklärt unseren Geist als ein System von Prozessen, die vom Gehirn gesteuert werden. Das Organ Gehirn konstruiert auf komplexe Weise die Wahrnehmung der Außenwelt, erzeugt innere Erlebnisse und steuert unsere Tätigkeiten. Aber wie? Besteht der Geist aus den vom Gehirn produzierten Gedanken? Ich wüsste das nur zu gern, denn ich würde mir nämlich gerne weniger Gedanken machen ...

Der Naturwissenschaftler Charles Darwin definierte uns Menschen als biologische Lebewesen, die aus unseren Vorfahren, den

Tieren, entstanden sind. Auch unsere geistigen Prozesse sind durch Evolution entstanden, genauso wie die Struktur unseres Körpers. Ergo: Unser Geist ist nichts Ungreifbares, sondern kann mit biologischen Begriffen erklärt werden. Aber auch wenn wir die Funktionsweise des menschlichen Gehirns auf Grundlage von Tierversuchen studieren können – unser Gehirn ist sehr komplex. Die Tatsache, dass wir über ein Ich-Bewusstsein verfügen, führt uns zur Frage, warum wir existieren und wer wir überhaupt sind. Der Mensch hat das quälende Bedürfnis, die Umwelt, das Universum und letztlich auch sich selbst zu verstehen.

Sich selbst im Spiegel zu erkennen, gilt als Wendepunkt in der kindlichen Entwicklung. Tolle Sache. Auf einmal sind wir in der Lage, uns selbst von außen so zu sehen, wie andere es tun. Durch unsere plötzliche Selbstwahrnehmung sind wir quasi gezwungen, von jetzt auf gleich ein Ich- oder Selbst-Bewusstsein zu entwickeln.

«In Wirklichkeit aber ist kein Ich, auch nicht das naivste, eine Einheit, sondern eine höchst vielfältige Welt, ein kleiner Sternenhimmel, ein Chaos von Formen, von Stufen und Zuständen, von Erbschaften und Möglichkeiten. (...) der Mensch ist eine aus hundert Schalen bestehende Zwiebel, ein aus vielen Fäden bestehendes Gewebe», schreibt Herrmann Hesse in «Der Steppenwolf»[11]. Wie soll man da ein Selbst-Bewusstsein entwickeln? Kein Wunder, dass das so manchem nicht gelingt, sondern sich die Fäden verheddern. Äußerst unfair! Muss das denn sein?

Und wie lassen unsere Gehirnzellen das Bewusstsein und unsere Selbstwahrnehmung überhaupt konkret entstehen? Der US-amerikanische Neurowissenschaftler und Nobelpreisträger Eric Kandel fragt: «Wie erwächst das Wesen des Menschen aus der physischen Materie des Gehirns? Wie lassen codierte Signale, die in unserem Gehirn von Milliarden von Nervenzellen abgegeben werden, Bewusstsein, Liebe, Sprache und Kunst entstehen?»[12] Wenn es auf all diese Fragen keine wirklichen Antworten gibt, erscheint mir die Psychiatrie als großes Rätsel.

Siri Hustvedt fragt: «Wenn mentale Probleme Erkrankungen

des Gehirns und nicht Erkrankungen des Geistes sind, warum gibt es dann die Psychiatrie zur Behandlung der Seele und die Neurologie zur Behandlung des Gehirns?»[13] Körper oder Geist – was ist nun wirklich krank? Und was war zuerst da, das Huhn oder das Ei? Wird erst der Geist krank und dadurch eventuell auch der Körper, oder verhält es sich eher umgekehrt?

Ich als Patientin finde solche Fragen äußerst wichtig, auch wenn sie mir niemand ausreichend beantworten kann. Dennoch lohnt es, sich darüber Gedanken zu machen, wenn man die passende Therapie für sich finden will. Wenn man die Depression zum Beispiel in erster Linie von der körperlichen, neurologischen Seite aus betrachtet, als eine Störung des Stoffwechsels im Gehirn, die auch auftreten kann, wenn man glücklich verliebt ist und im Job alles läuft – dann ist vielleicht nicht unbedingt eine Psychotherapie von Bedarf. Oder doch? Wie gesagt, mir haben Antidepressiva bisher zweimal sehr gut geholfen.

Wenn man die Depression aber eher als Folge sozialer oder innerpsychischer Konflikte sieht, erscheint die Einnahme von Antidepressiva erst mal als eine Bekämpfung der Symptome, nicht aber der Ursache. Vielleicht liegen die Probleme in der Partnerschaft, im Berufsalltag oder der frühen Kindheit. In einer depressiven Episode können diese Probleme wie unter der Lupe wirken: vergrößert und überdimensioniert. Medikamente können diese Konflikte nicht für uns beseitigen, einen aber möglicherweise in die Lage zurückversetzen, das Leben wieder einigermaßen zu meistern und an Problemen zu arbeiten. Doch die rein psychosoziale Sicht hat für mich einen bitteren Beigeschmack. Sie bürdet den Patienten teilweise die Verantwortung für ihre Erkrankung auf. Für eine Mandelentzündung würde mir niemand die Schuld geben.

Nehmen wir einmal die kognitive Verhaltenstherapie, kurz KVT. Ihr liegt die Theorie zugrunde, dass sich negative Denkmuster dysfunktional auf Stimmung, Selbstbild, Verhalten und körperliche Befindlichkeit auswirken. Hast du schlechte Gedanken, geht es dir schlecht. Das bewusste Denken und Handeln soll Einfluss auf

die Physiologie, auf unseren Körper haben. Bedeutet Descartes'
«Ich denke, also bin ich» dann also «Ich denke negativ, also bin
ich krank»? Das scheint mir als Patientin sehr schmerzhaft – bin
ich dann am Ende selbst schuld an meiner Depression? Oder bin
ich krank und denke deswegen negativ? Oder bin ich vielleicht
gar nicht mehr imstande zu denken, weil meine kognitiven Fähigkeiten während der Depression eingeschränkt sind und ich meine
Gedanken nicht mehr steuern kann? Ist es nicht komisch, dass die
KVT vielen Patienten hilft? Aber wie bei so vielem, was hilft, weiß
man nicht so genau, warum. Es ist eben nicht alles Entweder-oder,
sondern manches Sowohl-als-auch.

Was hat es zum Beispiel mit dem Placeboeffekt auf sich? Placebo
bedeutet wörtlich übersetzt «Ich werde heilen». Eine kranke Person bekommt ein Präparat zum Schein – dem Patienten geht es
besser, obwohl in dem Präparat gar kein Wirkstoff enthalten ist.
Das ist der Nichtbehandlungs-Behandlungseffekt. Allein die Erwartungshaltung scheint zu helfen.

Funktioniert das auch bei psychischen Erkrankungen? Eine
nicht unumstrittene Studie[14] kommt zu dem Ergebnis, dass die
eigentliche Wirkung von Antidepressiva nicht auf die arzneilich
wirksamen Inhaltsstoffe des Medikaments zurückzuführen ist,
sondern allein auf den Placeboeffekt.

Die zugrunde liegende Studie trägt den schmissigen Titel «Listening to Prozac but hearing placebo». Das macht mich hellhörig.
Prozac ist ein Medikament des Pharmakonzerns Eli Lilly und
wurde in den USA bereits vor über 30 Jahren als Antidepressivum
zugelassen. In Deutschland wird es unter dem Namen Fluoxetin
verordnet – genau das Medikament, das ich zweimal über einen
längeren Zeitraum eingenommen habe. Hat am Ende nicht der
Wirkstoff des Medikaments geholfen, sondern meine bloße Ein-
bildung? Wie gesagt, eine umstrittene Studie. Und man kann natürlich sagen: egal wie, Hauptsache, es hilft.

Und dann wäre da ja noch der Noceboeffekt. Nocebo ist lateinisch für «Ich werde schaden». Das negative Pendant zum Placebo.

Ein besonders aufsehenerregendes Beispiel für dieses Phänomen ist wohl der Fall eines 26-jährigen Mannes, der während einer klinischen Arzneimittelstudie einen Selbstmordversuch unternahm. Er schluckte 29 Kapseln und glaubte, er habe ein Antidepressivum überdosiert. Er zitterte, und sein Blutdruck fiel rapide, der Mann musste in ärztliche Behandlung. Und das, obwohl es sich bei dem Medikament um ein Placebo handelte! Als er davon erfuhr, normalisierte sich sein Zustand.[15]

Beweist das den Einfluss des Geistes auf den Körper? Interessant im Hinblick auf diese Frage finde ich auch die Tatsache, dass Menschen mit dissoziativer Identitätsstörung, kurz DIS (oder auch multiple Persönlichkeit), unterschiedliche Überempfindlichkeiten haben können. Patienten mit DIS haben verschiedene Persönlichkeitszustände, die abwechselnd die Kontrolle über das Denken und Handeln übernehmen. Die eine Identität kann Heuschnupfen haben, die andere nicht, eine reagiert auf ein Medikament, die andere nicht. Ist es gar möglich, dass wir nicht nur eine Persönlichkeit, einen Geist, sondern mehrere besitzen? Herrje, je länger ich über den Zusammenhang zwischen Körper und Geist nachdenke, lese und schreibe, desto bunter wird es.

Wenn wir Glück haben, können wir uns selbst nach unserem Tod noch Gedanken über dieses Dilemma machen. Denn wie erwähnt, sah Platon die Seele als etwas Unsterbliches an. Sie war schon vor der Geburt da und wird es auch nach dem Tod noch sein. Die Seele beschreibt also einen Zustand von Lebendigsein. Und da ist für mich schon wieder ein Haken. Das liegt daran, dass wir das Ich, unsere Identität, meist im Gehirn verorten. Eine Depression zum Beispiel ist eine Erkrankung mit neuronaler Grundlage. Wenn die Seele dann krank ist und das Gehirn nicht mehr richtig funktioniert – ist man dann noch lebendig? Oder ist man dann ein lebendiger Leichnam? Die Autoren Ulrich Hegerl, David Althaus und Holger Reiners schreiben in ihrem Buch «Das Rätsel der Depression»: «Wir können alle Körperteile austauschen (etwa durch

Transplantation; Anm. der Autorin), ohne unsere Identität zu verlieren, nur nicht das Gehirn. Im Gehirn laufen neuronale Prozesse ab, die nicht nur bedeutsam sind für ich-fernere Aspekte, wie Bewegungsabläufe, sondern auch für die Stimmung, den Antrieb, das Denken und die Fähigkeit, Freude oder Hoffnung zu empfinden, für Bewusstsein und Selbstbewusstsein, also für Aspekte, die wir sehr eng mit einer Person oder unserer Identität verbinden. In der Depression sind nun gerade diese Hirnfunktionen beeinträchtigt.»[16] Ein Desaster. Wenn man schon seinen eigenen Gefühlen und Gedanken nicht mehr trauen kann, wem oder was denn dann? Was macht einen Menschen dann noch aus?

Während meiner depressiven Episoden hätte ich geantwortet: Mich macht nichts mehr aus. An meine Stelle ist die Depression getreten. Ich war meine Depression. Nicht mehr und nicht weniger. Ich konnte nicht mehr klar trennen, was die Krankheit ist und was mein Ich. Die Depression war und ist eine existenzielle Krise für mich. Noch heute habe ich an schlechten Tagen ungute Gefühle, die mich mir selbst misstrauen lassen. In solchen Momenten frage ich mich: Ist es mein Charakter oder meine Persönlichkeit? Mein rationales Ich sagt: «Nein, du bist es nicht. Es ist die Krankheit! Es ist eine Störung des Hirnstoffwechsels und nicht deine Sicht auf die Welt!» Aber wenn diese Krankheit das Fühlen, Denken und Handeln so sehr beeinflusst: Wer bin dann ich?

Ein Slogan der US-amerikanischen Mental-Health-Organisation antwortet darauf rational: «Depression is a flaw in chemistry, not in character.» Zu Deutsch: «Depression ist ein chemischer Fehler, kein Charakterfehler.» Puh, Glück gehabt. Eine Depression entzieht sich der Selbstdisziplin und der Willensstärke. Man kann sich nicht verhalten, wie es das Beste für einen selbst wäre. Eine Depression ist nicht selbst verschuldet. Nur versteht das depressive Ich das nicht. Denn das Selbst- und das Welterleben sind grundlegend verändert und unverständlich. Es wäre so schön, wenn der Philosoph Wilhelm Dilthey recht hätte. Er schrieb: «Die Natur erklären wir, das Seelenleben verstehen wir.»[17] Na ja, wir versuchen, es zu verstehen. Wie zum Beispiel die Philosophen Edmund Husserl (1859–1938) oder Martin Heidegger (1889–1976) es getan haben. Als Vertreter der philosophischen Strömung der Phänomenologie beschreiben sie die essenziellen Strukturen menschlicher Erfahrung als ein «In-der-Welt-Sein» – das leibliche, intersubjektive Eingebettetsein des Menschen in seiner Lebenswelt. Klingt für mich sehr kuschelig. Diese philosophische Erklärung des Seins kann zwar rein gar nicht erklären, woher zum Beispiel eine psychische Erkrankung wie die Depression kommt – wohl aber kann sie die existenziellen Nöte, die die Krankheit mit sich bringt, verdeutlichen. Man fühlt sich eben nicht mehr «in der Welt», sondern komplett außen vor – wie abgeschnitten. Oder unter einer Glasglocke. Immer atmet man nur noch seinen eigenen Dunst. Wie kann man da noch sein? Diese Entfremdungserfahrung ist das, was mich auch heute noch in gesundem Zustand belastet. Ich habe ständig Angst, dass dieses Gefühl wieder kommt – als würde ein Schalter umgelegt und ich mich plötzlich entzweit fühlen, von mir und der Welt. Der niederländische Psychiater Piet Kuiper beschreibt das Anfangsstadium seiner Depression so: «Ich konnte nichts mehr sehen, sah zwar äußerlich, mit den Augen, aber nicht mit den Augen des Geistes und der Seele. Die Welt wurde mir unwirklich.»[18] Auf den Punkt bringt es für mich aber Martin Walser in «Messmers Momente» mit dem Satz «Ich bin eine Wohnung, aus der ich ausgezogen bin».[19] Herbert Grönemeyer singt in seinem Song «Fall der Fälle»: «Sie verschiebt nie ihre Grenzen, sie bewacht den Übergang. Belauert die Signale, dass ihre Seele nicht erkrankt ...» So lauere auch ich. Ich bin immer auf der Hut und möchte nicht wieder krank werden. Durch die Depression habe ich mir angewöhnt, kontinuierlich meine Stimmungen zu beobachten und zu versuchen, sie zu verstehen. Das ist für mich der Schlüssel. Ich möchte schlicht nicht am Selbst verzweifeln, ohne dass jemand zweifelsfrei sagen könnte, wer oder was dieses Selbst ist. Auch die schlausten Philosophen nicht.

PS: Haben Sie mal die Fragezeichen in diesem Kapitel gezählt?

Wenn meine Lektorin und ich richtig gezählt haben, gibt es 64 Fragezeichen in diesem Kapitel. Was die Psyche wirklich ist – darauf habe ich keine wahre Antwort gefunden. Und ich werde Sie in diesem Buch noch weiter enttäuschen. Denn bei vielen psychischen Erkrankungen sind die Antworten auf die zentralen Fragen ebenfalls noch offen. Das Rätsel der Psychiatrie – es scheint, wir tappen teilweise noch sehr im Dunkeln. Aber dazu später mehr.

WIE KRANK IST
UNSERE GESELLSCHAFT?

«Krankt die Psyche, ist der Mensch krank – und mit ihm die
Gesellschaft.»[20]
Deutsche Gesellschaft für Psychiatrie und Psychotherapie,
Psychosomatik und Nervenheilkunde

Wenn jemand mit dem Fahrkartenautomaten diskutiert, beunruhigt das in Berlin niemanden. Oder doch? Ich weiß nicht, was
in der Hauptstadt schwieriger zu bekommen ist: eine bezahlbare
Wohnung oder ein Therapieplatz. Beides wird gebraucht, von bei-
dem gibt es zu wenig. Wenn doch aber jeder von uns eine Seele beziehungsweise einen Geist, eine Psyche oder etwas ähnlich Gearte-
tes sein Eigen nennt und theoretisch jeder von uns psychisch krank
werden kann – wie krank ist unsere Gesellschaft dann eigentlich?

Schon 2001 schlug die Weltgesundheitsorganisation Alarm:
Schätzungen zufolge leiden 450 Millionen Menschen weltweit an
neuropsychiatrischen Erkrankungen. Ungefähr 10 bis 20 Prozent
aller Kinder scheinen ein oder mehrere psychische oder Verhal-
tensprobleme zu haben. Psychische und neurologische Erkrankungen machen 31 Prozent aller Behinderungen auf der Welt aus[21].
Die WHO gibt daher zu bedenken: «No physical health without
mental health»[22] – es gibt keine körperliche Gesundheit ohne mentale Gesundheit!

Und psychische Gesundheit ist mehr als die Abwesenheit von
psychischen Störungen. Wenn wir über psychische Gesundheit
sprechen, reden wir von einem wesentlichen Bestandteil unserer
Gesundheit. Seelische Gesundheit ist Voraussetzung für Lebensqualität, Leistungsfähigkeit und soziale Teilhabe, also auch ein
wichtiger Aspekt für ein funktionierendes Zusammenleben in
einer Gesellschaft. Ob wir psychisch gesund sind und es bleiben,

hängt allerdings von einer Reihe von Faktoren ab (siehe Kapitel «Warum ich? Ursachen und Auslöser»). Dazu gehören auch sozio-ökonomische Einflüsse. Um die geht es in diesem Kapitel: Welche Auswirkungen hat das Miteinander auf unsere psychische Gesundheit? Macht die Stadt als Lebensraum krank? Oder am Ende gar die Gesellschaft, derer wir ein Teil sind? Gibt es heutzutage mehr psychische Erkrankungen, oder werden sie einfach schneller erkannt? Und warum sind sie ein Tabu?

> «Jeder Vierte hat ein psychisches Problem.
> Jeder Fünfte Schuppen.
> Ich habe beides.»
> *Ruby Wax, britische Komikerin*

Beeinträchtigungen der psychischen Gesundheit sind weiter verbreitet, als man gemeinhin vielleicht denkt. Psychische Erkrankungen gelten aufgrund ihrer starken Verbreitung und großen wirtschaftlichen Auswirkungen (Behandlungskosten, Arbeitsunfähigkeit, Frühberentung) als Volkskrankheiten, so wie Diabetes und Rückenleiden. Hierzulande erkrankt jeder dritte Erwachsene im Verlauf eines Jahres an einer seelischen Störung. Der Anteil liegt bei Frauen (36 Prozent) ähnlich hoch wie bei Männern (31 Prozent), wobei bei Frauen eher Ängste und Depressionen auftreten, während bei den Männern Alkoholmissbrauch und Alkoholabhängigkeit dominieren[23]. Bevor ich mich aber aufgrund meiner eigenen Gesundheit eingehend mit dem Thema beschäftigt habe, spielte die psychische Gesundheit in meiner Wahrnehmung kaum eine Rolle. Doch je offener ich mit dem Thema auf andere zuging, desto häufiger hörte ich, «Ja, das geht mir auch so» oder «Ich kenne auch jemanden, der…». Wenn ich in meinem Freundes-, Kollegen- oder Bekanntenkreis durchzähle, kommt zumindest die Diagnose einer behandlungsbedürftigen Depression erschreckend häufig vor.

Laut epidemiologischen Studien sind in Deutschland jedes Jahr 27,8 Prozent der erwachsenen Bevölkerung von einer psychischen Erkrankung betroffen[24]. Dazu gesellt sich die Dunkelziffer von denjenigen, die nicht darüber sprechen und vielleicht ihre Psyche auch noch nie zum Arzt getragen haben. Aussagekräftige Zahlen zur seelischen Gesundheit unserer Gesellschaft zu erheben, scheint mir deshalb schwierig. Zählen Sie mal durch, wenn Sie gerade in der Bahn sitzen. Vielleicht sitzt schon auf dem übernächsten Platz jemand mit einer Angststörung? Oder die Frau gegenüber leidet unter Abhängigkeit von Alkohol oder Drogen? Denn insbesondere Depressionen, Angststörungen und Suchterkrankungen, aber auch Demenzerkrankungen haben aufgrund ihrer weiten Verbreitung in der Bevölkerung große Relevanz. Die *persönliche* Relevanz für jeden einzelnen Patienten und jede einzelne Patientin dürfte noch viel größer sein. Schließlich reichen die Beeinträchtigungen von leichten Einschränkungen des seelischen Wohlbefindens bis zu schweren psychischen Störungen.

Laut Statistischem Bundesamt sterben jedes Jahr rund 10 000 Menschen in Deutschland durch Suizid – mehr als durch Verkehrsunfälle, Drogen und Aids zusammen[25]. 90 Prozent davon sind Menschen mit psychischen Erkrankungen.

Im Jahr 2014 bestand bei jedem zehnten Erwachsenen in Deutschland eine aktuelle depressive Symptomatik. Das ergab die Studie «Gesundheit in Deutschland aktuell 2014», für die insgesamt mehr als 24 000 Befragte Auskunft zu ihrem Gesundheitszustand gaben. Die Gesamtprävalenz von insgesamt 10,1 Prozent zeigt die weite Verbreitung von depressiver Symptomatik – auch jenseits einer klinischen Diagnose. Es wird angenommen, dass nur die Minderheit der Betroffenen aufgrund ihrer psychischen Beschwerden in Behandlung ist[26].

«Jeder hat 'nen Hund, aber keinen zum Reden», singt Peter Fox in seinem Song «Schwarz zu blau», in dem er die tristen Seiten

Berlins beschreibt. Auch mir kommt es so vor, als hätte die Stadt mit ihrem Lärm, der Hektik, dem Verkehrschaos und Dreck einen besonderen Einfluss – zumindest auf meine psychische Gesundheit. Ich meide volle Bahnen, gefährliche Radwege und überfüllte Veranstaltungen, weil ich weiß, dass es mir dann besser geht. Sind Städter etwa besonders anfällig und häufiger betroffen von psychischen Erkrankungen als Menschen, die auf dem Land leben? Tatsächlich zeigt sich im Stadt-Land-Vergleich, dass die Rate einer depressiven Symptomatik in mittelgroßen oder großen Städten höher ist als in kleinstädtischen Wohnorten[27]. Und dann kommt es offenbar noch darauf an, in welchem Bundesland man lebt. Bei Frauen in Berlin und Brandenburg ist die Prävalenz einer depressiven Symptomatik mit 14,6 Pozent fast doppelt so hoch wie in Thüringen (7,4 Prozent). Bei Männern ist die Prävalenz übrigens in Bayern am niedrigsten (5,7 Prozent), im Saarland (11,4 Prozent) sowie in Nordrhein-Westfalen (10,9 Prozent) dagegen fast doppelt so hoch. Diese regionalen Unterschiede führt man auf die Alters- und Sozialstruktur einer Region zurück[28]. Auch das direkte Wohnumfeld kann eine Rolle spielen. Parks, Naherholungsgebiete oder Spielplätze verbessern nicht nur das subjektive Gesundheitsempfinden, sondern schaffen auch Anreize, körperlich aktiver zu werden. Doch enorme soziale Dichte, prekäre Mietsituationen, Lärm und Gedränge sind die potenziell krank machende Seite des Großstadtlebens. Allerdings werden laut Prognosen im Jahr 2050 zwei Drittel der gesamten Menschheit in Städten leben.

Ich nehme aus meiner Zahlenrecherche mit: Als Frau scheint mein Risiko höher, an einer Depression zu erkranken, und dass ich mich vorwiegend in Berlin und Brandenburg rumtreibe, macht es wohl auch nicht besser. Super. Umziehen und das Geschlecht an der Garderobe abgeben, ist ja wohl auch keine Lösung. Vor allem, weil es scheint, dass zumindest die Depression sowieso weiter auf dem Vormarsch ist. Im Jahr 2014 waren 11,6 Prozent der Frauen und 8,6 Prozent der Männer in Deutschland von einer depressiven Symptomatik betroffen statt 8,1 Prozent der Frauen beziehungsweise 6,1 Prozent der Männer zwischen 2008 bis 2011. War früher war also alles besser? Was ist in diesen wenigen Jahren passiert? Das sagen die Zahlen nicht. Denn inwieweit diese Differenzen einen Trend belegen, lässt sich aufgrund von Abweichungen der verwendeten Erhebungsmethoden und den betrachteten Altersbereichen nicht sicher bewerten. Für die amerikanische Bevölkerung allerdings ist eine Zunahme der depressiven Symptomatik seit 2005 dokumentiert[29]. (Funfact: Trump wurde erst 2017 zum US-Präsidenten gewählt.)

Haben psychische Erkrankungen also zugenommen oder nicht? Darüber sprach ich schon während meiner Recherche zum Podcast «Spinnst du?» mit Dr. Ulfert Hapke. Er befasst sich am Robert Koch-Institut in Berlin mit der Epidemiologie psychischer Erkrankungen. Er untersucht also, wie weit psychische Erkrankungen in der Bevölkerung verbreitet sind. Laut Hapke haben psychische Störungen (wenn wir auf die Bevölkerung schauen) nicht zugenommen. In Krankenhausstatistiken gebe es allerdings eine Zunahme. Das ist erst einmal ein Widerspruch. Aber: Das Versorgungssystem hat sich weiterentwickelt. Die Diagnoseverfahren der Ärzte haben sich verändert beziehungsweise verbessert. Auch Hausärzte sind sensibilisiert für psychische Erkrankungen, sodass ein Krankheitsbild mit körperlichen Beschwerden wie Erschöpfung, Müdigkeit und Verspannungen, das früher vielleicht als eine körperliche Erkrankung diagnostiziert wurde, heute eher als eine depressive Symptomatik erkannt wird. Man könnte sagen: Weniger Rücken, mehr Depressionen. Außerdem seien Menschen mittlerweile eher bereit, sich helfen zu lassen, so Hapke. Zwischen 1998 und 2011 ist die Inanspruchnahme ärztlicher Leistungen aufgrund psychischer Erkrankungen um ein Viertel gestiegen[30]. Der AOK-Fehlzeiten-Report zeigte, dass der Krankenstand der circa 26 Millionen Versicherten im Jahr 2016 annähernd konstant blieb, aber die Zahl der Krankschreibungen aufgrund von psychischen Erkrankungen in den letzten zehn Jahren um knapp 80 Prozent stieg[31]. Im BKK Gesundheitsreport 2018 heißt es, der relative Anteil psychischer Erkrankungen am Arbeitsunfähigkeitsgeschehen sei in den vergangenen 40 Jahren von zwei auf 16,6 Prozent gestiegen. Die Krankheitstage wegen psychischer Erkrankungen hätten sich in diesem Zeitraum verfünffacht. Erkrankungen der Psyche seien heute die zweithäufigste Diagnosegruppe bei Krankschreibungen, während sie vor 20 Jahren noch nahezu bedeutungslos waren[32].

Die Folge sind Ausgaben in Milliardenhöhe. Die Produktionsausfallkosten aufgrund von Arbeitsunfähigkeit wegen psychischer Erkrankungen lagen 2016 in Deutschland bei 12,2 Milliarden Euro[33]. Die Krankheitskosten für psychische Erkrankungen betragen 44,4 Milliarden Euro pro Jahr[34]. Ist die psychische Gesundheit eingeschränkt, hat das also nicht nur erhebliche individuelle, sondern auch gesellschaftliche Folgen. Es beeinflusst die *körperliche* Gesundheit sowie das Gesundheitsverhalten des Einzelnen und dadurch auch die Kosten. Unternehmen und Volkswirtschaft dürften ein großes Interesse daran haben, dass die Bevölkerung psychisch gesund bleibt. Ob wir nun direkt betroffen sind oder nicht – Erkrankungen der Seele gehen uns alle an. Denn zumindest die anfallenden Kosten betreffen die gesamte Gesellschaft.

Psychische Erkrankungen sind heute außerdem die häufigste Ursache für krankheitsbedingte Frühberentungen, noch vor Herz-Kreislauf- oder muskuloskelettalen Erkrankungen wie Rückenleiden. In den letzten 22 Jahren stieg der Anteil von Frühberentungen aufgrund seelischer Leiden von 18,6 auf 43 Prozent[35]. Für Dr. Ulfert Hapke vom Robert Koch-Institut liegt das mitunter an der Veränderung unserer Arbeitswelt: «Viele Arbeiten können Sie mit psychischer Symptomatik nicht mehr ausüben. Sie können vielleicht noch Mehlsäcke schleppen, aber kein Callcenter mehr leiten.» Die gestiegenen Leistungsanforderungen lassen etwas anderes als ein reibungsloses Funktionieren nicht mehr zu. Deshalb können viele Menschen schlicht ihren Beruf nicht mehr ausüben.

Ob psychische Erkrankungen also nun tatsächlich häufiger auftreten oder nur häufiger diagnostiziert werden, scheint angesichts der Tatsache, dass die Auswirkungen heute sichtbarer sind denn je, keine Rolle mehr zu spielen.

Völlig außer Zweifel steht die Zunahme von Erkrankungen aus dem Demenzkreis. In Deutschland leben rund 1,7 Millionen Menschen mit Demenz. Die meisten von ihnen sind von der Alzheimer-Krankheit betroffen. Jedes Jahr treten mehr als 300 000 Neuerkrankungen auf[36]. Ein Grund für die Zunahme ist die Überalterung der Bevölkerung. Die Deutsche Alzheimer Gesellschaft e. V. informiert: «Infolge der demografischen Veränderungen kommt es zu weitaus mehr Neuerkrankungen als zu Sterbefällen unter den bereits Erkrankten. Aus diesem Grund nimmt die Zahl der Demenzkranken kontinuierlich zu. Sofern kein Durchbruch in Prävention und Therapie gelingt, wird sich nach Vorausberechnungen der Bevölkerungsentwicklung die Krankenzahl bis zum Jahr 2050 auf rund 3 Millionen erhöhen. Dies entspricht einem mittleren Anstieg der Zahl der Erkrankten um 40 000 pro Jahr oder um mehr als 100 pro Tag.» Die längere Lebensdauer – eigentlich eine erfreuliche Entwicklung in unserer Gesellschaft – hat eine unerwünschte Nebenwirkung: ein vermehrtes Vorkommen demenzieller Erkrankungen. Ist das also, wenn man so will, auch eine gesellschaftlich bedingte Entwicklung? Macht unsere Gesellschaft also tatsächlich krank?

Wenn man sich diese Frage stellt, ist wichtig zu wissen, dass verschiedene Faktoren die Entstehung psychischer Erkrankungen beeinflussen. Man spricht von multifaktoriellen Bedingungen (mehr dazu im Kapitel «Warum ich? Ursachen und Auslöser»). Neben einer genetischen und neurobiologischen Grundlage spielen auch soziale Faktoren eine Rolle. Die Unterstützung durch Familie, Freunde, Kollegen, Bekannte und Nachbarn gilt als Schutzfaktor, genauso wie die Resilienz eines Menschen, die persönliche Widerstandskraft. Auch eine gesunde Lebensweise kann das seelische Wohlbefinden positiv beeinflussen.

Auf der anderen Seite gibt es auch soziale Faktoren, die negativ auf unsere seelische Gesundheit wirken können, wie zum Beispiel Stress, berufliche Belastung und schwerwiegende Lebensereignisse, wie der Verlust eines nahen Angehörigen oder eine Trennung. Das sind traumatische Erfahrungen, die krank machen können. Aber dass Menschen sterben oder andere Wege gehen, scheint unabdingbar. Ich habe den Tod meiner Mutter als Teil des Lebens begriffen und konnte damit umgehen, es akzeptieren. Es gibt allerdings soziale Risikofaktoren, die ich persönlich als sehr ungerecht und von der Gesellschaft gemacht empfinde. Bei der Frage, ob unsere Gesellschaft krank macht, möchte ich besonders auf folgende Aspekte eingehen: Bildung, Einkommen, Beruf und gesellschaftlicher Zusammenhalt.

Die Anforderungen im Bildungssektor scheinen in den letzten Jahrzehnten rasant zugenommen zu haben. Während man früher jahrelang in einem Studium «herumdümpeln» konnte, macht die heutige Generation nach 12 statt 13 Jahren das Abitur (immer unter Vergleichsdruck der Pisa-Studie), hängt ein Crash-Kurs-Studium mit Bachelor-Abschluss dran oder macht noch kurz die Biege zum Master, um schon währenddessen Auslandserfahrungen gesammelt zu haben. Der Wettkampf um Bildung scheint sich aber zu lohnen, wenn man Folgendes liest: Je höher der Bildungsstatus, desto geringer ist die Prävalenz einer depressiven Symptomatik![37] Wie bitte? Heißt das im Umkehrschluss: Wer nichts gelernt hat, wird eher depressiv?

Laut Robert Koch-Institut zeigt sich bei der Betrachtung des Bildungsstatus in der oberen Bildungsgruppe eine niedrigere Prävalenz einer depressiven Symptomatik als in der mittleren oder unteren Bildungsgruppe. In der Gesamtbevölkerung steigt die Häufigkeit dabei um das 2,5-Fache an (obere Bildungsgruppe 5,9 Prozent vs. untere Bildungsgruppe 14,8 Prozent). Besonders oft sind Frauen aus der unteren Bildungsgruppe im Alter von 18 bis 29 Jahren betroffen (22,4 Prozent). Die niedrigsten Prävalenzen zeigen sich ab einem Alter von 65 Jahren in der oberen Bildungsgruppe (Frauen 3,6 Prozent; Männer 4,2 Prozent). Am besten scheint es also älteren, gebildeten Menschen zu gehen. Der Zusammenhang zwischen Bildungsstatus und Gesundheit könnte daran liegen, dass eine höhere Bildung oft mit einem größeren Wissen über die Ursachen von Gesundheit und Krankheit einhergeht. Sind Menschen mit guter Ausbildung eher davon überzeugt, dass sie selbst etwas für ihre Gesundheit tun können?

In einer Gesellschaft an der Bildung zu sparen, scheint also einmal mehr keine gute Idee zu sein. Denn der Bildungsstatus hat auch Einfluss auf unseren sozialen Status. Der wird oft aus einer Zusammensetzung von Haushaltsnettoeinkommen, beruflicher Stellung und Bildungsniveau definiert. Laut der Studie zur Gesundheit Erwachsener in Deutschland (DEGS) sind Menschen mit geringem Sozialstatus öfter von Herz-Kreislauf-Erkrankungen betroffen als der Durchschnitt. Und: auch häufiger von Depressionen. Demnach hat die Gesellschaftsschicht, in der wir leben, Einfluss auf unsere psychische Gesundheit. Dr. Ulfert Hapke erklärt sich das so: «Wenn Sie einer höheren Sozialschicht angehören, dann meist auch Ihre Eltern. Wenn Sie Ihre Miete nicht bezahlen können, helfen Mama und Papa. Wenn diese Ressourcen aber nicht vorhanden sind, geraten Sie in einen Strudel sozialer Eskalation, der natürlich auch psychisch belastend sein kann.» Gesundheit als Ergebnis der sozialen Verhältnisse? Sind Menschen, die viel Geld verdienen, dann generell gesünder? Auch das wäre zu kurz gegriffen. Denn es scheint nicht allein um Einkommen und finanziellen Rückhalt zu gehen, sondern auch um die Art unserer beruflichen Anstellung und die damit verbundene Wertschätzung und soziale Anerkennung. Der ausgeübte Beruf und das damit verbundene gesellschaftliche Ansehen haben einen Effekt. Menschen, die durch ihre Tätigkeit viel soziale Anerkennung erhalten, scheinen gegen manche psychischen Probleme besser geschützt. Ist die Richterin also besser dran als der Taxifahrer? Wer entscheidet über Ansehen und Nicht-Ansehen, wenn nicht wir, als Gesellschaft? Und wie drückt sich dieses Ansehen über den Verdienst hinaus aus? Für

Dr. Ulfert Hapke sind vor allem befristete Arbeitsverhältnisse ein stetes Misstrauensvotum durch den Arbeitgeber, unter dem vor allem junge Menschen leiden. Es sei nicht nur das Monetäre, das zähle, sondern auch die Wertschätzung, die eben nicht nur vom Vorgesetzten mitgeteilt werde, sondern auch strukturell angelegt werde. Wie sich ein Unternehmen gegenüber seinen MitarbeiterInnen verhält, ist also mitentscheidend für das Sicherheitsgefühl der Belegschaft. Denn der Leistungsdruck nimmt zu statt ab. In vielen Berufen hat man heute mehr Jobunsicherheit. Während ein Handwerksgeselle früher vielleicht nach der Ausbildung bis zur Rente in seinem Beruf arbeiten konnte, sind heute viele Arbeitsverhältnisse befristet. Als freie Mitarbeiterin beim Radio hatte ich zum Beispiel noch nie einen festen Vertrag, sondern habe gelernt, mit Klauseln zu leben, die so viel bedeuten wie «Morgen macht vielleicht schon eine andere deinen Job». Wenn man auf den Thrill steht, ist das bestimmt spannend. Unterschwellig ist da aber ein permanenter Druck, mit dem es umzugehen gilt.

Wie wichtig ist es da, dass wir jemanden in unserem Umfeld haben, der auf uns aufpasst! Neben einem niedrigen sozioökonomischen Status gilt auch Einsamkeit als Risikofaktor für unsere Gesundheit. Denn für Einsamkeit sind wir nicht gemacht. In prähistorischen Zeiten lebte der Mensch in Gemeinschaft, um sich besser vor Gefahren zu schützen und das Überleben zu sichern. Sind Single-Haushalte oder alleinerziehende Mütter also in der Evolution eigentlich gar nicht vorgesehen? Heute leben wir zwar in einer perfekt vernetzten Welt – aber oft als EinzelkämpferInnen. Das muss nicht krank machen, aber das Risiko ist da. Denn sozialer Kontakt und das Gefühl von Geborgenheit sind offenbar so wichtig wie Essen, Trinken und Schlafen. Der amerikanische Psychologe René Spitz zeigte schon in den 1940er-Jahren in einer Studie, dass kleine Kinder in Waisenhäusern bei zu wenig sozialer Interaktion körperlich oder mental verkümmerten, einige Kinder starben – obwohl sie ausreichend Essen und Trinken bekamen. Einsamkeit hat aber auch im Erwachsenenalter einen negativen Einfluss auf unseren Gesundheitszustand und erhöht die Wahrscheinlichkeit für Herz-Kreislauf- und Gefäßerkrankungen, Depression und Demenz[38]. In manchen Studien heißt es sogar, dass Einsamkeit eine vergleichbare Wirkung auf das Sterberisiko hat wie Rauchen und Alkoholkonsum. Der Soziologe Dr. Thomas Lampert bringt es so auf den Punkt: «Die sozialen Lebensbedingungen sind mitentscheidend für Gesundheit und Krankheit.»

Allerdings ist es nicht notwendigerweise das Alleinsein, beziehungsweise -leben. Einsamkeit bedeutet, man hat weniger soziale Kontakte, als man sich wünscht. Das Problem bei Einsamkeit ist also: Man kann sich einsam fühlen, auch wenn man nicht allein ist. Wie beschrieben: «Jeder hat 'nen Hund, aber keinen zum Reden» ... Arthur Schopenhauer wiederum war der Meinung, «Was nun andererseits die Menschen gesellig macht, ist ihre Unfähigkeit, die Einsamkeit und in dieser sich selbst zu ertragen». Nun ja, ich kann mich ganz gut ertragen und bin auch gerne mal mit mir allein. Wäre doch schade, wenn man sich aus einer persönlichen Unzulänglichkeit heraus genötigt fühlte, sich mit seinen Freunden zu treffen. Vielmehr ist es bei psychischen Erkrankungen ja so, dass einen die Krankheit dazu zwingt, sich zurückzuziehen.

Was sagt uns nun all das? Man könnte meinen, Bildung, Geld, Ansehen und sozialer Rückhalt helfen hervorragend gegen psychische Erkrankungen. Man hat dadurch Dinge verfügbar, die protektiv sind, kann aber trotzdem erkranken. Doch Menschen mit höherem Status sind potenziell gesünder, die Menschen am unteren Ende haben höhere Belastungen, aber weniger Ressourcen zur Verfügung – ist das nicht unfair? Welchen Einfluss hat also die Gesellschaft auf die psychische Gesundheit? Und welche Verantwortung? Schopenhauer, der alte Pessimist, schrieb einst: «Theils darf man, mit einiger Sicherheit, auf niemand zählen, als auf sich selbst, und theils sind die Beschwerden und Nachtheile, die Gefahr und der Verdruß, welche die Gesellschaft mit sich führt, unzählig und unausweichbar.»

Welche Nachteile und Gefahren können das sein, die heute unausweichbar sind? Die Reizüberflutung durch Medien, die überbordende Bürokratisierung, ein fehlendes Gefühl der Selbstwirksamkeit, stattdessen ein Ausgeliefertsein in einer schnelllebigen Zeit? Das lässt zumindest mich manchmal ohnmächtig zurück. Auch wenn ich mich weder sozial abgehängt noch einsam fühle.

In der Philosophie gibt es die These des «Solipsismus», dass nur das eigene Ich existiert. Individualisierung der Gesellschaft galore! Es geht um die Befriedigung von Bedürfnissen auf der einen Seite. Wir wollen und können jederzeit alles! Auf der anderen Seite gibt es keine eindeutigen Karrieremodelle mehr. Der Lebensweg ist nicht vorgefertigt, was eine Chance zur Selbstverwirklichung ist. Aber diese Freiheit kann auch einschränken, wenn sie Angst macht. Man kann sich auf nichts mehr verlassen. Der Lebensweg wird dann zu einer Art Glücksspiel, in dem manche ihr Glück nicht finden.

Wir alle sollen uns unser Leben lang fortbilden, fortentwickeln und immer wieder neu erfinden. Es wird nie genug sein. Überforderung am Arbeitsplatz und dauernde Erreichbarkeit sind nicht nur krank machende Faktoren, sondern gehören mittlerweile auf eine irgendwie übergriffige Art und Weise wie selbstverständlich dazu, wenn man nicht selbst auf sich achtgibt. Flexibilisierung im Arbeitsmarkt kann im Privaten zur Katastrophe führen. Was ist, wenn man nicht immer und jederzeit flexibel sein kann oder will? Was, wenn diese verlangte Flexibilisierung dem eigenen Sicherheitsbedürfnis entgegensteht? Wie also kann man Arbeit in Zukunft so gestalten, dass diejenigen, die sie erledigen sollen – also wir –, nicht davon krank werden?

Ja, Sie haben recht – ich leide unter einer Art Weltschmerz. Und das, wo es uns Mitteleuropäern doch eigentlich gut geht. Dieses Phänomen führt mich kurz vor Ende dieses Kapitels zu einem letzten Punkt in Sachen Gesellschaft (dann höre ich auch auf zu nölen): Stigmatisierung psychischer Erkrankungen. Ein «Stigma» wurde in der Antike Verbrechern oder entlaufenen Sklaven als weithin sichtbares Zeichen in den Körper gebrannt. Der Stempel, der psychisch Erkrankten aufgedrückt wird, ist heutzutage natürlich weitaus subtiler und oft auch nicht böse gemeint. Mitmenschen gehen plötzlich auf Distanz, nehmen übertriebene Rücksicht oder geben gut gemeinte Ratschläge wie «Fahr doch mal wieder in den Urlaub!». Aus einem «Dir geht es doch eigentlich gut» wird manchmal ein «Du hast doch alles! Reiß dich mal zusammen». Die soziale Legitimation für einen Gesundheitszustand scheint wichtiger als die Gesundheit selbst.

Die Journalistin Ariane Bemmer schreibt mir im *Tagesspiegel* aus der Seele: «Es scheint noch immer die klammheimliche Einstellung in dieser dem Bekunden nach am individuellen Wohl und Wesen orientierten Gesellschaft vorzuherrschen, dass, wer psychisch krank wird, eben zu schwach war, um mitzuhalten. Ein Weichei, bedauernswert, aber – tja, so isses. Diese Herablassung trifft nun ausgerechnet die Seele, also das, was den einzelnen Menschen viel mehr ausmacht als sein Skelett, seine Muskeln oder seine Innereien. Deren Erkrankungen aber wird mit Respekt begegnet und einem Hilfesystem, das breit aufgestellt und schnell verfügbar ist. Das ergibt eine Pointe, die eine beträchtliche Eiseskälte offenbart – die vermutlich niemand wirklich will.»[39]

Für mich ist die Psychiatrie ein Spiegel der Gesellschaft. Psyche, Seele, Geist, Bewusstsein und das Ich – was habe ich mir darüber den Kopf zerbrochen! Wahn oder Wirklichkeit? In keinem anderen medizinischen Fach ist Krankheit so eng mit dem Menschsein verbunden wie in der Psychiatrie. Wie die Psyche eines jeden Einzelnen auf Umstände *reagiert*, ist zwar individuell und nicht von außen steuerbar – aber die äußeren Umstände, die eine psychische Erkrankung *auslösen*, sind es sehr wohl! Psychische Erkrankungen müssen deshalb auch in einem größeren sozialen und gesellschaftlichen Kontext gesehen werden. In der Art, wie psychische Erkrankungen gesamtgesellschaftlich anerkannt und ernst genommen werden, lässt sich ablesen, wie *human* unsere Gesellschaft ist. Und wie *gesund* unsere Gesellschaft ist, hängt davon ab, wie gesund jeder Einzelne ist – physisch und psychisch.

Aber psychische Erkrankungen sind immer noch mit Unsicherheiten, Unwissen, Vorbehalten und Vorurteilen verbunden. Wie gut kann also der gesellschaftliche Befund ausfallen, wenn jedem Vierten von uns ein psychisches Leiden attestiert wird? Ich bin gespannt, wie lange wir es uns in Zeiten von Wirtschaftswachstum und sinkender Arbeitslosigkeit noch leisten wollen, diesem Umstand nicht endlich mit Akzeptanz und ausreichenden Behandlungsangeboten zu begegnen (mehr dazu im Kapitel «Was ist mein gutes Recht?»). Je höher das Erkrankungsrisiko in der Gesellschaft wird, desto besser müssen Behandlungs- und Präventionskonzepte zugänglich sein. Denn psychische Erkrankungen betreffen alle Lebens- und Gesellschaftsbereiche und sind für uns alle relevant. Krankt die Psyche, ist der Mensch krank – und mit ihm die Gesellschaft. Entwicklung, Erhalt und Wiederherstellung psychischer Gesundheit ist deswegen vielleicht die größte Herausforderung in der Gesundheitsversorgung des 21. Jahrhunderts – birgt hinsichtlich Prävention und Behandlung aber auch das größte Potenzial.

VON A WIE ANGST BIS Z WIE ZWANG

Neulich bei der Psychiatriehotline:
«Wenn Sie sich bedroht fühlen, drücken Sie die 1! Aber schnell! Wenn Sie kein Selbstvertrauen haben, dann bitten Sie jemand anderes, die 2 zu drücken! Falls Sie eine gespaltene Persönlichkeit haben, drücken Sie die 3, 4, 5 und die 6! Wenn Sie unter Verfolgungswahn leiden, bleiben Sie so lange in der Leitung, bis wir Ihren Anruf zurückverfolgt haben! Wenn Sie schizophren sind, hören Sie auf die Stimmen. Sie sagen Ihnen, welche Ziffer Sie drücken müssen! Falls Sie depressiv sind, spielt es keine Rolle, welche Nummer Sie drücken: Niemand hört Ihnen zu ...»

Wenn Sie diesen – zugegeben etwas mäßigen und aus dem Internet geklauten – Witz ansatzweise verstehen, haben Sie sich schon einmal mit psychischen Krankheiten auseinandergesetzt. Sie wissen, dass es neben der Depression noch viele andere Erkrankungen der Psyche gibt, und Sie haben zumindest eine vage Ahnung davon, was diese Krankheiten bedeuten. Glückwunsch, so aufgeklärt wie Sie sind nicht alle! Da nehme ich mich selbst nicht aus. Wie gesagt, bevor ich selbst krank wurde, habe ich mich nie besonders mit der Psychiatrie auseinandergesetzt. Aber dann fing ich an, über den Tellerrand zu gucken: Ab wann spricht man eigentlich von einer psychischen Störung? Welche psychischen Krankheiten gehören außer der Depression dazu? Ich war sehr überrascht über mein eigenes Unwissen und über die daraus resultierenden Vorurteile.

Wo wir eben schon bei Psychiatrie-Witzen waren: Auf einer Karte im Büro von Prof. Isabella Heuser, Leiterin der Psychiatrie am Benjamin Franklin, steht «Hol den Wein, wir müssen über Gefühle reden». Daneben pinnt eine kleine Sigmund-Freud-Puppe als Magnet am Whiteboard. Prof. Heuser erklärt mir: «Zu den typischen psychischen Erkrankungen gehören die affektiven Störungen. Zum Beispiel die Depression. Dann gibt es die Schizophrenien oder Psychosen, die als besonders verrückt angesehen werden – da hört der Patient Stimmen oder hat einen Wahn. Dann ist da der große Bereich der Angst- oder Zwangserkrankungen; Essstörungen, wie Magersucht oder übermäßiges Übergewicht; oder der Graubereich der Alzheimer-Demenz, die sowohl von der Neurologie als auch von der Psychiatrie diagnostiziert und behandelt wird.»

Als mein Chef beim Radio mir aufgrund meiner Depressionserfahrung vorschlug, einen Podcast über psychische Erkrankungen zu machen, dachte ich: «Sehr witzig, wo soll ich da anfangen?» Wie kann man dieses breite Spektrum an Krankheitsbildern, Schweregraden, individuellem Leid, sozialen Auswirkungen und gesellschaftlicher Bedeutung in fünf Podcastfolgen quetschen? Hätte ich Frau Prof. Heuser damals in meinem Interview nicht gestoppt, würde sie sicher immer noch in ihrem Büro sitzen und mir psychische Erkrankungen aufzählen.

Doch was ist «normal», und ab wann gilt man als krank? Der Autor und Psychiater Dr. Manfred Lütz hegt gar den Verdacht, man behandle die Falschen: «Wenn man als Psychiater und Psychotherapeut abends Nachrichten sieht, ist man regelmäßig irritiert. Da geht es um Kriegshetzer, Terroristen, Mörder, Wirtschaftskriminelle, eiskalte Buchhaltertypen und schamlose Egomanen – und niemand behandelt die. Ja, solche Figuren gelten sogar als völlig normal. Kommen mir dann die Menschen in den Sinn, mit denen ich mich den Tag über beschäftigt habe, rührende Demenzkranke, dünnhäutige Süchtige, hochsensible Schizophrene, erschütternd Depressive und mitreißende Maniker, dann beschleicht mich mitunter ein schlimmer Verdacht: Wir behandeln die Falschen! Unser Problem sind nicht die Verrückten, unser Problem sind die Normalen!»[40]

Doch was ist «normal», was «verrückt», und was bedeutet es, wirklich psychisch krank zu sein? Denn es gibt durchaus verrückte

Menschen, die subjektiv betrachtet verrückte Dinge tun, aber kerngesund sind (Briefmarkensammler, Meerschweinchenzüchterinnen, S-Bahn-Surfer, AfD-Wähler etc.). Umgekehrt kennt jeder von uns Tage, an denen alles grau und deprimierend ist, deswegen ist man noch lange nicht pathologisch depressiv.

Früher betrachtete man nur Krankheiten, die auf eine nachweisbare Schädigung des Gehirns zurückzuführen sind, als neurologische Störungen. Störungen des Denkens und Fühlens zählten nicht dazu. Man betrachtete sie als charakterliche Mängel. Hallo, Stigmatisierung! Der Franzose Philippe Pinel aber betrachtete psychische Störungen als Krankheit und damit als Teil der Medizin. Er gründete 1790 das Fachgebiet, das wir heute als Psychiatrie kennen. Der deutsche Psychiater Emil Kraepelin wiederum gilt als Wegbereiter der somatisch orientierten Psychiatrie am Anfang des 20. Jahrhunderts. Er vertrat die Ansicht, dass alle psychischen Erkrankungen eine biologische Grundlage haben und sich durch Symptome, Verlauf und Folgen voneinander unterscheiden lassen, wie andere Erkrankungen auch.

Die Weltgesundheitsorganisation WHO gibt regelmäßig eine internationale statistische Klassifikation der Krankheiten heraus: The International Classification of Diseases, kurz ICD. Ein Kapitel für psychische Erkrankungen gibt es im ICD erst seit 1948 (ICD-6). Momentan gilt die 10. Revision, die ICD-10. Ihnen sind sicher schon einmal die Diagnoseschlüssel auf Krankschreibungen aufgefallen. Eine Kombination aus Buchstaben und Zahlen. F00–F99 sind die Diagnose-Codes für psychische Erkrankungen und Verhaltensstörungen. Darf ich vorstellen? Ich bin grundlegend eine F33. Ich habe eine rezidivierende depressive Störung. Das sind wiederholt auftretende depressive Episoden. Im Moment bin ich aber glücklicherweise eine F33.4 – gegenwärtig remittiert. Das heißt, dass in den letzten Monaten keine depressiven Symptome aufgetreten sind. Aber wer weiß, inwieweit das in 20 Jahren noch Bestand hat. In den USA gilt zum Beispiel das Diagnostic and Statistical Manual of Mental Disorders (DSM, aktuell DSM-V). Wie das ICD wird auch das regelmäßig überarbeitet. Die Diagnosen, die von verschiedenen PsychiaterInnen auf Grundlage verschiedener diagnostischer Systeme gestellt werden, sind nicht immer übereinstimmend. Das zeigte der Psychiater Ian Brockington an der Universität Birmingham Anfang der 90er-Jahre. Er verglich im US/UK Diagnostic Project, wie unterschiedlich Diagnosen ausfallen können, je nachdem, welches Diagnose-Manual verwendet wird. Wenn die damaligen US-amerikanischen Kriterien angewendet würden, hätten 163 Patienten einer britischen Klinik die Diagnose Schizophrenie bekommen. Wenn das Team die achte Revision des ICD anwandte, erhielten 65 eine Schizophreniediagnose. Auf Basis der Schneider'schen Erstrangsymptome waren 55 Personen schizophren, nach den DSM-Forschungskriterien 28, nach DSM-III 19. Je nach Diagnosekatalog schwankte die Zahl der Schizophreniepatienten also zwischen 19 und 163. Es scheint eine Lotterie zu sein.[41]

Im folgenden Psychiatrie-ABC beschreibe ich die wichtigsten psychischen Erkrankungen, so wie sie heute nach ICD-10 beschrieben sind – ergänzt durch einige Erfahrungsberichte der PatientInnen, die ich im Klinikum Benjamin Franklin kennengelernt habe. Denn auch nach Studien langer Listen voller Symptome können wir niemals wissen, wie andere wirklich fühlen. Ich versuche mich in Beschreibung ohne Deutung – ich kann nur zuhören und beobachten, wie sich das Gefühlte äußert.

Abhängigkeitserkrankungen – Nach voll kommt leer

Abhängigkeitserkrankungen gehören zu den häufigsten psychischen Krankheiten in Deutschland. Darunter fallen Substanzabhängigkeiten (Alkohol, Drogen, Medikamente), aber auch stoffungebundene Abhängigkeiten, wie etwa Spiel-, Sport- oder Kaufsucht.

131 Liter – so viel Alkohol trank der deutsche Durchschnittsbürger im Jahr 2017.[42] Das entspricht 9,4 Liter reinem Alkohol. Der Konsum von Alkohol scheint in unserer Gesellschaft selbstverständlich oder wird zumindest akzeptiert. Allerdings kann er gravierende gesundheitliche Folgen haben. In Deutschland sind laut Schätzungen 2,5 Millionen Menschen krankhaft alkoholabhängig. Viele weitere leiden unter Alkoholmissbrauch.

Egal ob Alkoholkonsum, Kiffen oder Computerspielen – eine Abhängigkeit besteht immer dann, wenn ein Mensch ein bestimmtes Verhalten nicht mehr kontrollieren oder auf eine bestimmte Substanz nicht mehr verzichten kann.[43] Gemäß ICD-10 gelten dafür verschiedene Kriterien. Neben dem starken Konsumdrang und der mangelnden Kontrolle über das Verlangen sind das körperliche Entzugssymptome oder auch eine Toleranzentwicklung (Wirkverlust) beziehungsweise Dosissteigerung. Das bedeutet, dass der oder die Abhängige immer mehr braucht. Als weiteres Kriterium für eine Abhängigkeitserkrankung gilt ein erhöhter Zeitaufwand, um die Substanz zu beschaffen oder sich von den Folgen des Konsums zu erholen – verbunden mit der Vernachlässigung anderer Interessen. Oft können Betroffene auch dann nicht aufhören, wenn schon Folgeschäden sichtbar werden.[44]

Bei der Entstehung spielen wie bei allen anderen psychischen Erkrankungen verschiedene Faktoren eine Rolle, wie die Gene oder soziale Einflüsse. Biologisch betrachtet liegt eine Fehlsteuerung des Belohnungssystems im Gehirn zugrunde. Substanzen wie Alkohol, Tabak, bestimmte Beruhigungs-, Schlaf- oder Lösungsmittel und Drogen wie Cannabis oder Ecstasy aktivieren verschiedene Botenstoffe im Gehirn. Diese wiederum lösen Wohlbefinden oder Euphorie aus – der Konsum sorgt also kurzzeitig für Glücksgefühle. Dadurch nimmt das Gehirn das Suchtmittel als positiven

Reiz wahr. Fehlt dieser Reiz, kommt die Ernüchterung, die Leere. Das Gehirn meldet quasi ein Belohnungsdefizit, ein Verlangen. Der Wunsch nach einem erneuten Rausch wird zum Lebensmittelpunkt. Das nennt man «Craving». Was klingt wie eine Skisportart, ist der Fachbegriff für «Suchtverlangen». Ein Teufelskreis entsteht. Der Alltag dreht sich nur noch um die eine Sache. Die Beschaffung des Suchtmittels gewinnt oberste Priorität, alles andere wird dem untergeordnet. Dadurch engt sich das Leben und Erleben enorm ein, die Abhängigkeit überschattet alles andere – Familie, Beziehungen, Job.

ADHS – «Aufmerksamkeitsdefi... guck mal, ein Schmetterling!»

ADHS ist keine Buchstabensuppe und keine Castingshow. ADHS ist eine psychische Störung: die Aufmerksamkeitsdefizit-Hyperaktivitätsstörung, früher auch bekannt als das Zappelphilipp-Syndrom. Schon 1845 beschrieb der Nervenarzt Dr. Heinrich Hoffmann Anzeichen einer ADHS in seinem weltbekannten Kinderbuch «Struwwelpeter». ADHS-Symptome sind Aufmerksamkeits- und Konzentrationsschwäche, impulsives Verhalten und ausgeprägte Unruhe. Kinder mit ADHS lassen sich zum Beispiel in der Schule leicht ablenken, machen Flüchtigkeitsfehler bei ihren Hausaufgaben, sind ungeduldig und können nicht stillsitzen. Eben wie beim Zappelphilipp: «Er schaukelt gar zu wild, bis der Stuhl nach hinten fällt.» Bei ADHS herrscht ständig Chaos im Kopf: Alles findet jetzt, hier, schnell, gleichzeitig und ohne Filter statt. Konzentration und Ruhe scheinen unerreichbar. Reize in der Umgebung führen schnell zur Ablenkung. «Ich leide unter Aufmerksamkeitsdefi... guck mal, ein Schmetterling!» – was witzig klingt, macht das Leben für Betroffene zum Spießrutenlauf, und das oft schon von klein auf.

ADHS ist eine der häufigsten psychiatrischen Störungen im Kindes- und Jugendalter. Oft werden die Verhaltensauffälligkeiten im Kindergarten oder in der Schule besonders deutlich, wenn es mehr Regeln und Strukturen gibt als zu Hause. Aber auch bis zu 4,5 Prozent der Erwachsenen leiden an ADHS[45]. Die Symptome nehmen im Lauf des Lebens nur neue Formen an. Erwachsene haben sich ihrem sozialen Umfeld meist angepasst. An die Stelle körperlicher Rastlosigkeit tritt eine innere Unruhe. Die Betroffenen sind extrem ungeduldig, haben Schwierigkeiten zuzuhören und fallen einem zum Beispiel immer ins Wort. ADHSler können sich zwar stundenlang für Ideen begeistern, springen jedoch von einem Einfall zum anderen. Die Gedanken scheinen im Kopf zu zerbröseln, noch bevor sie zu Ende gedacht sind. Menschen mit ADHS kommen zu spät, verlieren ihr Geld oder ihre Schlüssel und vergessen wichtige Termine, Verabredungen oder Versprechen. Sie vermeiden oder verschieben Tätigkeiten, die Durchhaltevermögen verlangen, und haben Probleme, im Straßenverkehr aufmerksam zu bleiben. Das alles hat natürlich Konsequenzen im privaten und beruflichen Alltag: Konflikte mit Vorgesetzten und Kollegen, Spannungen und Streit in der Familie und in Beziehungen. Für Kinder und Erwachsene kann das einen langen Leidensweg bedeuten.

Angststörungen – Von der Schutzfunktion zur Lähmung

Angststörungen gehören noch vor den Depressionen zu den häufigsten psychischen Erkrankungen überhaupt. Allein in Europa leiden rund 60 Millionen Menschen daran, ungefähr zwölf Millionen sind es in Deutschland, Frauen sind deutlich häufiger betroffen als Männer[46]. Dabei gehört Angst zum Leben dazu. Sie ist ein wichtiges Signal, das uns vor Gefahren warnt und schützt – sozusagen ein evolutionärer Mechanismus, der unser Überleben sichert. In brenzligen Situationen werden durch Angst Stressreaktionen im Körper ausgelöst. Die Hormone Cortisol und Adrenalin werden ausgestoßen, Puls und Blutdruck steigen, eine Portion Extra-Sauerstoff im Gehirn erhöht die Konzentrationsfähigkeit. Angst kann sogar als Ressource genutzt werden, weil sie unsere Aufmerksamkeit auf wichtige Themen lenkt. Negative Gefühle zeigen Probleme oder Bedrohungen an. Das kann uns dazu veranlassen, genauer zu analysieren und bessere Entscheidungen zu treffen. Angst ist also ein effizientes Werkzeug für Wachstum, wenn man es zum Beispiel schafft, die eigene Schüchternheit zu überwinden und somit das Selbstvertrauen zu stärken. Bis hierhin ist alles gut.

Angst kann aber auch lähmend sein. Panikgefühle wegen eines Vortrags oder die Sorge wegen einer Karriereentscheidung kennen wir alle. Die Grenze zur Angsterkrankungen ist erreicht, wenn uns unsere Angst deutlich einschränkt: wenn wir in Prüfungssituationen zum Beispiel vor lauter Angst völlig blockiert sind und durchfallen. Manche PatientInnen sehen sich nicht mehr imstande, dieses Gefühl zu bewältigen, es wird als unkontrollierbar empfunden, sodass sie schon vor der Angst als solches Angst bekommen. Die Angst hat den Alltag der Betroffenen völlig im Griff und wird zur krankhaften Störung, weil sie ihre Schutzfunktion verliert und stattdessen das Leben regelrecht behindert. Der Regisseur Rainer Werner Fassbinder bringt es mit seinem Filmtitel «Angst essen Seele auf» auf den Punkt.

Betroffene sind verzweifelt, hilflos, allein. Sie meiden Situationen, die ihre Furcht auslösen. Dieses Vermeidungsverhalten beeinträchtigt auch das soziale Miteinander. Wenn sich Angstpatientinnen aus dem Leben zurückziehen, sind oft Probleme in der Partnerschaft, der Familie oder im Berufsleben die Folge. Hinzu können körperliche Symptome wie Herzrasen, Atemnot oder Übelkeit kommen. Manche greifen in ihrer Verzweiflung zu Alkohol oder Beruhigungsmitteln. In der Therapie wird deshalb geübt, mit den Ängsten umzugehen, statt ängstigende Situationen zu meiden. Der einzige Weg aus der Angst führt durch die Angst. Je nachdem, in welchen Situationen oder Zusammenhängen die Angst auftritt, unterscheidet man zwischen verschiedenen Angststörungen. Neben spezifischen Phobien vor Spinnen, Höhe oder Dunkelheit gibt es zum Beispiel auch die generalisierte Angststörung, bei der die Betroffenen auch ohne speziellen Auslöser ständig von Sorgen, Anspannung und Furcht geplagt werden. Treten regelmäßig plötzliche Angstattacken mit Herzrasen, Zittern und Schwitzen auf, spricht man von Panikstörung. Menschen, die immer wieder an bestimmten Orten Angst haben – auf belebten Plätzen, bei vollen Konzerten, in Supermärkten oder in Bus, Bahn, Flugzeug oder Fahrstuhl –, leiden unter Agoraphobie.

Vanessa, die Sozialpädagogin, die ich schon vorgestellt habe, erklärt mir ihre generalisierte Angststörung wie folgt: «Die Angst kommt immer, wenn sie mir was sagen will. Ich stand vor der Klasse, und alles war mir zu viel, zu laut, zu voll. Ich habe angefangen zu weinen, dabei wollte ich doch nur funktionieren. Sie kommt beim Zähneputzen oder beim Duschen. Heute Morgen war es so schlimm, dass ich würgen musste. Wenn ich Panik bekomme, weil ich etwas nicht kontrollieren kann, versuche ich, einen kleinen Schritt nach dem anderen zu machen. Ich versuche dann, bewusst zu atmen. Sechs Sekunden einatmen, sechs Sekunden halten, sechs Sekunden ausatmen. Für mich ist das gezwungene Achtsamkeit. Damit die Angst nicht die Kontrolle übernimmt.»

Autismus – Kein Systemfehler, sondern ein anderes Betriebssystem

Aus medizinischer Sicht ist Autismus eine tiefgreifende Störung der psychischen Entwicklung. Man könnte Autismus aber auch als eine Art anderes Betriebssystem bezeichnen, als eine atypische

Art, zu kommunizieren, zu handeln und die Welt wahrzunehmen[47].
Menschen mit Autismus sind «anders» als die Masse und unterscheiden sich hinsichtlich ihrer Besonderheiten und Fähigkeiten
auch untereinander stark voneinander. Der Spruch «Kennst du
einen Autisten, kennst du genau einen Autisten» umschreibt das
ganz gut. Häufig wird deshalb auch der Begriff «Autismus-Spektrum-Störung» (ASS) als Oberbegriff verwendet. Neben ihrem
anderen «Betriebssystem» neigen Menschen mit Autismus häufig
noch zu einer Reihe weiterer psychischer Begleitstörungen, wie
Phobien, Schlaf- oder Essstörungen. Diese und andere autismus-
bedingte Beeinträchtigungen können zwar häufig gebessert oder
kompensiert, aber nicht geheilt werden. Viele Menschen mit Autismus sind auf lebenslange Hilfe und Unterstützung angewiesen.

Dustin Hoffman verkörpert im Film «Rain Man» einen Autisten,
der mit seiner Inselbegabung für Zahlen Telefonbücher auswen-
dig lernt oder auf Anhieb erkennt, dass 246 Zahnstocher aus einer
Packung zu Boden gefallen sind. Aber mit alltäglichen Geldrech-
nungen oder der Frage nach Preisen für Waren kann er nichts
anfangen. Menschen mit ASS haben im Alltag oft mit Dingen zu
kämpfen, die für viele Nicht-Autisten leicht erscheinen. Häufig
haben sie Schwierigkeiten, ihre Emotionen zu äußern oder die
Gefühle anderer zu erkennen und angemessen darauf zu reagieren.
Nonverbale Signale wie Mimik und Gestik bereiten ihnen Probleme bei der Interpretation. Es fällt Betroffenen mitunter schwer
zu erkennen, ob jemand kritisch, fragend oder nachdenklich guckt.
Sich selbst müssen Autisten Verhaltensmuster wie Stirnrunzeln
oder Lächeln erst antrainieren. Auch Blick- und Körperkontakt
(wie Händeschütteln) fällt Betroffenen schwer. Außerdem ist die
Entwicklung des Sprachgebrauchs und Sprachverständnisses betroffen. Sprachmelodie und Gestik sind wenig ausgeprägt, was das
Reden mechanisch erscheinen lässt. Darüber hinaus werden Dop-
peldeutigkeiten oft nicht verstanden, was Small Talk erschwert.
Auch sich wiederholende und stereotype Verhaltensmuster

sind kennzeichnend. Alltägliche Aufgaben werden starr und routiniert ausgeführt. Handlungsroutinen werden zu Ritualen – eine Veränderung dieser Handlungsabläufe oder der persönlichen Umgebung, etwa durch Möbelrücken in der Wohnung, ist kaum zu ertragen. Das Bedürfnis nach Beständigkeit kann sich in immer gleichen Fertiggerichten, Wegen oder Klamotten ausdrücken. Die meisten Menschen mit Autismus sind deswegen weniger spontan als Nicht-Autisten.

Autistische Menschen machen den Anschein, als seien sie allein am glücklichsten. Nach außen hin wirken sie in ihren Routinen wie hypnotisiert und in einer anderen Welt. Aber in ihnen tobt oft ein Kampf, weil sie Umweltreize aus der Umgebung nicht filtern können und dadurch ständig zu viele Informationen bekommen. Wenn sie von einer Situation oder einem Ort mit Sinneseindrücken überladen werden, können sie schnell überfordert reagieren. Auf der anderen Seite bringt Autismus erstaunliche Stärken und Fähigkeiten mit sich, wie eine intrinsische Motivation für Qualität. Viele Autisten suchen keine Fehler. Sie sehen sie einfach. Ein extrem gutes Auge für Muster und Anomalien macht sie zu wertvollen Mitarbeitern bei der Analyse und Auswertung großer Datenmengen. Oft haben Menschen mit ASS durch ständig wiederholte Beschäftigung mit bestimmten Themen ein umfassendes Fachwissen auf einem Gebiet, zum Beispiel in Mathematik, Physik, Sprachen, Musik, Technik, Informatik und Statistik. Doch nur rund 15 bis 20 Prozent der Menschen mit ASS in Deutschland arbeiten auf dem ersten Arbeitsmarkt.

Man unterscheidet unter anderem zwischen frühkindlichem Autismus, atypischem Autismus und Asperger-Syndrom. Während sich frühkindlicher Autismus vor dem dritten Lebensjahr manifestiert, kann atypischer Autismus auch erst später auftreten. Das Asperger-Syndrom wiederum unterscheidet sich von anderen Autismusformen in erster Linie dadurch, dass zwar die soziale Interaktion sowie psychomotorische Abläufe wie Mimik und Gestik beeinträchtigt sind, aber oft ohne Entwicklungsverzögerung beziehungsweise Entwicklungsrückstand in der Sprache oder der kognitiven Entwicklung. Eine Prominente mit Asperger-Syndrom ist die schwedische Umweltaktivistin Greta Thunberg. Durch sie ist die Erkrankung vielen Menschen ein Begriff. Sie ist der Meinung, dass Asperger ihren unermüdlichen Aktivismus erst ermöglicht. Sie sagt: «Ich sehe die Welt aus einer anderen Perspektive – Schwarz und Weiß. (…) Ich schaue mir die Statistiken an, wie stark die Emissionen zugenommen haben und um wie viel sie reduziert werden müssen. Und dann denke ich mir, okay, so sieht es aus, das muss ich tun. Und mein Gewissen lässt nicht zu, nicht zu handeln. Ich muss etwas tun – ansonsten kann ich nachts nicht schlafen.»[48]

Bipolare Störung –
Hat nichts mit Klimawandel zu tun

Es geht dabei nicht um schmelzendes Eis an Nord- und Südpol. Die bipolare Störung (früher auch manisch-depressive Störung) gehört zu den Affektstörungen. Das sind Erkrankungen, die die Stimmungslage bedeutend verändern. Der *Affekt* ist unsere Grundstimmung. Bei einer bipolaren Störung kann die Stimmung entweder in Richtung Manie gesteigert oder in Richtung Depression gedrückt sein. Manische und depressive Phasen wechseln sich dabei ab. Der Patient schwankt also zwischen zwei «Polen», zwischen himmelhochjauchzend und zu Tode betrübt. Zwischen diesen Episoden kehrt in der Regel eine unauffällige Grundstimmung zurück. Es kann aber auch ein übergangsloser Wechsel zwischen Manie und Depression erfolgen. Diesen Polaritätswechsel nennt man auch «Switching». Kommt es zu vier oder mehr solcher Stimmungsumschwünge pro Jahr, spricht man von «Rapid Cycling». «Ultra Rapid Cycling» wiederum beschreibt Stimmungswechsel, die innerhalb von wenigen Tagen stattfinden – oder sogar innerhalb weniger

Stunden («Ultradian Rapid Cycling»). Das Gefühlsleben ist dann nur noch eine einzige Achterbahnfahrt.

Die Manie ist eine absolute Hochphase, die im Exzess enden kann. Sie ist verbunden mit enormem Tatendrang und regelrechter Rastlosigkeit oder psychomotorischer Unruhe. Die Betroffenen sind ständig in Aktion oder Bewegung und stürzen sich Hals über Kopf in Arbeit. Oder sie flüchten sich in Ideen, weil sie das Gefühl haben, ihre Gedanken rasen und müssten kanalisiert werden. Die Aufmerksamkeit wird dabei leicht auf belanglose externe Reize gezogen. Pläne enden oft in der Zerstreuung. Die Möglichkeiten zerfransen ins Unendliche. Der Drang zu reden kann gesteigert und das Bedürfnis nach Schlaf verringert sein, sodass zum Beispiel schon nach nur drei Stunden Nachtruhe ein scheinbares Erholungsgefühl eintritt. Personen mit bipolarer Störung wirken in der manischen Episode oft sehr charismatisch und mitreißend. Sie können regelrecht begeistern und positiv «anstecken» wirken. Übersteigerte Geselligkeit und Schlagfertigkeit kommen gut an. Allerdings können Betroffene auch inadäquat überschwänglich oder stark gereizt sein. Ein sonst umgänglicher Familienvater regt sich ohne offensichtlichen Grund auf und streitet sich so sehr mit seinem Chef, dass die Kündigung droht, denn die Fähigkeit zur Prüfung der Realität ist mitunter stark eingeschränkt. Die Folgen sind ein übertriebenes Selbstbewusstsein oder Größenwahn. Die Betroffenen können sich und andere in große Schwierigkeiten bringen, zum Beispiel, wenn sich jemand für unverwundbar hält und mit 200 Kilometer pro Stunde über Landstraßen jagt. Oder indem bipolar Erkrankte Unmengen von Geld ausgeben und ihren Dispo um Tausende von Euro überziehen. Dazu kann ein übersteigerter Konsum von Alkohol, Drogen oder Sex kommen. Gleichzeitig aber werden andere wichtige Dinge wie Freunde, Familie und Haushalt vernachlässigt oder ignoriert. Oft führt die Erkrankung zu einem Kollateralschaden: Probleme in der Partnerschaft, Trennung, Ärger im Job bis hin zur Kündigung, Arbeitslosigkeit, Verschuldung. Trotzdem fällt es vielen Betroffenen schwer, «Normalität» als erstrebenswert anzusehen. Es kommt nicht selten zu einer Bevorzugung des manischen Zustands und damit zu Konflikten in der Behandlung.

Schlägt das Gefühlspendel dann in die andere Richtung aus, wird die Manie durch eine depressive Phase abgelöst. Der Körper scheint sich von den Strapazen des übersteigerten Tatendrangs der manischen Episode erholen zu müssen. Nur, dass Erholung auch während einer Depression nicht möglich ist. Der Autor Thomas Melle beschreibt diese Phase seiner bipolaren Störung als Tage, die in einer Verneinung anfangen und in einer Kapitulation enden. (Mehr zur Depression ab S. 80)

Doch die manischen und depressiven Phasen unterscheiden sich nicht immer eindeutig. Im ICD-10 werden bipolare Störungen unter dem Schlüssel F31. mit zehn verschiedenen Ausprägungen klassifiziert. Darunter fallen auch gemischte Episoden, bei denen beispielsweise verstärkter Antrieb und gedrückte Grundstimmung gleichzeitig auftreten können. Das erschwert eine korrekte Diagnose. Auch bei Begleiterscheinungen wie einer Abhängigkeitserkrankung besteht die Gefahr, dass die Grunderkrankung verschleiert wird. Die bipolare Störung ist meist ein lebenslanger Begleiter. Ungefähr 25 bis 50 von 100 Betroffenen wissen keinen Ausweg und unternehmen im Laufe des Lebens einen Suizidversuch.[49] Aber mit entsprechender Behandlung kann es viele Jahre ohne akute Erkrankungsphasen geben.

Herr B., ein sportlicher, gut aussehender ehemaliger Unternehmer, der aufgrund seiner Erkrankung sein gesamtes Berufsleben umgekrempelt hat, schildert mir in der Klinik das Gefühl seiner Manie. «Man hat dann bestimmte Sachen nicht unter Kontrolle, man kann sich das nicht vorstellen, man ist ein Getriebener und kann schwer unterscheiden zwischen Realität und Fiktion. Bei mir ist es mit Verfolgung gekoppelt, man fühlt sich verfolgt, man fühlt sich kontrolliert, beobachtet, und das hat natürlich Konsequenzen. Als ich erzählt habe, dass ich eine Schippe nehme, um meine Haustür von innen zu sichern, haben meine Freunde gesagt: ‹Was willst du noch mehr machen, als die Tür von innen abzuschließen?› *(lacht)* Man merkt es schon. Man hat Schwierigkeiten im sozialen Leben. Wenn man so einen engen Freundeskreis hat wie ich, wird man darauf aufmerksam gemacht und muss die Entscheidung treffen, krieg ich das noch alleine hin oder nicht. Und so hab ich mich auf den Weg gemacht in die Rettungsstelle ...»

Borderline – Alles oder nichts!

Borderline ist kein Fashionblog und auch kein Gesetz von Donald Trump. So fasst es die «Generation PSY» zusammen – die Nachwuchsinitiative der deutschen Gesellschaft für Psychiatrie, Psychotherapie, Psychosomatik und Nervenheilkunde. Die Borderline-Persönlichkeitsstörung (BPS) zählt zu den emotional instabilen Persönlichkeitsstörungen und ist eine eigenständige psychische Erkrankung. Früher siedelte man BPS im Grenzgebiet zwischen Psychose, Neurose und Persönlichkeitsstörung an. Daher auch der Name Borderline, englisch für «Grenzlinie». Um sicherzugehen, dass es sich nicht um eine Pubertätsphase handelt, wird die Diagnose immer erst ab dem 18. Lebensjahr gestellt. Denn einige der Symptome ähneln tatsächlich den Verhaltensweisen, die während der Pubertät auftreten können.

Menschen mit BPS sind unfähig, ihre Impulse zu kontrollieren und agieren oft ohne Rücksicht auf Verluste, auf Mitmenschen oder Konsequenzen. Dadurch geraten sie in Konflikte mit anderen, zum Beispiel wenn impulsive Handlungen durchkreuzt oder behindert werden. Die Erkrankung verursacht außerdem extreme, unvorhersehbare Stimmungsschwankungen. Borderliner erleben das sprichwörtliche «Wechselbad der Gefühle». Ihre Emotionen übernehmen das Steuer eines unzügelbaren Ferraris, während Nicht-Borderliner gefühlsmäßig eher kontrolliert Trabi fahren.

In einem Moment scheint alles in Ordnung, aber schon eine Sekunde später gerät die Welt aus den Fugen. Euphorische Glücksgefühle verwandeln sich in Nullkommanichts in abgrundtiefe Trauer. Die große Liebe wird von jetzt auf gleich zur größten Enttäuschung. Weil sie Schwierigkeiten haben, ihre Gefühle zu kanalisieren, gibt es bei Menschen mit BPS nur alles oder nichts. Die Grenze zwischen Glück, Traurigkeit, Liebe, Hass ist ein schmaler Grat. Auch hier passt die Bezeichnung Borderline. Die Grenzlinie ist schnell überschritten oder gar nicht vorhanden. Alles verschwimmt, als gäbe es kein Rot und Blau, sondern nur Violett. Die extremsten Gefühle liegen so nah beieinander, dass die Stimmung jederzeit umschlagen kann. Die Gefühle stehen kurz vor der Explosion – wie bei einem Pulverfass, an dem jede Sekunde die Lunte abbrennt. Die extreme innerliche Anspannung kann sich schon bei einem verschütteten Kaffee oder einem falschen Wort durch einen Gefühlsausbruch entladen.

Menschen mit BPS leiden oft unter Einsamkeit und Isolierung. Das hat auch damit zu tun, dass Angehörige oft nicht wissen, wie sie mit diesem Gefühlschaos umgehen sollen – einmal werden sie geliebt, dann wieder gehasst. Bei den Betroffenen entsteht oft ein chronisches Gefühl von Leere, aber auch von innerlicher Zerrissenheit. Sie gehen ständig ans Limit. Manche rasen auf der Autobahn oder haben intensive, aber unbeständige Beziehungen, stürzen sich ungeschützt in Sexabenteuer. Andere flüchten sich in Alkohol und Drogen. Darüber hinaus kommen auch dissoziative Symptome vor. Die Betroffenen spüren ihren Körper nicht mehr oder fühlen sich von der Umwelt abgeschnitten. Sie sind so angespannt, dass sie sich selbst verletzen, zum Beispiel durch Ritzen mit einem Messer. Schätzungen zufolge leiden etwa drei Prozent der Bevölkerung an Borderline-Persönlichkeitsstörung. Ohne rechtzeitige Therapie sterben mehr als fünf Prozent von ihnen durch Suizid.

Dabei gibt es durchaus Therapiemöglichkeiten. In der psychotherapeutischen Behandlung lernen PatientInnen scheinbar simple, aber wirkungsvolle «Tricks», um negative Emotionen früher wahrzunehmen, zu steuern und abzubauen. Manche zählen bis zehn, wenn der innere Druck steigt. Andere verreiben einen Eiswürfel auf der Haut oder kauen eine Chilischote. Außerdem hat man festgestellt, dass Medikamente wie Stimmungsstabilisierer oder Antipsychotika unterstützend wirken.[50]

Burn-out – Lieber ausbrennen als verblassen?

«It's better to burn out than to fade away», sang Neil Young in seinem Song «Hey, hey, my, my». Kurt Cobain verwendete diese Textzeile in seinem Abschiedsbrief, bevor er Suizid beging. Das, was wir heute unter Burn-out, unter Ausgebranntsein verstehen, ist keine psychische Erkrankung, sondern eine andauernde Stressreaktion. Im ICD-10 wird das «Ausgebranntsein» unter dem Code Z73 geführt und fällt in die Kategorie «Probleme mit Bezug auf Schwierigkeiten bei der Lebensbewältigung». Weil Burn-out seit Jahren aber in aller Munde ist, es ein erhöhtes Risiko für eine Depression bildet und ähnliche Symptome aufweist, sei es hier kurz erläutert. Im ab 2022 gültigen ICD-11 wird Burn-out als Syndrom definiert, das im Zusammenhang mit Belastungen bei der Arbeit steht – als «chronischer Stress am Arbeitsplatz, der nicht erfolgreich verarbeitet wird». Daran gibt es Kritik, weil man das «Ausbrennen» nicht bestimmten Arbeitsbedingungen zuschreibt, sondern es als «Versagen» des Einzelnen verstehen könnte. Außerdem kann ein Mensch auch außerhalb des ersten Arbeitsmarktes überlastet sein, zum Beispiel durch Kindererziehung oder Pflege Angehöriger.[51]

Beim Burn-out treten Erschöpfung, Antriebslosigkeit, Schlaf- und Konzentrationsstörungen auf. «Oft habe ich das Gefühl, in meinem Kopf würden ‹Die vier Jahreszeiten› von Vivaldi gleichzeitig abgespielt, gelegentlich auch in doppelter Geschwindigkeit» – so beschrieb die Publizistin Miriam Meckel ihren Burn-out und die damit einhergehenden Konzentrationsschwierigkeiten.

Als besonders gefährdet gelten Menschen, die sich vermehrt über äußere Anerkennung der erbrachten Leistung definieren, durch Erfolg und Zuwendung. Menschen, die ohne Pause weitermachen, um die angestrebte Wertschätzung zu erhalten, geraten in einen Teufelskreis aus Vergeblichkeit und Erschöpfung. Das alles kann zu einer psychischen Erkrankung führen, muss es aber nicht. Die Gefahr bei der Bezeichnung «Burn-out» ist die Aufwertung der Erschöpfung bei besonders leistungsbereiten Menschen. Burn-out klingt cooler als Depression. Um auszubrennen, muss man zuvor für seine Sache gebrannt und alles gegeben haben. Das macht die an einer Depression Erkrankten zu schlaffen Weicheiern, zu Erkrankten zweiter Klasse. Doch Kranksein ist kein Wettkampf. Niemand braucht ein Burn-out oder eine Depression.

Demenz – Ich muss gucken, ob ich da bin

Jeder von uns ist mal auf der Suche nach dem Hausschlüssel, ab und zu vergisst man, wo man sein Auto geparkt hat oder wie diese oder jene Schauspielerin heißt. Oft schiebt man das dann spaßhaft auf Alzheimer. Die Alzheimer-Krankheit ist aber mehr. Alzheimer ist eine neurodegenerative Erkrankung, das heißt, sie ist durch den schrittweisen Abbau von Nervenzellen des zentralen Nervensystems und eine zunehmende Demenz gekennzeichnet. Die Krankheit ist nach dem Arzt Alois Alzheimer benannt, der sie im Jahr 1906 erstmals beschrieb.

Demenzerkrankungen zählen zu den häufigsten psychischen Störungen im Alter. In Deutschland leben rund 1,7 Millionen Menschen mit Demenz. Etwa zwei Drittel von ihnen sind von der Alzheimer-Krankheit betroffen. Demenzerkrankte Frauen überleben die Erkrankung in der Regel sieben, Männer sechs Jahre.[52]

Demenz ist ein Syndrom, also eine Erkrankung mit verschiedenen Krankheitszeichen. Sie verläuft schleichend, erste Symptome sind oft Gedächtniseinbußen. Neben dem Erinnerungsvermögen sind das Denken, die zeitliche und räumliche Orientierung und die Auffassungsgabe betroffen. Auch das Sprechen kann beeinträchtigt sein, zum Beispiel treten Wortfindungsstörungen auf. Aber auch die Fähigkeit, Entscheidungen zu treffen, wird in Mitleidenschaft gezogen. All diese Gehirnfunktionen können nach und nach beeinträchtigt werden, da bestimmte Nervenzellen und deren Verbindungen verändert oder zerstört werden. Der Verlust von Nervenzellen tritt nicht nur in der Hirnrinde auf, sondern auch in tiefer liegenden Hirnstrukturen. Bei Alzheimer ist die Schrumpfung des Gehirns um bis zu 20 Prozent die Folge. Das kann durch bildgebende Verfahren wie Computertomografie (CT) oder Magnetresonanztomografie (MRT) sichtbar gemacht werden.

Im Alltag fallen Erkrankte auf, wenn sie immer wieder die gleiche Frage wiederholen oder die gleiche kurze Geschichte erzählen. Manche wissen nicht mehr, wie sie eine Krawatte binden oder die Fernbedienung benutzen sollen. Gegenstände werden nicht mehr wiedergefunden, weil sie an ungewöhnliche Plätze gelegt wurden. Wenn die Fernbedienung im Kühlschrank landet, werden andere Personen verdächtigt. Mit der Zeit verstehen Demenzkranke ihre Umgebung schlicht nicht mehr und können sich nicht mehr verständlich mitteilen. Eindrücklich verbildlicht wird dieser Zustand im Titel eines Theaterstücks: «Ich muss gucken, ob ich da bin». «Das Gedächtnis verweigert seine Leistung, reicht an das Gestern nicht mehr heran und kann das Morgen nicht planen», so beschreibt es die Regisseurin Barbara Wachendorff. Im fortgeschrittenen Stadium der Alzheimer-Erkrankung erkennen die PatientInnen nahestehende Personen nicht mehr und sind auf Unterstützung und Pflege angewiesen. Als der ehemalige US-Präsident Ronald Reagan im Jahr 1994 im Alter von 83 Jahren seine Alzheimer-Erkrankung in einem Brief an die US-Bürger öffentlich machte, schrieb er: «Ich beginne nun die Reise, die mich zum Sonnenuntergang meines Lebens führt, in der Gewissheit, dass über Amerika immer wieder ein strahlender Morgen heraufdämmern wird.»

Depression – Eine egoistische Krankheit, die lügt

Es gehört zum Leben dazu, dass man mal melancholisch oder *deprimiert* ist, sei es wegen Liebeskummer, Stress im Job oder einem Schicksalsschlag. *Depressiv* zu sein bedeutet aber etwas anderes. Das Wort «Depression» kommt vom lateinischen Wort «deprimere», was so viel heißt wie «herabdrücken». Die Depression gehört wie die bipolare Störung zur Gruppe der affektiven Störungen. «Wenn es kein Licht am Ende des Tunnels gibt, dann ist es eine Depression» – mit diesen einfachen, aber eindrücklichen Worten beschreibt es Frau Prof. Isabella Heuser, die Leiterin der Psychiatrie am Benjamin Franklin Klinikum.

Hauptsymptome sind neben niedergedrückter Stimmung, Freud- und Interesselosigkeit, Gefühllosigkeit oder Antriebslosigkeit, als würde man innerlich versteinern. Dazu können sich noch Nebensymptome gesellen, wie Appetitlosigkeit, Schlafstörungen, Gedankenkreisen, Schuldgefühle, Konzentrations- und Gedächtnisstörungen, Hoffnungslosigkeit, Angst und Suizidalität. Tauchen zwei Haupt- und drei Nebensymptome über einen Zeitraum von mindestens zwei Wochen auf, spricht man von einer Depression. Man unterteilt außerdem in die Schweregrade leichte, mittelgradige und schwere Depression. Wobei nicht die Schwere der einzelnen Symptome entscheidend ist, sondern die Anzahl. Leidet man also unter vielen verschiedenen depressiven Symptomen, wird man eher als schwer depressiv eingestuft. Das gilt, wenn alle drei Hauptsymptome und mehrere Nebensymptome vorliegen. Die Symptomkonstellationen und die Ausprägung der einzelnen Symptome können von Patient zu Patient sehr unterschiedlich sein und das subjektiv empfundene Leid sowieso. So weit zur Theorie.

Das bedeutet im Alltag: Während manche PatientInnen morgens nur sehr schwer in die Gänge kommen, verlassen wiederum andere das Bett oder das Haus kaum noch. Diese Antriebslosigkeit und oft auch gesteigerte Müdigkeit können nicht einfach durch mehr Schlaf kompensiert werden. Erholung ist nicht möglich. Daneben können Einschlafschwierigkeiten auftreten, stundenlanges Wachliegen oder frühmorgendliches Erwachen und nicht mehr einschlafen können. Das führt dazu, dass sich Menschen mit Depression zunehmend ausgelaugt fühlen, die Körperhygiene vernachlässigen und einfachste Dinge des Alltags wie Einkaufen kaum noch bewältigen können. Durch die geminderte Konzentrationsfähigkeit, die Müdigkeit und Krankheit gleichermaßen mit sich bringen, fällt es vielen depressiven PatientInnen darüber hinaus schwer, Gesprächen zu folgen. Die Gehirnkapazität scheint nicht mehr ausreichend, um einfachste Informationen zu verarbeiten. Aus Angst oder Scham folgt oft sozialer Rückzug. Verabredungen werden abgesagt und Termine gecancelt. Doch die mächtigsten Auswirkungen der Krankheit sind wohl die, die unser Gefühlsleben beeinträchtigen. Es können Minderwertigkeits- oder Schuldgefühle auftreten, weil man nicht mehr «funktioniert». Man empfindet sich als Last für andere. Die Krankheit gaukelt einem vor, man sei völlig unnütz, nicht mehr liebenswert, und das Leben habe keinen Sinn mehr. Doch die Depression lügt. Denn man ist einfach nur krank. Komplexe Ängste bis hin zu Suizidgedanken, die auftreten können, auch wenn man sich vorher an einem gesunden Ego erfreut hat, sind Symptome der Erkrankung. Die gravierendste Beeinträchtigung in Bezug auf die Gefühle ist wohl die Unfähigkeit, Freude zu empfinden, bis hin zu tiefer Trauer oder gar völliger Abwesenheit von Gefühlen. Was einem früher Freude bereitet hat, ist einfach egal. Die Empfindungen für geliebte Menschen sind nicht mehr da. Manche beschreiben, dass sie nicht einmal mehr Leere spüren.

Die Depression ist eine egoistische Krankheit, sie nimmt einem Menschen die Dinge, die ihn ausmachen: die Fähigkeit zu denken und zu fühlen. «Bei der Trauer ist die Welt arm und leer geworden, bei der Melancholie ist es das Ich selbst», schrieb Freud. Für Außenstehende und Angehörige mag das schwer zu verstehen und zu vermitteln sein. Das Verhalten der Erkrankten kann leicht als ein Sich-gehen-Lassen interpretiert werden. Es besteht die Gefahr, Depressive mit einem wohlgemeinten «Reiß dich mal zusammen» oder «Fahr in den Urlaub» noch einmal mehr in der Annahme zu bestätigen, dass sie unfähig und zu nichts mehr in der Lage sind. Das Satiremagazin «Der Postillon» titelte einmal mit der Schlagzeile «‹Das wird schon wieder›: Mann heilt depressiven Freund mit einem einzigen Satz». Durch gut gemeinte Phrasen wie «Kopf hoch» wird die Erkrankung noch drastischer erlebt, denn man selbst würde ja gerne frohgemut und zuversichtlich in die Zukunft blicken, aber die Krankheit macht es einem unmöglich.

«Aus geringstem Anlass habe ich angefangen zu heulen», so beschreibt mir der Patient Herr K., ein Beamter mittleren Alters und Vater eines erwachsenen Sohnes, seine Depression. «Ich habe gemerkt, da steigt was in mir auf, ich kann nicht mehr weiterreden. Ich habe Telefonate beendet und auch vermieden, mit Menschen von Angesicht zu Angesicht zu sprechen. Denn gerade beim Sprechen kam das. Ich fühlte mich wie in einem schwarzen Loch. Ich hatte Angst, zur Arbeit zu fahren, konnte nicht mehr begreifen, was um mich rum geschieht. Im April 2011 bin ich dann erstmals in eine Klinik gegangen. Meine Frau organisierte die Aufnahme. Das konnte ich alles nicht mehr tun. Ich musste nur noch hinfahren und mich fallen lassen und darauf vertrauen, dass die Ärzte das Richtige mit mir anstellen.»

Essstörungen – Wenn Essen kein Genuss mehr ist

Der Verzicht auf Zucker, auf tierische Eiweiße oder Weizen, jährliche Fastenkuren oder hier und da mal eine Kohlsuppendiät – nicht jedes Essverhalten ist gleich eine Essstörung.

Auch wer bei einer Heißhungerattacke gleich eine ganze Tüte Chips verschlingt oder für ein Stück Mohnkuchen seine Seele verkaufen würde, ist nicht gleich krank. Schließlich sagt man ja, Kuchen erreicht Stellen im Körper, da kommt Motivation gar nicht hin. Aber solch ein Essverhalten kann, wenn andere Faktoren hinzukommen, der Beginn einer Essstörung sein. Der Übergang ist oft schleichend. Essstörungen sind kein Schlankheitstick und keine vorübergehende Pubertätskrise. Sie sind eine Störung der Körperwahrnehmung und des Essverhaltens. Die häufigsten Essstörungen sind Bulimie und Magersucht. Beim gesunden Menschen wird die Nahrungsaufnahme durch Hunger und Sättigung reguliert. Doch nicht bei einer Essstörung. Die PatientInnen versuchen, selbst die Kontrolle zu gewinnen. Kalorienzählen wird zum Zwang, bestimmte Nahrungsmittel zum Verbot. Oder es wird Nahrung verschlungen und danach wieder erbrochen. Nahrung wird nicht mehr unbeschwert und genussvoll gegessen, sondern unterliegt ständiger Kontrolle – gemeinsames Essen als soziales Happening ist nicht mehr möglich.

Magersucht (Anorexia nervosa) beginnt häufig mit einer Diät nach der anderen oder der Vermeidung bestimmter Nahrungsmittelgruppen, wie Fette oder Kohlenhydrate. Wenn das Körpergewicht mindestens 15 Prozent unter dem Normalgewicht liegt und die Person auf keinen Fall mehr wiegen möchte oder sogar weiter abnehmen will, ist dies ein ernster Hinweis auf eine Magersucht. Denn die Betroffenen legen oft eine sehr niedrige Gewichtsschwelle für sich selbst fest – eine magische Grenze[53]. Anorexie kann bis zur totalen Einstellung der Essensaufnahme führen. Und selbst nach Erreichen eines bedrohlichen Untergewichts sehen sich Betroffene als unförmig und dick an und haben panische Angst, an Körpergewicht zuzunehmen. Durch Hungern, Erbrechen oder Einnahme von Medikamenten wie Abführmitteln versuchen sie, ihr Gewicht immer weiter zu reduzieren, auch durch exzessives Sporttreiben. Am häufigsten ist die Anorexia nervosa bei heranwachsenden Mädchen und jungen Frauen, kommt aber auch bei Jungen und jungen Männern vor. In der Pubertät müssen sich junge Menschen mit tiefgreifenden körperlichen Veränderungen auseinandersetzen. Bei Mädchen entwickeln sich die ersten Kurven und mit ihnen manchmal auch eine Unzufriedenheit mit dem eigenen Körper. Insbesondere in dieser sensiblen Zeit kann das propagierte Schlankheitsideal einen gefährlichen Einfluss haben. Wenn Freunde anerkennend sagen «Du siehst super aus», mag das für die Betroffenen als Bestätigung wirken, weiter zu hungern, bis sie auffällig dünn sind. Auch in speziellen Internetforen wetteifern vor allem sehr junge Mädchen mit ihren Hungererfolgen. Dazu kommen in der Pubertät soziale Veränderungen, wie zum Beispiel der erste Liebeskummer, die erste Trennung oder einfach ein Schulwechsel. Die starke Regulierung der Nahrungsaufnahme kann für Erkrankte ein Versuch sein, den scheinbaren Kontrollverlust über das eigene Leben auszugleichen. Es sind aber nicht nur Pubertierende betroffen – auch Kinder vor der Pubertät und Frauen bis zur Menopause können unter Anorexie leiden.

Neben dem starken Untergewicht sind Rituale wie besonders langsames Essen oder Kleinschneiden der Nahrung weitere Merkmale der Krankheit und auch eine starr festgelegte, hochselektive Zusammenstellung der Nahrung. Je länger die Magersucht dauert, desto stärker hängt der Selbstwert vom erreichten Körpergewicht ab. Zu Beginn spüren die Betroffenen noch ein Gefühl von Leichtigkeit und Euphorie, das dann aber später in Gleichgültigkeit, Reizbarkeit und Depression übergeht. Alles Denken kreist nur noch um Kontrolle, Kalorien, Körpergewicht. Beziehungen, Interessen, Hobbys spielen kaum noch eine Rolle. Für die Selbstakzeptanz zählt dann nur noch das Körpergewicht. Hinzu kommen zahlreiche körperliche Folgen und Funktionsstörungen, denn der Körper erleidet eine «Hungersnot» und arbeitet auf Sparflamme. Es kommt zu Verschiebungen im Wasser- und Elektrolythaushalt. Wichtige Spurenelemente wie Kalium stehen dem Körper nicht mehr ausreichend zur Verfügung. Eine Freundin von mir hungerte sich in der Oberschule so weit runter, bis ihre Periode ausblieb. Der Körper war völlig unterernährt und entkräftet. Langzeitfolgen sind beispielsweise Unfruchtbarkeit, Knochen- und Muskelschwund, Herzrhythmusstörungen und Zahnverlust. Unbehandelt kann Anorexia nervosa zum Tod durch Verhungern oder Suizid führen.

Eine andere weithin bekannte Essstörung ist die Bulimie. Viele Merkmale dieser Störung ähneln denen der Anorexie. Die Betroffenen haben ebenfalls große Angst vor einer Gewichtszunahme, sind aber meist normalgewichtig. Auch sie beschäftigen sich übermäßig mit der Kontrolle des Körpergewichts. Durch Fasten, exzessiven Sport und die Einnahme von Abführmitteln wird versucht, das Gewicht zu kontrollieren. Bei anschließenden Ess-Attacken werden große Mengen Nahrung auf einmal verzehrt. Das Erbrechen wird dann häufig als «entspannend» erlebt, kann aber zu körperlichen Schäden führen, wie zum Beispiel Elektrolytstörungen und Reizung der Speiseröhre oder Schädigung der Zähne durch die Magensäure.

Derzeit keine psychische Störung im Sinne des ICD-10 ist die Binge-Eating-Störung, bei der in kurzer Zeit ungewöhnlich große Mengen Nahrung aufgenommen werden. Die Betroffenen essen, ohne hungrig zu sein, häufig besonders schnell, bis ein unangenehmes Völlegefühl, Scham oder Ekel einsetzen. Sie verlieren die Kontrolle über ihr Essverhalten. Im Gegensatz zur Bulimie bleibt aber ein Erbrechen der Nahrung meist aus.

Während Anorexie oder Bulimie entweder ein Zuwenig oder Zuviel an Nahrung bedeuten, gibt es auch eine (eher seltene) Essstörung, die sich durch krankhafte Gelüste auf Ungewöhnliches oder Ungenießbares auszeichnet: das *Pica-Syndrom*. Dabei scheint es praktisch nichts zu geben, was nicht konsumiert werden kann: Kot, Staub, Erde, Steine, Asche, Gras, Farben, Kalk, Haare, Papier, Textilien, Gips, Kreide, Zement, Seife, Schaumstoff, Gummi, Kohle, Zündhölzer, Blei, Zigaretten, Holz etc. Der Verzehr kann unter anderem zu Verstopfung oder Vergiftungen führen.

Etwa 1,5 Prozent der Frauen und 0,5 Prozent der Männer leiden unter Essstörungen. Allerdings geht man bei Männern von einer deutlich höheren Dunkelziffer aus, da die Öffentlichkeit und auch manche Ärzte bei Männern nicht mit einer Essstörung rechnen. Außerdem wird das exzessive Formen des eigenen Körpers von den Betroffenen lange nicht als Problem angesehen. Dadurch bleibt eine Erkrankung oft unerkannt.[54]

PTBS – Ein Leben im Trauma

Hinter diesen vier Buchstaben verbirgt sich die posttraumatische Belastungsstörung, eine verzögerte psychische Reaktion auf ein extrem belastendes Ereignis, das als Trauma erlebt wird, wie zum Beispiel ein schwerer Unfall, eine Krebsdiagnose, eine Vergewaltigung, Misshandlung, Naturkatastrophe, Geiselnahme, Terror, Krieg und Folter. PTBS ist damit eine der wenigen psychischen Störungen, bei denen man die Ursache genau festlegen kann.

Jeder und jede von uns, der oder die eine solche Extremsituation erlebt oder mitangesehen hat, kann an einer PTBS erkranken, also auch Zeugen oder Angehörige. Die Symptome einer PTBS können unmittelbar, aber auch erst Wochen, Monate oder Jahre später auftreten. Dabei durchleben die Betroffenen das traumatische Ereignis immer und immer wieder in Form von Gedanken, Erinnerungen, Bildern, Träumen oder Flashbacks. Manchmal reichen minimale, harmlose Reize, wie ein Geruch oder Geräusch, um das Trauma wieder wach werden zu lassen. Allerdings müssen die Erinnerungen an das Erlebnis nicht vollständig sein. Teilweise treten Erinnerungslücken auf, manche Betroffene können sich überhaupt nicht erinnern. Trotzdem spüren sie die gleiche Angst oder das Herzklopfen wie in der traumatischen Situation. Um das zu verhindern, vermeiden viele das Wiedererleben aktiv, indem sie Situationen aus dem Weg gehen, die die traumatischen Erinnerungen wachrufen könnten. Betroffene meiden bestimmte Orte oder reden nicht über das Erlebte, sondern verdrängen es.

Die PatientInnen sind dabei oft übererregt, reizbar und schreckhaft – sie haben den Eindruck, ihre Angst nicht bewältigen zu können, und fühlen Hilflosigkeit und Kontrollverlust, obwohl das furchtbare Ereignis längst vorbei ist. Sie leben in einem Gefühl anhaltender Bedrohung. Das beeinträchtigt auch den Schlaf und die Konzentrationsfähigkeit. Bei Kindern führt eine posttraumatische Belastungsstörung nicht selten zu vorübergehenden Rückschritten in der Entwicklung wie Einnässen oder zu körperlichen Beschwerden wie Bauch- und Kopfschmerzen.

Der neurobiologische Prozess, der bei einer PTBS im Gehirn abläuft, ist bislang nicht hinreichend erforscht. Vieles deutet darauf hin, dass das Gehirn das Trauma fehler- oder bruchstückhaft verarbeitet. Man vermutet, dass Stresshormone, die während des Erlebnisses ausgeschüttet werden, den Verarbeitungsprozess behindern. So als läge die Erinnerung noch als Rohmaterial vor, welches nicht richtig verpackt und etikettiert wurde. Daher kehren Bruchstücke als Flashbacks zurück.

Schizophrenie – Gefangen in der eigenen Realität

Das Adjektiv «schizophren» verwenden wir umgangssprachlich häufig, um auszudrücken, dass etwas paradox, widersprüchlich, zwiegespalten und irgendwie «verrückt» ist. Menschen mit schizophrenen Psychosen haftet oft das Klischee einer gespaltenen Persönlichkeit an. Denn der aus dem Griechischen stammende Begriff *Schizophrenie* bedeutet «gespaltenes Bewusstsein». Damit ist aber ein Nebeneinander von gesunden und kranken Verhaltensweisen im Sinne einer mangelnden Einheit des Denkens, Fühlens und Wollens gemeint, keinesfalls eine multiple Persönlichkeit.

Die Symptome der Schizophrenie sind vielfältig und komplex: Antriebslosigkeit, Denkschwierigkeiten, Wahnvorstellungen, Halluzinationen und Realitätsverlust. Aufgrund der Vielfältigkeit der

Erscheinungsformen wird Schizophrenie oft als «schillernde» Krankheit bezeichnet. Tatsächlich ist sie eine der schwersten psychischen Erkrankungen. Akut Betroffene scheinen in einer eigenen Welt zu leben, die für sie selbst schlüssig, für Außenstehende aber völlig unsinnig erscheint. Sie erleben eine andere Realität und sehen sich selbst darin nicht unbedingt als krank. Akut Betroffene hören zum Beispiel Stimmen. Diese Stimmen kommentieren das Geschehen, machen abfällige Bemerkungen oder erteilen Befehle. Die PatientInnen haben manchmal das Gefühl, dass ihre Gedanken so laut seien, dass andere Menschen die Gedanken hören, kontrollieren oder gar stehlen könnten. Wieder andere Betroffene fühlen sich verfolgt, von Kameras beobachtet oder von Mitmenschen beleidigt und bedroht. Eine andere typische Form des Wahns ist der Beziehungswahn, bei dem Betroffene äußere Ereignisse auf sich beziehen und zum Beispiel in den Radio- oder Fernsehnachrichten extra für sie versteckte Botschaften vermuten. Warum sollte man sich da nicht einbilden, demnächst Kanzler zu werden oder die Welt retten zu können?

Auch die Affekte, also die Gefühlsregungen, können bei Schizophrenie verändert sein. Entweder zeigt sich eine depressive, gedrückte oder aber eine gehobene, alberne, oft unpassende Stimmung (zum Beispiel Amüsiertsein bei schrecklichen Ereignissen). Die Betroffenen wirken distanz- und rücksichtslos oder enthemmt. Denk- und Sprachstörungen führen zu skurrilen sprachlichen Äußerungen, mit durcheinandergewürfeltem Satzbau und nicht zum Thema passenden Bemerkungen. Oft wird im Gespräch der Faden verloren.

Diese fundamentale psychische Störungen betrifft weltweit etwa ein Prozent der Bevölkerung, erstmals zumeist schon zwischen dem 18. und 35. Lebensjahr.[55]

Auch Frau G. ist schon in jungen Jahren erkrankt und hat seither mehrere schizophrene Schübe erlebt. Ich lernte die heute Mitte 50-jährige bei meiner Podcast-Recherche kennen. Frau G. hat graues, krauses Haar und sitzt mir in einer geduckten Haltung gegenüber. Sie guckt mir selten in die Augen, ihre Mimik und Gestik sind kaum vorhanden, und ihre Stimme sehr leise. Sie redet sehr langsam, aber wohlüberlegt. Ich merke, es fällt ihr nicht leicht. Immer wieder kratzt sie sich verlegen an der Nase, rückt ihre Brille zurecht, aber erzählt mir schließlich, dass sie mit 16 Jahren eine Gehirnerschütterung hatte und danach eine schwere schizophrene Psychose mit Wahnvorstellungen bekam.

«Ich spürte das so, dass bei mir Gedanken im Kopf waren, die ich nicht wollte, Abläufe, die ich nicht mehr steuern konnte. Das kann ich jetzt auch gar nicht mehr so schildern, weil das eine veränderte Wahrnehmung war, die man später nicht mehr abrufen kann. Als wären Träume im Kopf, die ich nicht als irreal erkannte. Ich nahm sie als Realität, sodass sich eine zunehmende geistige Verwirrtheit ergab. Und dann entwickelten sich psychosomatische Beschwerden, Schmerzen in den Unterarmen, die so stark wurden, dass ich meiner Arbeit nicht mehr nachgehen konnte. Für mich selber war es nicht einfach zu erkennen, dass diese Schmerzen psychisch ausgelöst waren und der Körper gesund war.»

Zwangsstörung – «~~Tu dir keinen Zwang an~~»

Dieser Satz ist durchgestrichen, weil er wohl am wenigsten zu Zwangserkrankten passt. «Die erste Regel des Zwangsstörungs-Clubs: Es muss eine zweite Regel geben, damit es keine ungerade Zahl von Regeln gibt», schreibt der Autor Peter Wittkamp mit viel Humor über seine eigene Zwangsstörung. Tatsächlich wirken Zwangsstörungen für Außenstehende oft ulkig, machen das Leben der Betroffenen aber zu einer Art Endlosschleife. Jeder fragt sich mal, ob die Tür wirklich abgeschlossen oder der Herd aus ist, und kontrolliert es sicherheitshalber noch mal. Aber wenn der Alltag massiv beeinträchtigt ist, weil die Unsicherheit und das Misstrauen gegenüber sich selbst nicht aufhören, spricht man von einer

Zwangsstörung. Die Erkrankung beginnt meist in der Jugend oder im frühen Erwachsenenalter, wobei die Symptome mit der Zeit oft zunehmen. Ohne Therapie können Alltag, Arbeitsleben, Beziehungen oder Hobbys immer stärker beeinträchtigt werden. Betroffene mit Kontrollzwang überprüfen Dinge ständig erneut, aus Angst, nicht richtig gehandelt zu haben und eine Katastrophe auszulösen oder einfach die Kontrolle zu verlieren. Andere wiederholen ein bestimmtes Verhalten ständig. Beim Waschzwang werden zum Beispiel übertrieben oft die Hände gewaschen – im Extremfall einen halben Vormittag lang, bis die Hände trocken und rissig werden. Menschen, die unter Waschzwang leiden, haben Angst, sich selbst oder andere mit Bakterien, Viren oder Ähnlichem anzustecken. In manchen Fällen ist der Waschzwang auch mit anderen Ritualen und selbst auferlegten Regeln wie dem Zählen verknüpft. Die Zahl der Waschgänge darf auf keinen Fall ungerade sein (oder wahlweise auf keinen Fall gerade).

Ausgangspunkt für Zwangs*handlungen* sind oft Zwangs*gedanken*. Ein Beispiel: Ein Mann denkt nach einer Autofahrt, dass er unterwegs ein Kind angefahren hat, ohne es zu merken (Zwangsgedanke). Daraufhin fährt er die Strecke mehrmals ab und überprüft, ob irgendwo ein verletztes Kind liegt. Außerdem kontrolliert er mehrmals sein Auto auf Blutspuren oder Kratzer (Zwangshandlung). Auch das sogenannte magische Denken gehört zu den Zwangsgedanken. Was nach Aberglaube oder Zauberei klingt, bedeutet, dass Betroffene bestimmte Handlungen oder Unterlassungen auf irrationale Weise mit schwerwiegenden Folgen verknüpfen. Sie sehen einen Zusammenhang zwischen zwei Dingen, die in Wirklichkeit nicht zusammenhängen. Sie denken zum Beispiel: «Wenn ich die Fugen zwischen den Pflastersteinen betrete, stößt mir etwas zu» / «Wenn ich Gegenstand xy berühre, stirbt jemand» / «Wenn ich die Farben Rot und Blau in Kombination trage, bekomme ich Krebs». Für Außenstehende wirkt es währenddessen so, als könne man dieses destruktive, einengende Verhalten oder Denken doch einfach bleiben lassen. Aber auch wenn Betroffene ihre Verhaltensweisen und Glaubenssätze als unsinnig oder übertrieben erkennen, fällt es ihnen dennoch schwer, sich davon zu distanzieren.

Nahezu alle psychischen oder Entwicklungsstörungen haben eines gemeinsam: Sie beeinträchtigen den Alltag immens. Ob Autismus, Schizophrenie, PTBS, Essstörungen, Depression, Demenz, Borderline, Abhängigkeitserkrankungen, ADHS oder Angststörungen – so unterschiedlich die einzelnen Krankheitsbilder und ihre verschiedenen Erscheinungsformen auch sein mögen, diese Erkrankungen erschüttern uns in dem, was uns als soziale Wesen ausmacht: in unseren Beziehungen. Liebeskummer, Stress bei der Arbeit, Tod oder Trennung – wir alle kennen soziale Krisen. Sie sind aber nicht gleich pathologisch. Wenn uns etwas Unvorhergesehenes aus der Bahn wirft, dann ist das eine normale Reaktion der Psyche und kein Grund, mit großem Besteck dagegen anzukämpfen. Aber wenn der Mensch so sehr in seinem Leben und Erleben beeinträchtigt ist, dass Alltag und Beziehungen nicht mehr gelingen, dann ist er krank. Bundesweit erfüllt mehr als jeder vierte Erwachsene im Zeitraum eines Jahres die Kriterien einer psychischen Erkrankung[56]. Was diese knapp 18 Millionen Betroffenen gemeinsam haben, ist massives Leid, das oft das komplette soziale und berufliche Leben beeinträchtigt. Denn obwohl psychische Erkrankungen so häufig sind, erscheinen sie uns oft sehr unklar. «Wenn man eine Blinddarmentzündung hat, geht man zum Chirurgen, und der schneidet ihn raus. Aber bei psychischen Erkrankungen hat man keinen Blutwert, kein Röntgenbild, da kann man nichts schneiden. Das ist für die meisten, bevor sie betroffen sind, sehr diffus. Das macht es so schwer zu vermitteln», so die Klinikleiterin Frau Prof. Heuser.

Die Symptome psychischer Erkrankungen lassen sich nicht durch rein objektive Untersuchungsmethoden nachweisen, es gibt keine Biomarker, keine Bluttests, kein CT oder MRT. Ausschlaggebend ist das individuelle, subjektive Erleben der PatientInnen – es geht um den persönlichen Leidensdruck. Doch wie soll man Leidensdruck messen? Natürlich gibt es die genannten objektiven Diagnoseleitlinien als Orientierungs- und Entscheidungshilfe. Doch diese Leitlinien ändern sich stetig. Das Diagnostic and Statistical Manual of Mental Disorders, kurz DSM, die amerikanische Leitlinie für psychische Erkrankungen, sah noch in den 80er-Jahren ein Jahr Trauerzeit nach dem Tod eines Angehörigen als normal an. Heute sind es nur noch 14 Tage, alles darüber gilt als psychische Störung. Und natürlich lesen sich die in Diagnosekatalogen aufgelisteten Symptome sehr klinisch, das ist wichtig für eine klare Diagnostik. Beschreiben sie aber wirklich das Leid der PatientInnen? Können sich MedizinerInnen, PsychologInnen und TherapeutInnen überhaupt ausreichend in die erkrankten Menschen hineinversetzen? Prof. Isabella Heuser sagt: ja. «Ich kann nachempfinden, wie schrecklich eine Abhängigkeitserkrankung sein muss, wie schrecklich eine Zwangsstörung sein muss, eine Depression oder Schizophrenie. Ich kann mich sehr wohl reinversetzen, ohne dass ich das selbst je gehabt habe. Ich kann nachempfinden, dass es schrecklich sein muss, wenn man in so einem Gefängnis sitzt. Wenn man sich nicht wiedererkennt und wenn man erleben muss, dass alles, wofür man gestanden hat, auch die sozialen Beziehungen, dass das alles verschwindet.»

Alles verschwindet, weil viele psychische Erkrankungen uns in uns selbst erfrieren lassen. Sie beeinflussen, wie wir Menschen miteinander in Kontakt treten und unsere Beziehungen gestalten. Die zentralen Ebenen des Menschseins sind beeinträchtigt: die körperliche, die gedankliche, die emotionale und die Verhaltensebene. Psychische Störungen machen es einem oft unmöglich, Innen- und Außenleben zusammenzubringen. Man kann nicht recht am Leben teilhaben, obwohl man am Leben ist. Man ist wie abgeschnitten von der Welt, die vor den eigenen Augen stattfindet. Als sähe man Kinder vor dem Fenster spielen, könne aber selbst nicht mitmachen.

Wie lange kann ein Mensch das aushalten? Und wozu das alles? Was ist dann noch der Sinn des Lebens als Mensch? Denn das haben psychische Erkrankungen gemein: Sie erschüttern uns in unserer Existenz, sie erschüttern uns im Menschsein. Wir funktionieren nicht mehr richtig wie ein menschliches Lebewesen. Denken und Fühlen sind eingeschränkt – oder auch die Selbstwahrnehmung. Und: Wir können uns nicht mehr selbst regulieren. Also egal, wie sehr ich es versuche, in einer Depression positiv zu denken oder Freude zu empfinden: Es geht schlicht nicht. Das Gehirn macht da nicht mit. Früher wurde man in solch einem Fall als «Spinner» weggesperrt. Man musste zur Beschäftigung am Spinnrad Wolle spinnen. Und heute? Wie gelingt uns eine Art Neurodiversität im Team «Gesellschaft»? Wie gelingt das Miteinander von Menschen unterschiedlicher psychischer und neurobiologischer Disposition? Seit dem Tod des Fußballers Robert Enke vor ein paar Jahren ist es immerhin salonfähig, über Depressionen zu sprechen. Aber was ist mit all den anderen psychischen Erkrankungen? Tief drinnen sitzt oft noch das Bild des gefährlichen Irren. Liegt es an der Angst, dass im Grunde jeder weiß, dass es einen auch selbst treffen könnte? Über eines bin ich mir ganz sicher: Nur wenn wir darüber reden, ändert sich etwas an der Stigmatisierung. Wenn es eines Tages möglich ist, über psychische Erkrankungen so scham- und angstfrei zu sprechen wie über Bluthochdruck oder Migräne, dann könnten viele Menschen bedeutend leichter und freier leben.

Bei dieser Herausforderung hilft es, die neurologischen, genetischen und soziale Faktoren zu verstehen, die zu einer psychischen Erkrankung führen können. In den folgenden Kapiteln geht es deshalb um Nervenüberträgersubstanzen, ums Ungleichgewicht der Chemie im Gehirn, um Strom, Kurzschluss und die Frage, warum nicht jeder krank wird, wo doch jeder eine Psyche hat.

WARUM ICH? URSACHEN UND AUSLÖSER

*«Wir müssen mehr über die biologischen Auslöser einer
Depression herausfinden – um ihre Ursachen bekämpfen
zu können und nicht nur die Symptome.»
Elisabeth Binder, Direktorin am Max-Planck-Institut
für Psychiatrie in München*

Dieses Kapitel wird ein sehr unbefriedigendes für Sie werden,
wenn Sie hoffen, hier die Antwort auf das WARUM zu finden.
Warum habe ausgerechnet ich in der Gesundheitslotterie eine psychische Erkrankung gewonnen? Warum hat Herr B. eine Manie,
Herr K. die Depression oder die nette, ruhige Frau, die ich Ihnen
im vergangenen Kapitel vorgestellt habe, eine Schizophrenie?
Oder warum hat es jemanden getroffen, der Ihnen nahesteht? Oder
gar Sie persönlich? Wo kommt das her? Ich habe mich oft gefragt,
warum meine Depression aus dem Urlaub zurückgekommen ist.
Kann sie nicht bleiben, wo der Pfeffer wächst?

Der Mensch sucht in Krisen, in Situationen mit Handlungsdruck,
nach einfachen Mustern oder Erklärungen, um die Umstände und
die Welt besser zu begreifen. Doch leider gibt es nicht immer Antworten.

Während der Arbeit an diesem Buch erlebe ich eine dritte depressive Episode. Ich merke es dieses Mal zwar schneller, dass wieder
etwas nicht stimmt, aber ich bin doch erst ein knappes halbes Jahr
wieder gesund! Zu wenig Zeit, um genügend Kraft zu tanken. Mein
Psychiater verordnet mir wieder mein Medikament und schreibt
mich sechs Wochen krank. Eine enorm lange Zeit für mich. In
13 Jahren beim Rundfunk Berlin Brandenburg fehlte ich vielleicht
drei Tage wegen angebrochener Rippen nach einem Fahrradunfall.

Während der ersten und zweiten depressiven Episode habe ich gearbeitet. Rückblickend verstehe ich schlicht nicht mehr, wie ich das durchhalten konnte. Schließlich bin ich in meinem Job am Mikrofon in einer Live-Radiosendung ziemlich exponiert.

Dieses Mal also nicht. Sechs Wochen Krankschreibung ab November 2019. Das hatte für mich auf einmal eine andere Dimension, eine andere Bedeutung, wenn nicht nur das nächste Umfeld betroffen ist, sondern auch die KollegInnen. Ich musste neben meiner Sendung bei RadioEins mehrere Interviewtermine, Podcastaufzeichnungen und Kolumnen absagen. Es waren viele Mails und Anrufe nötig, in denen ich so wenig wie möglich, aber so viel wie nötig erklärte. Jedes Mal eine Überwindung. Aber wieso eigentlich? Ich weiß es doch besser! Ich weiß, dass man mit einem gebrochenen Bein keinen Marathon laufen kann, und ich weiß, dass eine Depression genauso eine Erkrankung ist, die mir das Arbeiten unmöglich macht, wie eine Magen-Darm-Grippe (mit der mich sicher auch niemand bei der Arbeit sehen will).

Mein Moderationspartner schreibt mir auf meine Krankmeldung hin:, «Na, das wird wahrscheinlich mein Lieblingswinter. Mann, aber Spaß beiseite. Ich wünsche dir viel Kraft und vor allen Dingen auch viel Ruhe.» Ruhe würde ER ohne mich nicht haben. Den Job alleine zu schmeißen bedeutet doppelte Arbeit in der gleichen Zeit. Trotzdem spüre ich mit der Krankschreibung eine Erleichterung. Der Druck, in der Livesendung in jeder Sekunde einwandfrei zu funktionieren, zu entscheiden, konzentriert zuzuhören und entsprechend zu reagieren, informiert, spontan, gut aufgelegt, vielleicht sogar noch witzig zu sein, ist auf einmal weggefallen. Mit dem gelben Schein vom Arzt habe ich es schriftlich. Ich bin krank. AU. Arbeitsunfähig. Und das ist o. k. Ich darf krank sein, ich muss mich dafür nicht schämen, auch wenn die Kollegen jetzt doppelt ranklotzen müssen. Oder? Informationsreize, Anforderungen, Fragen – auf all das hätte ich keine Antwort, keine Möglichkeit der kognitiven Verarbeitung. Ich könnte nur mit Überforderung kontern. Als stünde ich in der Mitte eines Spielfelds beim

Völkerball. Ich kann die Bälle, die Dinge nur gereizt abprallen lassen, nur Nein sagen. Was nach außen hin vielleicht wirkt wie Arroganz, ist Hilflosigkeit. Zum Fangen und Weiterpassen fehlt mir die Kraft. Ich habe keinen Zugriff auf meine Ressourcen, um die Dinge verarbeiten und adäquat reagieren zu können.

So bin ich keine Hilfe. Rede ich mir ein. Und glaube es doch nur halb. Da sind diese Schuldgefühle, die die Depression mit sich bringt. Und auf einmal auch ein mir sonst fremdes Gefühl von Minderwertigkeit. Natürlich falle ich meiner Frau zur Last! Natürlich will auf die Frage, wie es geht, jeder nur ein kurzes «gut» hören. Aber das kann ich nicht liefern. Kein wahrhaftiges «gut». Da ist dieses Gefühl der Schwäche, des Versagens, das Gefühl der Depression, die mir weismachen will, ich sei nichts wert, ich sei ein Weichei. Oder ich sei selbst schuld. Bin ich das? Bin ich der Verantwortung meiner eigenen Gesundheit gegenüber nicht gerecht geworden? Hätte ich mich besser schützen, besser auf mich aufpassen müssen? Und wenn ja, wie? Oder ist es die Depression, die mich das glauben lässt? Lügt mir die Depression wieder einmal offen ins Gesicht? Oder zeigt sie mir einfach nur, dass ich verwundbar, dass ich ein Mensch bin? Dass Kranksein menschlich ist? Zeigt mir die Depression, dass ich normal bin? WAS ZUR HÖLLE WILL MIR DAS UNIVERSUM MIT DIESER KRANKHEIT SAGEN? Ich verstricke mich schon wieder in Gedankenschleifen und einen Fragenkanon, anstatt es einfach als gegeben hinzunehmen.

Fragt man nach der Entstehung psychischer Erkrankungen, scheint es nicht DIE eine Antwort zu geben. Bevor Arzt oder Ärztin aber eine Diagnose für eine psychische Erkrankung stellen, müssen körperliche Ursachen ausgeschlossen werden. Eine Differenzialdiagnose ist wichtig, um anschließend die richtige Therapie in Angriff zu nehmen. Produzieren die Nebennieren zu wenig Hormone? Ist die Schilddrüse nicht o. k.? Liegt Eisenmangel vor, oder kündigen sich die Wechseljahre an? Werden keine eindeutigen körperlichen

Ursachen für die Erkrankung gefunden, kommen wir zum eigentlichen Problem: Was sind denn dann die Ursachen und Auslöser psychischer Erkrankungen, wenn man doch sonst scheinbar kerngesund ist? Das ist das große Rätsel der Psychiatrie. Aber es gibt einige Erklärmodelle. Diese möchte ich Ihnen hier vorstellen.

Psychische Störungen sind multifaktorielle Erkrankungen. So geht es schon mal los! Im Gegensatz zum «Multi» in Multivitaminsaft, multifunktionistisch oder Multitalent, ist das «Multi», was die verschiedenen Ursachen und Auslöser psychischer Störungen angeht, für PatientInnen sehr deprimierend, weil unbefriedigend. Immer wieder bekommt man erklärt, dass es nicht den EINEN Grund gibt, warum man erkrankt. Vielmehr spielen verschiedene psychologische, soziale und biologische Faktoren zusammen.

Psychologische Faktoren

Die Psychologie beschäftigt sich mit dem menschlichen Erleben und Verhalten – damit, warum wir auf eine bestimmte Art denken, wahrnehmen und fühlen. Beim kognitiven Modell geht man davon aus, dass zum Beispiel Menschen mit Depressionen spezifische Eigenarten der Wahrnehmung und des Denkens haben, bestimmte Bewertungsmuster und ein negatives Selbstbild, sodass Positives nicht wahrgenommen und Negatives überinterpretiert wird. Als würde man durch negative Wahrnehmungsschablonen schauen. Der US-amerikanische Psychologe Albert Ellis ging davon aus, dass ein beliebiges Ereignis über die persönlichen Glaubenssätze und Überzeugungen eines Menschen mit den emotionalen Konsequenzen verknüpft wird. Eigentlich schon eine uralte Theorie. Der Philosoph Epiktet schrieb: «Die Menschen werden nicht durch die Dinge selbst beunruhigt, sondern durch die Meinungen, welche sie von den Dingen haben.» Der Psychiater Aaron T. Beck erarbeitete aus dem kognitiven Modell die Grundlage der kognitiven Verhaltenstherapie. Man nimmt also an, dass unsere Kognition, unsere Verarbeitung von Information auf unseren Einstellungen oder Annahmen basiert. Durch Erfahrungen haben wir uns also bestimmte Schemata angeeignet. Laut Beck sind diese Schemata bei depressiven Menschen überwiegend dysfunktional und führen zu automatisierten und stereotypen negativen Gedanken, deren sich die Betroffenen meist nicht bewusst sind, zum Beispiel «Ich bin nutzlos», «Niemand liebt mich», «Alles ist hoffnungslos».[57] Aufgrund dieser oft eindimensionalen, absolutierenden Annahmen würden Erfahrungen überwiegend negativ interpretiert und als Enttäuschungen und Niederlagen empfunden. Es hilft in einer Depression ja auch nicht, wenn Außenstehende sagen: «Aber du hast doch alles, dein Leben ist doch schön!» Trotz objektiver Belege für positive Faktoren bleibt die depressive Stimmung.

Ich frage mich als Patientin an dieser Stelle wieder einmal mehr: Was war zuerst da, das Huhn oder das Ei? Treten diese negativen Bewertungstendenzen als Symptom der Depression auf, oder waren sie zuerst da und führen zu einer Erkrankung? Das würde bedeuten: Ich denke negativ, also werde ich krank! Dann müsste ich ja nur wieder anfangen, positiv in die Zukunft zu schauen, schon würde ich gesunden! Schließlich kann negatives Denken, das erlernt ist, auch wieder verlernt werden (Behaviorismus). So einfach soll das sein? Tatsächlich ist die positive Wirkung von kognitiver Verhaltenstherapie bei Depressionen wissenschaftlich belegt. Das erklärt aber nicht, warum nicht jeder krank wird, der dysfunktionale Denk- und Verhaltensschemata an den Tag legt.

Eine weitere Theorie, die in eine ähnliche Kerbe schlägt, ist das Modell der erlernten Hilflosigkeit nach Martin Seligmann. Es beschreibt die aufgrund negativer Erfahrungen entwickelte Überzeugung, die eigene Lebenssituation nicht ändern zu können und für diesen Zustand selbst verantwortlich zu sein. Manche Menschen werden von Schmerz oder Traurigkeit derart überwältigt, dass ihnen das Leben nur noch schrecklich erscheint. Dieser gefühlte Kontrollverlust führe zu einer generalisierten Hilflosigkeit, quasi einer pauschalen Misserfolgshaltung – ein Fatalismus bis hin zur Selbstaufgabe. Konflikte bei der Arbeit zum Beispiel würden als aussichtslos empfunden. «Es bringt doch eh nichts!» Dass dieser Rückzug in die passive Opferrolle unsere Psyche schwächt, scheint klar. Oder ist es umgekehrt vielmehr so, dass ein Gefühl von Selbstwirksamkeit unsere Psyche stärkt? Die Wahrheit liegt wahrscheinlich wie so oft irgendwo dazwischen. Tatsächlich ist Selbstwirksamkeit für mich sehr wichtig. Wenn ich das Gefühl habe, selbst etwas bewirken, etwas ändern zu können, bestärkt mich das in meinen Bestrebungen. Allerdings habe ich in Krankheitsphasen tatsächlich das Gefühl, nicht allzu viel zu meiner Genesung beitragen zu können. Woran liegt das? An der Erkrankung oder an mir selbst? Im gesunden Alltag wehre ich mich nämlich manchmal sogar mit Händen und Füßen, wenn mir etwas nicht passt, anstatt in Passivität zu verfallen. Eine andere wichtige Rolle spielt für mich persönlich das Thema Wertschätzung von außen. Hier und da mal ein Lob oder anerkennendes Nicken haben noch niemandem geschadet. Die Verstärker-Verlust-Theorie geht sogar davon aus, dass das Ausbleiben positiver Verstärker die Leistungsbereitschaft und die seelische Gesundheit beeinflusst. Wenn man aufgrund der Interesselosigkeit und des sozialen Rückzugs in einer Depression sich aber selbst seiner «positiven Verstärker» (zum Beispiel Hobbys und Freunde) entzieht oder diese nur noch durch negative Schablonen wahrnimmt, wird daraus ein Teufelskreis!

Aber wie steht es um diese psychologischen Erklärversuche, wenn man sich andere psychische Erkrankungen anschaut, die nicht unbedingt mit dysfunktionalen Denk- oder Bewertungsmustern einhergehen? Kann man ADHS, Borderline oder Schizophrenie mit diesem Modell erklären? Es besteht weiterhin die Gefahr der Stigmatisierung, wenn man diese Theorien auf «fehlerhafte Bewertungen» beziehungsweise ein «Leidensbedürfnis» herunterbricht. Die Depression wird in der Gesellschaft ohnehin noch oft als ein Charakterfehler oder eine Willensschwäche gesehen. Wie gesagt, es ist sind nur Theorien. Es sind Modelle, die depressive Symptome wie harsche Selbstkritik und negative Sicht auf die Dinge meiner Ansicht nach noch verstärken können. Aber ich bin weder Psychologin noch Psychiaterin. Ich bin Patientin. Und ich weiß, wie positiv ich der Welt gegenüber normalerweise eingestellt bin, wenn ich gesund bin – und wie sehr ich in einem negativen Sumpf voller Fehlinterpretationen versinke, wenn ich eine depressive Episode erlebe. Und wenn man dann vereinfacht sagt, «Du bist das, was du denkst» oder «Du bist, was du gelernt hast zu denken», sind die Schlussfolgerung «Du bist selbst schuld» und die Aufforderung «Reiß dich zusammen» nicht weit.

Deswegen erklären bestimmte Theorien sicher immer nur einen klitzekleinen Teil – wenn wir über multifaktorielle Erkrankungen sprechen. Weitere Einflussfaktoren sind die Resilienz (psychische Widerstandskraft) und die Vulnerabilität (Verletzbarkeit) eines Menschen. Vulnerabilität kann genetisch oder/und biografisch erworben sein und psychosomatische Symptome, Depressionen, Selbstschädigungstendenzen, Süchte, aber auch Bravheit und Selbstmitleid mit bedingen. Bestimmte Faktoren, wie instabile soziale Netzwerke, negative Selbstkonzepte, Be- und Überlastung, aber auch bestimmte Phasen im Leben, in denen eine gravierende Veränderung eintritt, können die Verletzbarkeit erhöhen: Krankheit, Pubertät, Schul- oder Berufswechsel, Arbeitslosigkeit, Trennungen.

Manchmal sind es sogar Dinge des Alltags, die an unserer Substanz nagen: kleine Unannehmlichkeiten, der alltägliche Ärger, sogenannte Mikrostressoren oder daily hassles.

Ich nehme am Klinikum Benjamin Franklin an einer Gruppentherapie teil. Die Psychologin erklärt uns das sogenannte Vulnerabilitäts-Stress-Modell anhand eines Wasserbehälters. Der

Wasserbehälter symbolisiert unsere Psyche. Jeder Patient benennt eine Belastung und kippt daraufhin ein Glas Wasser in den Behälter. Je höher der anfängliche Wasserstand, unsere vorhandene Vulnerabilität ist, desto schneller kann das Fass durch Stressoren zum Überlaufen gebracht werden. Irgendwann ist das Maß voll. Arbeitsplatzverlust, Umzug, Konflikte, Scheidung: Wie ein jeder solche Situationen emotional-kognitiv bewertet, spielt dabei eine wesentliche Rolle. Und hier kommen wir zur Resilienz, zur Fähigkeit, zu sich und zu dem, was ist, zu stehen. Diese eigene innere Stärke, die jeder in sich trägt, ist etwas Substanzielles und betrifft nicht so sehr unser Verhalten, sondern vielmehr unsere Haltung zu dem, was man ist und was man will. Resiliente Menschen konzentrieren sich auf das, was sie wollen, und kämpfen nicht gegen das, was ist. Sie erleben Krisen nicht als persönliche Beleidigung oder Schicksalsschlag. Sie versuchen, Herausforderungen als Entwicklungs- und Wachstumschancen zu nutzen, und schaffen es, trotz Rückschlägen zuversichtlich zu bleiben. Der Begriff Resilienz stammt eigentlich aus der Physik und bezeichnet die Fähigkeit eines Werkstoffes, sich verformen zu lassen und dennoch in die ursprüngliche Form zurückzufinden. Resiliente Menschen vergessen nie, dass es nach einer Talfahrt auch wieder nach oben geht. Es wird bei ihnen von stabilisierenden Prozessen ausgegangen, mit denen bedrohliche Bedingungen so reguliert werden können, dass sie sich weniger negativ auf das psychische Wohlbefinden auswirken. Demnach scheinen resiliente Personen weniger in Gefahr zu sein, psychisch zu erkranken. Diese psychische Widerstandskraft kann aber durch verschiedene Gründe unterschiedlich stark ausgeprägt sein. Menschen mit geringer Widerstandskraft denken eher an das, was sie nicht wollen, und verschwenden ihre gesamte Energie in Kampf und Widerstand. Paradoxerweise entsteht Widerstandskraft aber nicht durch Widerstand. Sich Problemen zu stellen, statt sie zu bekämpfen, das Mögliche vom Unmöglichen zu unterscheiden und seine eigenen Grenzen im Leben zu akzeptieren, scheint die Lösung. Fehlt es uns psychisch Kranken also am

Ende einfach an der richtigen Einstellung oder Akzeptanz unserer Umwelt? Auwei!

Früher sprach man auch vom Typus melancholicus, einem besonders sensiblen, gewissenhaften und leistungsorientierten Menschen mit hohen Ansprüchen an sich selbst. Wenn so eine Persönlichkeit meint, sich selbst nicht mehr gerecht zu werden, wird sie dann psychisch krank? Fragen Sie sich jetzt auch, wie es um Ihre Krisenkompetenz bestellt ist? Was macht Ihre größte psychische Belastung aus, und wie gehen Sie damit um? Was bereitet Ihnen den größten Reibungsschmerz? (Ich verstehe in Heinz Rudolf Kunzes Lied «Dein ist mein ganzes Herz» statt «Du bist mein Reim auf Schmerz» immer «Du bist mein Reibungsschmerz». Ich finde die Idee, dass etwas bei Reibung Schmerz verursacht, ziemlich einleuchtend.) Ist es die mangelhafte Fähigkeit, die Beziehung zu sich und anderen gelingend zu gestalten? Oder die eigenen Grenzen zu erkennen? Konflikte zu lösen? Fehler und Rückschläge als Teil des Lernprozesses zu sehen? Wie viele Menschen kenne ich, denen es an alldem mangelt, die aber trotzdem an keiner psychischen Erkrankung leiden. Arthur Schopenhauer schreibt: «... allerdings ist für das Wohlsein des Menschen, ja für die ganze Weise seines Daseins, die Hauptsache offenbar das, was in ihm selbst besteht, oder vorgeht. Hier nämlich liegt unmittelbar sein inneres Behagen oder Unbehagen, als welches zunächst das Resultat seines Empfindens, Wollens und Denkens ist; während alles außerhalb Gelegene doch nur mittelbar darauf Einfluss hat. Daher affizieren dieselben äußeren Vorgänge oder Verhältnisse jeden ganz anders, und bei gleicher Umgebung lebt doch jeder in einer anderen Welt.»[58]

Bleiben wir aber noch kurz bei unserer kleinen, lustigen Innenschau, bevor wir uns dem Außen widmen. Unter dem Konzept des Neurotizismus versteht man in der Psychologie eine der Hauptdimensionen der Persönlichkeit, eine überdauernde Persönlichkeitseigenschaft, unsere Gesamtverfassung also. Neurotizismus beschreibt insbesondere, wie stabil bis labil jemand von Natur aus ist. Personen mit hohen Neurotizismuswerten wird die Tendenz zugeschrieben, nach stressigen Ereignissen außergewöhnlich intensive, häufig negative Emotionen zu erleben und die Welt als bedrohlichen Ort wahrzunehmen, wobei sich diese Personen meist selbst nicht zutrauen, sich schützen zu können. Neurotische Menschen gelten als ängstlich, launisch, empfindlich, depressiv, reizbar und labil. Dieses Konzept geht auf den Psychologen Hans Jürgen Eysenck zurück. Er glaubte, dass die Ursache für Neurotizismus in einer erhöhten Erregbarkeit des limbischen Systems im Gehirn liegt. (Siehe auch Kapitel «Neuronales Wunder oder Chaos im Oberstübchen»)

Sind also Persönlichkeitseigenschaften (mit-)ursächlich für das Auftreten psychischer Erkrankungen? Der Zusammenhang zwischen extrem hohen Ausprägungen von Persönlichkeitseigenschaften und psychischen Erkrankungen ist mehrfach belegt. Neurotizismus könnte einen unabhängigen Faktor für die Entstehung von Angststörungen und Depression darstellen. Nur ist die Form des Zusammenhangs noch unklar. Soll man nun also Persönlichkeitseigenschaften «behandeln»? Für die Psychologin Anna Lena Walz wäre das ein Schritt in Richtung Etikettierung und Stigmatisierung. Sie fragt: «Waren wir in der Pubertät nicht alle ein bisschen ‹borderline›?»

Neurotizismus, Vulnerabilität und Resilienz sind nur Teilaspekte bei den Erklärungsversuchen der Entstehung von psychischen Erkrankungen. Im Hinblick auf Prävention und Unterstützungsmaßnahmen können sie trotzdem von Bedeutung sein. Die Frage bleibt aber weiterhin: Inwieweit kann man psychische Erkrankungen psychologisch erklären? Gibt es Beweise, dass traumatische Erfahrungen in der Kindheit oder Konflikte in Beziehungen eine Depression begünstigen? Nein. Es gibt Theorien, die hilfreich sind als Grundlage von Psychotherapien, aber nicht «wahr» im Sinne von wissenschaftlich belegt. Schauen wir uns also andere mögliche Einflussfaktoren an.

Soziale Risikofaktoren

Auch unser Umfeld hat einen Einfluss auf die Entstehung psychischer Erkrankungen. Stress, das Leben in der Stadt, die Beziehungen zu unseren Mitmenschen, die Reizüberflutung mit Informationen, Schönheitsideale, Selbstoptimierung und steigende Anforderungen in der Arbeitswelt – all das kann einen Einfluss haben. Entscheidend für die psychische Gesundheit sind nicht nur unsere persönlichen Ressourcen und möglichen Verhaltensweisen, sondern auch die Anforderungen und Belastungen, die unsere Umwelt mit sich bringt. Diese Balance kann sich mit jeder Lebensphase oder nach einschneidenden Ereignissen verlagern.

Gravierende Ereignisse wie Traumata oder Veränderungen im Leben können krankheitsauslösend sein, wenn sie nicht adäquat verarbeitet werden. Von Bedeutung sind vor allem Erlebnisse, die mit Enttäuschung, Verlust und Versagen einhergehen, zum Beispiel Erkrankungen, Todesfälle, Trennungen oder Konflikte. Die Patientin Vanessa, die ich gleich zu Beginn meines Aufenthalts im Benjamin Franklin kennengelernt habe, fällt zum Beispiel mit Anfang 20 in ein tiefes Loch, als sie nach der Schule keinen Studienplatz bekommt. Sie gerät in eine Abwärtsspirale der negativen Gefühle und Zukunftsängste, bis sie schließlich nicht mehr ihren Alltag meistern, geschweige denn für sich selbst sorgen kann. Bei ihrer zweiten depressiven Episode einige Jahre später hat Vanessa eine erfolglose Kinderwunschbehandlung und eine Fehlgeburt hinter sich.

Oft wird auch eine schwierige Kindheit zitiert. Bei Borderline-PatientInnen gelten unter anderem negative Erfahrungen und traumatische Erlebnisse in der frühen Kindheit als wichtige Auslöser. Oftmals gab es schon im Säuglings- und Kleinkindalter sexuelle oder körperliche Gewalterfahrungen und schwere Vernachlässigung. Kritische Lebensereignisse können auch eine Depression oder PTBS verursachen oder auslösen, aber auch Folge davon sein – wenn etwa die Beziehungen zu anderen Menschen aufgrund des sozialen Rückzugs in der Krankheit zerbrechen.

Das ist ein Teufelskreis. Denn gute zwischenmenschliche Beziehungen gelten eigentlich als ein wichtiger Schutzfaktor gegen psychische Erkrankungen. Doch interpersonelle Konflikte können krank machen. Bei Schizophrenie beispielsweise ist belegt, dass kritische Bemerkungen, Feindseligkeit oder auch Überfürsorglichkeit aus dem unmittelbaren Beziehungsfeld das Erkrankungs- und Rückfallrisiko erheblich erhöhen können. Das scheint insbesondere bei Männern eine Rolle zu spielen. Die Ursache vieler Essprobleme wiederum sieht die amerikanische Familientherapeutin Wendy Mogel in der Gewohnheit gut meinender Helikopter-Eltern, die Nahrungsaufnahme des Nachwuchses argwöhnisch zu beobachten und zu reglementieren. Wenn Nahrungsmittel in Kategorien wie «gut» und «böse» unterteilt würden, ginge den Kindern die Freude und der Genuss beim Essen verloren[59]. Das ist verheerend, denn schon in der Kindheit machen wir uns ein Bild von unserem Körper. Kommen negative Bemerkungen von wichtigen Bezugspersonen, von sozialen Vorbildern oder das in der Werbung propagierte Schlankheitsideal dazu, kann es zu einer richtiggehenden Körperschemastörung kommen.

Traumata oder gestörte Beziehungen bedeuten vor allem eines: Stress für die Psyche. Das Wort «Stress» kommt aus der Physik und heißt so viel wie «Anspannung unter Druck». Im Körper wird eine Art Fight-Or-Flight-Modus ausgelöst, eine Kampf-Flucht-Reaktion. Der Blutdruck steigt, das Herz schlägt schneller, Organe werden stärker durchblutet, wir atmen schneller. Der Körper ist in Alarmbereitschaft. Wird diese Alarmbereitschaft zum Dauerzustand, können Schlafstörungen und depressive Symptome auftreten. Der Körper kommt einfach nicht mehr zur Ruhe. Und das kann schon im Mutterleib losgehen. Wer vor der Geburt viel Stress ausgesetzt war, der hat mehr epigenetisch abgeschaltete Cortisolrezeptoren und wird stressempfindlicher. Gering gestresste Menschen berichten eher selten von diesen Belastungen, während sich bei Personen mit starkem Stress häufig eine oder sogar mehrere psychische Beeinträchtigungen finden.

Diese Anspannung kann neben den Bereichen Familie, Freundschaft und Freizeit natürlich vor allem in der Arbeitswelt auftreten. Andauernde Überforderung am Arbeitsplatz kann sowohl bei der Entstehung als auch bei der Aufrechterhaltung psychischer Erkrankungen von Bedeutung sein. Aber nicht einzig das Arbeitspensum bedeutet Stress, auch geringe soziale Unterstützung durch Vorgesetzte oder Unterbrechungen und Störungen bei der Arbeit und ein gefühlt kleiner Handlungsspielraum können Stress verursachen. Auch ein Mangel an Selbstwirksamkeitsempfinden kann zu einer erhöhten Anspannung führen: Wenn Sie permanent das Gefühl haben, Ihnen seien bei der Arbeit die Hände gebunden, und Sie keine Möglichkeit der Auflösung sehen, zum Beispiel weil die Kompetenzen für die Situationsbewältigung fehlen oder ein Verlassen der Situation nicht möglich ist. Eine niedrige Arbeitszufriedenheit führt zu Widerstand, Verteidigung und Abwehr bis hin zu erneutem Stress. Die Ärztin Mirriam Prieß behauptet in ihrem Buch über Resilienz gar, eine Depression sei auf einer Ebene nichts anderes als fehlgeleitete Aggression[60]. Selbstzweifel führen zu Autoaggression, also zur Wut gegen die eigene Person. Meine Autokorrektur machte an dieser Stelle bei einem Tippfehler aus dem Wort Selbstzweifel passenderweise das Wort «Selbstzerfleischung»...

Doch nicht jeder empfindet Stress gleich, schreibt Prieß weiter. «Stress ist durch das zentrale Gefühl von Hilflosigkeit gekennzeichnet. Je hilfloser wir uns fühlen, desto mehr sind wir unter Stress. Ob wir unter Stress geraten, ist immer die Frage unserer subjektiven Bewertung.» Wie wir eine Situation bewerten und was wir aus ihr machen (können), trägt also maßgeblich zum Stressempfinden bei. Ich persönlich kehre gedanklich oft zu Konfliktsituationen zurück und verfalle ins Grübeln. Schon allein die Gedanken an vergangene Meinungsverschiedenheiten oder geführte

Konfliktgespräche bereiten mir Stress. Dazu kommt der Wunsch nach Selbstoptimierung in einer Gesellschaft, in der wir uns ständig mit jedem und allem vergleichen. «Wir wollen leistungsfähig, schön und begehrenswert sein. (...) Nur dass wir in alldem oft drohen, verloren zu gehen, weil der Druck, funktionieren, alles schaffen zu müssen, immer stärker wird, das gestehen wir uns viel zu selten ein», schreibt die Medizinerin Dr. Iris Hauth in ihrem Buch «Keine Angst». «Alles gut»?, wird oft gefragt und damit vorausgesetzt, dass wir uns gut fühlen. Es ist aber nie alles gut, und das Schlimmste ist, wenn unser Umfeld, die Gesellschaft oder wir selbst das von uns erwarten. «Wie geht es dir?», wäre die bessere Frage, aber würden Sie tatsächlich und ehrlich antworten, dass es Ihnen wirklich manchmal richtig bescheiden geht, auch wenn allzu klar scheint, dass Traumata, zwischenmenschliche Krisen und Stress krank machen können? Psychosoziale Faktoren wie Stress oder eine schlimme Kindheit scheinen uns Laien als Risikofaktoren psychischer Erkrankungen oftmals einleuchtend, doch oft fehlt es am Wissen über die körperlichen Zusammenhänge, die die mentale Gesundheit beeinflussen. Wie gesagt, es gibt kein rein psychogenes Modell für die Entstehung psychischer Erkrankungen. Auch organische, neurologische oder genetische Faktoren spielen eine Rolle.

Biologische Faktoren

Selbst für Experten ist es manchmal schwierig, das große Ganze im Auge zu behalten. So wie ÄrztInnen häufig versäumen, seelische Ursachen für körperliche Probleme in Betracht zu ziehen, so vermuten Psychotherapeuten meist nicht, dass somatische Ursachen hinter psychischen Symptomen stehen können. Bevor eine zugrunde liegende psychische Erkrankung diagnostiziert wird, sollten organische Ursachen ausgeschlossen werden. Hirntumoren,

Schädel-Hirn-Traumata, Vergiftungen oder Infektionen können zum Beispiel Psychosen auslösen. Eine Unterfunktion der Schilddrüse kann zu ähnlichen Symptomen führen wie eine Depression. Eine Überfunktion wiederum kann Stimmungsschwankungen hervorrufen. Auch bei nächtlichen Atemstillständen, die durch eine obstruktive Schlafapnoe verursacht werden, ist oft eine Depression die Folge. Die Diagnose ist allerdings äußerst schwierig, da viele Symptome bei beiden Krankheitsbildern gleichzeitig auftreten. Auch unser Verdauungstrakt hat einen Einfluss auf die psychische Gesundheit. Zwar ging man lange davon aus, dass psychosomatische Störungen zu Magen- und Darmerkrankungen führen können. Es gibt aber auch Hinweise, dass es umgekehrt ebenfalls denkbar ist. In der Neurogastroenterologie betrachtet man den Darm wegen seiner Millionen von Nervenzellen als eine Art zweites Gehirn. Der Darm empfängt nämlich nicht nur Informationen aus dem Gehirn, sondern sendet umgekehrt auch Informationen dorthin. So nehmen Immunbotenstoffe, Darmhormone und Bakterien Einfluss auf das Gehirn und steuern womöglich Emotionen. Eine gestörte Darmflora zum Beispiel kann ein Risikofaktor für Depressionen sein, denn die Darmflora reguliert Entzündungsprozesse im Körper. Ist die Darmflora gestört, kann das bei entsprechender Veranlagung zu anhaltenden Entzündungsreaktionen führen und gleichzeitig die Gemütslage beeinflussen. Versuche an Ratten zeigen, dass die Gabe eines Antibiotikums das Depressionsverhalten der Tiere vermindert. Werden ängstliche Tiere mit Minocyclin behandelt, verändert sich nicht nur die Darmflora, die Tiere zeigen weniger depressives Verhalten. Mäuse wiederum, denen vier Wochen lang ein Probiotikum in Form eines Laktobazillus verabreicht wurde, zeigten sich laut Forschern ebenfalls weniger ängstlich oder depressiv.

Könnte man dann nicht über die Ernährung oder eine Impfung gezielt seine Stimmung beeinflussen? Hilft am Ende Joghurt gegen Depression? So einfach ist das leider bisher nicht. Wie Darmbakterien die Hirnchemie und damit unsere Stimmung und das Verhalten beeinflussen, darüber wird bisher nur spekuliert. Der Vagusnerv, der das Gehirn mit dem Darm verbindet, und auch von Darmbakterien produzierte Substanzen, die über die Blutbahn ins Gehirn gelangen, spielen sehr wahrscheinlich eine Rolle. Diskutiert wird außerdem, inwieweit man von den besagten Tierversuchen auf die Psychopathologie des Menschen schließen kann. Was heißt schon «depressiv» oder «ängstlich» bei Nagern? Sie können sich schließlich nicht äußern. Ob man also die Stimmung bei uns Menschen eines Tages durch Prä- oder Probiotika gezielt beeinflussen kann, bleibt abzuwarten.

Aber fest steht: Etwa ein Drittel der Menschen mit Depression zeigt tatsächlich erhöhte Entzündungsmarker im Blut. Akute Entzündungen haben einen Effekt auf unser Verhalten: Sind wir krank, werden wir schnell müde, antriebslos und ziehen uns zurück. Diese Verhalten hilft dem Organismus, Energie zu sparen. Wir ruhen uns aus und können schneller gesunden. Wird dieses sogenannte Sickness Behavior nach Abklingen der Infektion wegen eines chemischen Ungleichgewichts bestimmter Proteine (Zytokine) nicht korrekt beendet, kann eine Depression entstehen. Da das Sickness Behavior einer Depression ähnelt, gibt es die Vermutung, dass es sich bei einer Depression um eine fehlgeleitete Form davon handeln könnte.

Besonders PatientInnen mit chronisch-entzündlichen Darmerkrankungen oder Arthritis haben ein erhöhtes Risiko für Depressionen. Durch Gabe von antientzündlich wirkenden Arzneimitteln lässt sich die Stimmung verbessern. ExpertInnen setzen deshalb große Hoffnungen auf eine zukünftige antiinflammatorische Therapie bei Depressionen. Auch die einsetzende gute Wirkung, die das Narkosemittel Ketamin in Studien bei schweren Depressionen erzielt, beruht möglicherweise auf seiner antientzündlichen Wirkkomponente.[61]

Darüber hinaus haben verschiedene Langzeitstudien gezeigt, dass übergewichtige Menschen eher Depressionen entwickeln als

Normalgewichtige. Das Risiko für eine Depression bei adipösen Personen nimmt mit steigendem BMI zu. Das liegt möglicherweise daran, dass das Fettgewebe adipöser Menschen mehr Zytokine produziert. Depressive PatientInnen, die zusätzlich adipös waren, zeigten die höchsten Konzentrationen bestimmter Zytokine. Man erklärt das damit, dass Zytokine die Ausschüttung von Botenstoffen im Gehirn beeinflussen und unter anderem die Produktion von Serotonin senken können.[62]

Und damit wären wir auch schon bei den neurologischen Faktoren. Die genauen neurologischen Vorgänge sind so komplex (und so wenig entschlüsselt), dass ich ihnen ein ganzes Kapitel gewidmet habe (siehe «Was passiert im Gehirn?»). Unser Gehirn verarbeitet und überträgt Nerveninformationen sowohl elektrisch als auch chemisch. Dabei spielen sogenannte Neurotransmitter eine große Rolle. Stellen Sie sich die Kommunikation dieser chemischen Botenstoff wie das Spiel «Stille Post» vor. Gibt es unterwegs nur die kleinste Störung, kommt am Ende etwas komplett anderes heraus. Der Psychiater Dr. Christian Peter Dogs beschreibt das in seinem Buch «Gefühle sind keine Krankheit» auf sehr anschauliche, humorvolle Weise:

Nehmen wir an, der Sehnerv meldet, «Da sitzt eine sehr schöne Frau», und diese Information wird über Hunderttausende Hirnzellen weitergegeben. Sind an verschiedenen Schaltflächen zu wenig Botenstoffe vorhanden, kommt bei der tausendsten Hirnzelle an: «Da sitzt eine Frau.» Bei der zehntausendsten wird gemeldet: «Die sieht aus wie ein Besen», und in den Hinterkernen heißt es zu guter Letzt: «Da sitzt ein Besen!» Das Ungleichgewicht der Botenstoffe verfälscht eine an sich positive Information negativ. Wahrnehmung und Empfinden werden also gestört. So können Sie sich die negativen Denkmuster bei einer Depression vorstellen. Die Wahrnehmung geschieht wie durch eine Brille. Eine Depressionsbrille.

Durch meine Depressionsbrille sehe ich die Dinge so:
Ich habe eine Frau, die mich (vielleicht) liebt.

Ich habe einen Job, der Spaß macht(e).

Ich habe Freunde, die für mich da sind (die ich aber nicht zurückrufen kann).

Umgekehrt kann die Wahrnehmung aber genauso verzerrt werden. Wer zu viele Botenstoffe an den Schaltflächen hat und einen alten Besen sieht, bei dem kann es bei der zehntausendsten Zelle heißen, «Wow, ein Mensch», bei der hunderttausendsten «Eine interessante Frau» und am Ende: «Die will ich heiraten!» Willkommen in der Manie![63]

Für unser Fühlen und Empfinden sind die Botenstoffe im Gehirn mitverantwortlich. Sie können mit einem Cocktail in der Hand am schönsten Sandstrand der Karibik sitzen, Sand zwischen den Zehen und Sonne auf dem Bauch, und dennoch fühlen Sie tiefe Trauer oder Gleichgültigkeit. Oder aber Sie arbeiten in einem Raum ohne Tageslicht, permanent klingelt das Telefon, der Kaffee ist mies, und Ihr Chef knallt Ihnen noch mehr Arbeit auf den Tisch – doch Sie fühlen sich phänomenal. Bei der Depression scheinen Neurotransmitter wie Serotonin, Noradrenalin, Acetylcholin, Gamma-Aminobuttersäure und Dopamin aus dem Gleichgewicht geraten zu sein. Letzteres spielt auch in Bezug auf schizophrene Erkrankungen eine Rolle. Forschungsergebnisse weisen außerdem darauf hin, dass vor allem Glutamat bei Schizophrenie beteiligt ist. Dieser aus dem Gleichgewicht geratene Stoffwechsel im Gehirn ist Ansatzpunkt der medikamentösen Behandlung.

Doch nicht nur das biochemische Gleichgewicht der Botenstoffe, auch die Gehirnstruktur hat einen Einfluss auf unsere psychische Gesundheit. Bei der bipolaren Störung zeigen verschiedene Bildgebungsverfahren Abweichungen in den neuronalen Netzen, die an der Verarbeitung von Gefühlen oder der Regulierung von Emotionen beteiligt sind. Verhaltensanomalien wie emotionale Labilität oder emotionale Fehlsteuerung werden auf Veränderungen der Gehirnsubstanz zurückgeführt – unter anderem auf die Abnahme des Volumens der grauen Substanz im präfrontalen und temporalen Kortex, der Amygdala (mitverantwortlich für Gefühlsreaktionen) und des Hippocampus (Gedächtnisfunktionen). Strukturelle Veränderungen in unterschiedlichen Hirnregionen könnten auch wichtige Merkmale für Anorexie und Bulimie sein. Seit Jahrzehnten sind außerdem strukturelle Auffälligkeiten im Gehirn von Menschen mit Schizophrenie bekannt. Sind Veränderungen der Hirnstruktur also ein möglicher Biomarker für bestimmte psychische Erkrankungen? Die Forschung setzt große Hoffnung in bildgebende Verfahren, die das zeigen könnten (siehe auch Kapitel «Generation Psy – Psyche & Psychiatrie der Zukunft»).

Eine andere entscheidende Rolle scheinen die Gene zu spielen. So wissen wir heute, dass zahlreiche psychische Erkrankungen vererbt werden können. Verwandte ersten Grades von Menschen mit der Borderline-Persönlichkeitsstörung haben ein fünffach höheres Risiko zu erkranken als die Allgemeinbevölkerung[64]. Auch bei der bipolaren Störung dürften sowohl psychosoziale Auslöser als auch genetische Faktoren eine Rolle spielen. Aufgrund von Zwillingsstudien wurde die Erblichkeit eines erhöhten Risikos der bipolaren affektiven Störung auf über 80 Prozent geschätzt.[65] Genetische Faktoren gelten auch bei der Schizophrenie als wichtigste bisher nachgewiesene ursächliche Komponenten für das Erkrankungsrisiko. Bei einem eineiigen Zwillingsgeschwister eines schizophren Erkrankten liegt die Wahrscheinlichkeit, an einer Schizophrenie zu erkranken, bei 45 bis 50 Prozent (gegenüber 1 Prozent bei der allgemeinen Bevölkerung). Die Tatsache jedoch, dass das Erkrankungsrisiko bei eineiigen Zwillingen nicht 100 Prozent beträgt, zeigt, dass noch andere Faktoren an der Krankheitsentstehung beteiligt sein müssen als nur die Gene[66]. Man geht davon aus, dass das Erbgut einen Rahmen für die Wahrscheinlichkeit (Prädisposition) setzt und Umfeldfaktoren Entstehung und Verlauf der Erkrankung beeinflussen. Ob und unter welchen Bedingungen allerdings unsere Gene tatsächlich dazu beitragen, dass wir krank werden, ist eine bislang weitgehend ungeklärte Frage. Es handelt sich hier nicht etwa um eindeutige Erbgänge wie bei der Augen-

oder Haarfarbe, obwohl man in den Achtzigerjahren noch davon ausgegangen ist, bald bestimmte Risikogene für die jeweilige psychische Erkrankung identifizieren zu können. Doch es ist wie alles im Leben deutlich komplexer. Deswegen habe ich auch der Genetik und Epigenetik ein eigenes Kapitel gewidmet («Die Sache in und an den Genen»), in dem ich die genetischen Zusammenhänge etwas umfassender erläutere.

Fazit: Die Ursachen und Auslöser von psychischen Erkrankungen sind also ein buntes Potpourri aus psychologischen, sozialen, neurologischen, biochemischen und genetischen Faktoren. Welche Umstände nun im Einzelnen genau dazu führen, dass der eine krank wird und die andere nicht, bleibt ein Rätsel der Psychiatrie. Oder wie es der Psychiater Stefan Weinmann in seinem Buch «Die Vermessung der Psychiatrie» formuliert: «Der Stachel einer im Vergleich zu vielen körperlich begründbaren Krankheiten immer noch unzureichenden Aufklärung der Ursachen psychischer Störungen trotz jahrzehntelanger und teurer biologisch-psychiatrischer Forschung sitzt weiterhin tief im Fleisch des Fachgebiets.»

Die Forschung ist trotz aller einzelner Fortschritte noch am Anfang. Zum Beispiel verbergen sich unter dem Oberbegriff Depression sehr viele unterschiedliche Zustände. Diese können auch unterschiedliche Ursachen haben. In Zukunft sind vielleicht aus dem, was wir heute unter Depression verstehen, zehn verschiedene Erkrankungen geworden. Die Behandlung verlangt dann eine zunehmend personalisierte Medizin. (Siehe auch «Generation Psy – Psyche & Psychiatrie der Zukunft».)

Und dennoch bleibt die Frage: Was nützt uns Wissen, wenn wir dennoch nicht verstehen? Ich ertappe mich immer wieder bei der Frage nach dem Warum. Doch manchmal fällt es schlicht nicht leicht, eine wie auch immer geartete Erkrankung für sich anzuerkennen und zu akzeptieren. So erging es wohl auch dem renommierten niederländischen Psychiater Piet Kuiper. Als er begann, an heftigen Kopfschmerzen zu leiden, zunehmend von Schuldgefühlen, Schwermut und Angst geplagt wurde und sämtliches Interesse verlor, glaubte er zunächst an eine Viruserkrankung oder Demenz. Irgendwann verlor er gänzlich den Bezug zur Realität und lebte in dem Wahn, er sei bereits tot. Zwei Aufenthalte in der Psychiatrie und eine Behandlung mit Psychopharmaka später begriff Kuiper schließlich, dass er eine schwere Depression mit psychotischer Symptomatik erlebt hatte. All sein Wissen über die Psyche versagte vor seiner eigenen Erkrankung. Was es ist, fragt der Verstand. Aber Wissen ist nicht gleich Verstehen. Verstehen ist nicht gleich Akzeptieren. Die Kombination aus Schuld und Wut, die dabei mitschwingt, ist wie ein Gefängnis – die Chance auszubrechen besteht darin, seine Erkrankung anzunehmen und an den Stellschrauben zu drehen, die man selbst erreichen kann.

«Es ist Unglück, sagt die Berechnung. Es ist nichts als Schmerz, sagt die Angst. Es ist aussichtslos, sagt die Einsicht. Es ist, was es ist...»,
    sagt Erich Fried.

WOCHE 2: PSYCHISCH KRANKE / GESUNDE - MENSCHEN WIE DU UND ICH

«Der Mensch besteht zu 90 Prozent aus Wasser.
Also sind wir alle eigentlich nur Gurken mit Bedürfnissen
und Depressionen.»
Unbekannt

Ich komme mir vor wie ein körperliches und nervliches Wrack. Meine Seele ist wie zerknittert oder gar zerknüllt. Auch mit Stufe drei des Bügeleisens vermag ich sie nicht zu glätten. Beim kleinsten Anlass fange ich an zu weinen. Der Autor Ocean Vuong verwendet in seinem sehr eindringlichen Roman «Auf Erden sind wir kurz grandios» ein Bild, das mir sofort die Tränen in die Augen treibt: «Das Kinn zerknittert zu einem Pfirsichkern.» Mein Kinn kräuselt sich permanent. Ich bin komplett zerknittert. Manchmal wechselt mein Zustand innerhalb von Minuten von «imstande, mich zu unterhalten» zu «irgendetwas schnürt mir die Kehle zu und drückt mir die Tränen in die Augen». Ich komme mir wirklich langsam verrückt vor und habe immense Minderwertigkeitskomplexe und Schuldgefühle, wie sie eine Depression mit sich bringen kann. Ich denke, wie soll man es mit einem Nervenbündel wie mir überhaupt aushalten? Ich halte es ja selbst kaum aus!

Das ist der Zeitpunkt, zu dem ich meine erste Panikattacke bekomme. Meine Frau und ich liegen abends auf der Couch und netflixen. Eigentlich denke ich, ich hätte mich für einen kurzen Augenblick entspannt. Doch beim Zähneputzen spüre ich plötzlich Druck auf der Brust, als würde ich auf dem Boden liegen und jemand träte mir mit schwerem Stiefel auf den Brustkorb. Ich atme tief und bekomme dennoch nicht genug Sauerstoff. Ich setze mich vor die geöffnete Terrassentür. Es ist November, und draußen herrschen Temperaturen um den Gefrierpunkt. Doch trotz der frischen Luft habe ich das Gefühl zu ersticken. So muss sich Sterben anfühlen. Ich beginne zu hyperventilieren, und mir wird schwindlig. Also kauere ich mich auf den Boden und versuche, zu meditieren, mich zu beruhigen, aber mein Körper krampft nur noch mehr, und Wellen von Heulkrämpfen schwappen über mich. Irgendwie weiß ich in diesem Moment, dass das eine Panikattacke und kein Herzinfarkt ist. Ich bin also geistesgegenwärtig genug, um zu wissen, dass ich nicht sterben und dieser Zustand vorbeigehen wird. Aber irgendwas ist da in mir, das sich seinen Weg nach draußen Bahn brechen muss. Entweder der Teufel oder ein Alien, der es sich in mir bequem gemacht hat, wie in Sigourney Weaver. Die Depression hat mittlerweile nicht nur meinen Geist in Beschlag genommen, sondern auch meinen Körper. Ich bin in U-Haft, bis ich die Ursache abstelle. Doch bis ich weiß, was die Ursache ist, werde ich als Geisel leben müssen, denke ich. Ich bin wie gelähmt und lese später, dass AngstpatientInnen manchmal in einer Weise reagieren, die man als hypnotisch beschreiben kann. Völlig dissoziiert in einer autonomen Reaktion mit all ihren psychischen und psychosomatischen Begleiterscheinungen. Man befindet sich wie in einer Art negativer Trance. Das ist ein besonders schlimmer Tag für mich.

An den guten Tagen ist alles flach. Ich heule weniger. Ich fühle mich wie in Watte gepackt oder wie hinter Glas. Gleichgültigkeit. Ich sehe alles, aber es trifft mich nichts ins Herz. Es berührt mich nichts. Kein Hass, keine Wut, keine Liebe. Ich denke oft an den Film «Gravity», in dem Sandra Bullock und George Clooney als Astronauten außerhalb ihres Raumschiffs unrettbar durchs Orbit schweben. Irgendwie ein angenehmerer Zustand, als irgendwo eingesperrt zu sein. Jedoch habe ich das Gefühl, die Bodenhaftung zu verlieren, den Bezug zur Welt. Ich sehe das Leben auf der Erde wie ein passiver Beobachter von ganz weit weg. Ich merke, wie nah beisammen Depression und Panikstörungen liegen. Wie schnell es gehen kann. Durch die De-

pression bekomme ich Angst und verspüre das Verlangen, mich mit Alkohol oder Drogen zu betäuben, und verstehe zum ersten Mal, warum Menschen so was tun.

9 Uhr 30. Die Morgenvisite reißt mich aus meinen Gedanken. Wir sitzen im Gemeinschaftsraum in einem Stuhlkreis, der kein Kreis ist, sondern eher ein Ei. Im 5. Stock mit Aussicht aufs Heizkraftwerk Lichterfelde. Die PatientInnen, ein paar junge MitarbeiterInnen in weißen Kitteln, SozialarbeiterInnen, die diensthabende Psychologin und ich. Der Himmel ist januargrau, die Wolken ziehen langsam. Ich fixiere eine Kirchturmspitze in der Ferne.

Die Psychologin wirft einen kleinen Ball. Wer ihn fängt, soll drei Fragen beantworten. Wie haben Sie geschlafen? Wie geht es Ihnen heute? Und: Welches einschneidende Lebensereignis haben Sie erfolgreich bewältigt? Aha. Das ist wohl die positive Fangfrage, die die Depressiven unter uns aus dem morgendlichen Gefühlsmorast ziehen soll. Der Bockige fragt: «Wie soll es mir schon gehen? Same procedure as every day!» Der Mann mit Krücke sagt: «Ich weiß nicht, was ich hier soll.» Das kann ich verstehen. Die meisten sprechen sehr leise. Es folgt ein gruppendynamisches Murren, wenn etwas nicht verstanden wird: «Lauter bitte!» «SCHLECHT GE-SCHLAFEN. MIR GEHT'S SCHLECHT.» Vielleicht sollten wir alle auf die Frage nach unserem Befinden immer so unverblümt ehrlich antworten. Wie oft sage ich «gut», obwohl es mir nicht gut geht? Die einschneidenden Erlebnisse der Gruppe reichen von zwei verhauenen Führerscheinprüfungen übers Design-Diplom, die Selbstständigkeit, die erste Scheidung (Gruppenkichern) bis hin zum Tumor (Gruppennicken).

Dann bin ich an der Reihe: «Ich habe mäßig geschlafen, mir geht's o.k., bin nervös, aufgeregt. Einschneidende Ereignisse, die ich bewältigt habe, waren der Tod meiner Mutter und immer wieder die Überwindung der Depression. Ich schaffe sie und nicht sie mich. Darauf bin ich stolz.»

Es folgt eine Achtsamkeitsübung zur Sinneswahrnehmung. Wir konzentrieren uns mit geschlossenen Augen nacheinander gezielt darauf, was wir hören, welche Umgebungsgeräusche wir wahrnehmen. Draußen pfeift der Wind, der Herr neben mir atmet etwas rasselnd. Was wir schmecken – ich habe eine Mundpelzmischung aus Kaffee und Halsschmerzpastille. Was wir riechen – ich spüre einen kalten Luftzug beim Einatmen durch die Nase, aber rieche nichts. Geht das überhaupt, nichts riechen? Was wir tasten und spüren – über die Haut nehme ich ein leichtes Frösteln wahr. Der Januarwind da draußen, Sie wissen schon. Am Ende öffnen wir langsam die Augen. Ich sehe wieder das Januargrau und meine Kirchturmspitze. Die Gruppenvisite ist vorbei. Vielleicht kommt heute noch mal die Sonne raus, denke ich.

Im anschließenden Patienten-Plenum darf gemeckert werden. Die Pflegedienstleiterin setzt sich mit den PatientInnen der Station zusammen, um zu notieren, was schiefläuft auf Station oder was kaputt ist. Ich erfahre vom defekten Fernsehkabel, vom Fenster im Zimmer, das sich nicht schließen lässt, und dass nicht rechtzeitig kommuniziert wurde, dass das Jobconsulting ausfällt. Also alles wie zu Hause. Irgendwas ist immer, und Kommunikation ist nur ein Wort. Dann werden die Stationsaufgaben neu verteilt. Wer gießt die Blumen, wer besorgt den Freitagskuchen für die Kaffeetafel, wer hat Tischdienst? Die Beteiligung ist zögerlich. Größtenteils bleiben die Ämter bei den bisherigen Würdenträgern. Kaum Fluktuation. Ich muss an das unliebsame Tafelamt in der Grundschule denken. Dann bittet noch die Ergotherapeutin um Hilfe bei der Entsorgung einer «patientengefährdenden» Zimmerpflanze mit scharfkantigen Blättern im Aufenthaltsraum. Wir bilden eine Menschentraube um die riesige Palme herum, befühlen die Blätter und befinden sie wirklich für scharfkantig, aber schade um das jahrzehntealte Gewächs. Die Entscheidung über die Entsorgung wird vertagt.

Beim Mittagessen höre ich einfach nur zu. «Du hast letztes Mal auch nicht so gut gegessen.» «Doch, ich bin fertig.» «Ja? Hut ab.»

Essen ist immer ein gutes Thema im Krankenhaus, egal auf welcher Station. Man hat die Wahl zwischen Vollkost, leichter Vollkost oder ovo-lacto-vegetarischer Kost. Ständig wird Essen geklaut. Ja, auch Essen aus der letzteren Kategorie. Vanessas Gurkensalat ist weg.

Ich komme mit dem bockig wirkenden Patienten aus der Morgengruppe ins Gespräch. Auf einmal erscheint er mir nicht mehr abwehrend, sondern mitteilungsbedürftig. Er fühlt sich nicht gut aufgehoben. Andere schütteln den Kopf und flüstern. Für ihn sei das hier nur Beschäftigung. Eine Einzeltherapie pro Woche reiche nicht, er brauche mindestens fünf Psychoanalysesitzungen pro Woche, um frühere Traumata zu bearbeiten. Leidet er unter posttraumatischer Belastungsstörung? Ich bemerke, dass ich sofort anfange, eine Diagnose vor mir zu sehen, aber traue mich nicht zu fragen. Zurück zum Menschen! Er erzählt von selbst. Man diagnostizierte ihm eine narzisstische Persönlichkeitsstörung. Die habe er aber nicht, erklärt er mir. Ist es am Ende doch wichtig, was man hat oder was nicht? Fängt man als PatientIn selbst an, sich in Kategorien zu stecken? Oder kommt es einfach darauf an, wie einen andere Menschen sehen, behandeln und wie man letztendlich durchs Leben kommt? Er erzählt mir, dass er bei vergangenen Klinikaufenthalten mit Neuroleptika behandelt wurde. Die kommen bei Wahnvorstellungen und Halluzinationen zum Beispiel im Rahmen einer Schizophrenie oder Manie zum Einsatz. Stimmt es am Ende gar nicht, dass er auf eine Eliteschule in Norddeutschland gegangen ist, später eine Ausbildung in London machte und einen adeligen Tutor mit Verbindungen zum englischen Königshaus hat? Jedenfalls will er sein Leben hollywoodmäßig von Filmemacher Michael Moore verfilmen lassen. Ob es stimmt oder nicht, es scheint seine Realität zu sein. Ich freue mich, dass er sich mit mir unterhalten hat. Im Gegensatz zum Patienten, der mir beim Mittag stumm gegenübersitzt. Isst der da etwa gerade Vanessas Gurkensalat? Als ich ihn frage, was man bei der Genusstherapie so lerne, antwortet er kurz und knapp, dass sie heute jeder ein Lied mitbringen durften und es sich gegenseitig vorgespielt haben. Dann nimmt er sein Tablett und sucht das Weite.

Gott kann krass sein

Als ich Donnerstagfrüh die Klinik betrete, begegne ich prompt zwei PatientInnen der Station. Die Frau mit dem grauen Gesicht sitzt alleine in ihrer Jacke im riesigen Foyer, als ich sie grüße. Am Fahrstuhl treffe ich den bockigen Jack-Nicholson-Patienten mit seinem Adels-Background. Er scheint gut aufgelegt. Erstaunlich, dass ich in so einem großen Krankenhaus, in dem ich mich immer noch nicht sicher zurechtfinde, doch immer wieder Menschen begegne, die ich kenne. Das beruhigt.

Ich komme in den Gruppen- und Aufenthaltsraum. Die Seidentuch-Patientin sitzt in einen Schreibblock vertieft im einzigen Sessel weit und breit. Sie ist in Vorbereitung auf ihre Verteidigungsrede, sagt sie. Wen oder was muss sie wohl verteidigen und warum? Heute steht die Einzel-/Chefarzt-Visite an. Irgendwie liegt eine angespannte Stimmung in der Luft.

Ich warte unterdessen auf den jungen Ergotherapeuten Johannes Lange, der heute die «Aktive Kognition» anleitet. Herr Lange ist absurderweise einen Kopf kleiner als ich. Er hat kinnlanges Haar, einen verschmitzten Bart und duzt und siezt mich abwechselnd. Er hofft, dass heute überhaupt jemand an seiner Gruppe teilnimmt. Während er das Whiteboard wischt, erklärt er mir, dass die Chefarzt-Visite die PatientInnen immer sehr aufwühlt. Eigentlich wäre danach eine Bewegungsgruppe besser als eine, in der man denken und sich konzentrieren soll. Schließlich kommen der hagere Betriebswirt und die studierte Theologin. Der Therapeut malt ein Buchstabenquadrat mit 16 Feldern auf die Tafel. Nun gilt es, waagerecht, senkrecht, diagonal, vorwärts und rückwärts Wörter herauszufinden.

Ich denke, wie langweilig. Das soll helfen? Und wenn ja, wobei? Es beginnt zäh. Eis. Saat. Tor. Tag. Es. Eins. Rot. Ich beobachte nur und mache nicht aktiv mit. Es fällt mir schwer, mich zurückzuhalten, weil mein Gehirn plötzlich Gefallen an der Aufgabe findet und langsam warm läuft. Ich sehe immer wieder neue Worte. Die Theologin neben mir scheint meine Gedanken lesen zu können und sagt immer genau die Worte, die ich gerade entdecke. Wir lachen. Langsam entspinnt sich eine Gruppendynamik, der Betriebswirt wird immer kreativer und denkt sehr gut um die Ecke. Die Worte werden länger. Reissaat. Rotkraut. Eissarg. Ich bekomme feuchte Hände und werde ungeduldig. Ich versuche, der Theologin «Saar» und «Saga» mit Telepathie zu übermitteln. Vergebens. Unsere Hirne sind doch nicht vernetzt. EBO. Erzbischöfliches Ordinariat. NS. NSA. Abkürzungen gelten auch. Als die Tafel nach einer halben Stunde fast gänzlich mit Begriffen vollgeschrieben ist – Saar und Saga hat niemand entdeckt –, gilt es, mithilfe der gefundenen Wörter Sätze zu bilden und, wenn möglich, eine Geschichte zu erzählen. Meine Aufgabe ist es mitzuschreiben: «*Brot*, *Reis* und *Eier* sind gesund. *Kraut*, *Eisbein* von der *Sau* sind eine gute *Basis*, um den *Tag* zu starten. *Rotkraut* und Kartoffel*brei mag ich lieber*.» Aha, es wird eine kulinarische Geschichte, die nicht auf den neuesten ernährungswissenschaftlichen Erkenntnissen beruht. «Für das *Reisen* habe ich gerne einen *Eber* zum *Beißen*.» Der Betriebswirt hat einen guten, trockenen Humor. «Ich bin ein *Tor* und habe keinen *Rat*.» Müsste es nicht Thor heißen? Aber ein Garagentor hat in dieser Frage sicher auch keinen Rat. Ich lasse es gedanklich gelten. «*Er* und *Uta* sind *autark*. Mit dem *Ast* der *Eibe* baut *Bogart* einen *Sarg*. *Gott* kann *krass* sein.» Die Theologin. Ich bin Fan. «Der *Ober* hat grauen *Star*» – der Betriebswirt. Fan von beiden.

Die anfänglich leichte Aufgabe spornt an, macht fast ungeduldig, das Gehirn will arbeiten und wird aktiviert. Mein Denken mäandert in alle Richtungen, aber das Innehalten fällt mir schwer und ist eine gute Übung für mich. Die Theologin reflektiert, dass es eine Herausforderung für sie war, ihrem persönlichen Anspruch als Geisteswissenschaftlerin nicht immer gerecht zu werden. Sie hatte am liebsten immer gleich fünf Worte in Reihe erkannt und führte einen innerlichen Wettstreit mit dem Betriebswirt, den sie immer wieder für seine kreativen Lösungen lobte. Allerdings fiel es ihr schwer, die Konzentration über eine halbe Stunde nur auf diese eine Aufgabe zu richten. Der Fokus fällt irgendwann dann doch ab. Ob man nun krank ist oder nicht. Solche Dinge auf einer Metaebene wahrzunehmen, ist die eigentliche Übung. Für Therapeut Johannes Lange ist das der messbare Erfolg seiner Arbeit: die Reflexion der PatientInnen am Ende einer Sitzung. Durch Impulse und Trigger schafft er im besten Falle Hilfe zur Selbsthilfe. Wenn die PatientInnen ihm am Ende einer Stunde danken, erwidert er: «Danken Sie sich selbst.» Es sind schließlich erwachsene Menschen, sagt er später zu mir.

Doch was ist, wenn man zur rationalen Ebene in seinem Denken gar keinen Zugang mehr hat? Wenn das Reflektieren nicht mehr funktioniert. Das beschreibt der Autor Klaus Gauger in seinem Buch «Meine Schizophrenie» sehr eindrucksvoll. Er war davon überzeugt, sein Gehirn sei mit dem Internet verbunden und jeder könne mitlesen, was er denkt. Er beobachtete Ampeln und ging davon aus, dass sie auf seine Gedanken reagierten und seine Fragen beantworten könnten. Seine größte Sorge war, Angela Merkel oder irgendwelche Chef-Psychiater würden ihn umbringen wollen.

Bei solchen psychischen Krisen helfen doch wohl keine Buchstabenquadrate!? Ich frage mich: Was passiert auf der biologischen Ebene im Gehirn, wenn man psychisch krank ist? Darum geht es im folgenden Kapitel.

WAS PASSIERT IM GEHIRN?

«Denken macht frei!»
Wilhelm Griesinger (1817–1868)

Der Internist, Psychiater und Neurologe Wilhelm Griesinger schrieb Medizingeschichte. Als Erster formulierte er die These, dass «Geisteskrankheiten» Erkrankungen des Gehirns sind. Was er nicht bedachte: Wenn das Gehirn erkrankt, denkt es sich mitunter nicht mehr so gut und frei.

Ich nehme heute an der Konzentrationsgruppe teil. Wir sitzen um den kahlen, großen Tisch im Gruppenraum herum und bekommen Stift und Zettel. Es gilt, sieben Begriffe aufzuschreiben. Ohne zu wissen was kommt, versuche ich vorsorglich schon mal krampfhaft, mir meine Worte zu merken. Wir werden aber nicht abgefragt. Mist. Gerade hatte ich es drauf. Nun sollen wir ein Bild zu jedem Begriff zeichnen – auf jeweils einen Zettel. Ich zeichne Berg, Garten, Fenster, Katze, Tasse, Tisch, Buch. Gott sei Dank hatte ich Kunst als Leistungskurs. Jetzt sollen wir uns zu unseren Bildern eine kurze Geschichte überlegen. Ich bin als Letzte dran. Jeder bekommt einen von mir bemalten Zettel, und ich erzähle meine Geschichte. Die Aufgabe der Zuhörer ist es anzuzeigen, wenn sie den jeweiligen Begriff, dessen Bild sie in Händen halten, gehört haben. «Ich sitze am *Tisch*, mit meiner *Katze* auf dem Schoß, bei einer *Tasse* Tee und lese ein *Buch*. Als ich meinen Blick durch das *Fenster* raus in den *Garten* schweifen lasse, bekomme ich beim Anblick der Natur Lust, auf einen *Berg* zu steigen.» Easy. Das Zeichnen war schwieriger. Doch das war nur die Aufwärmübung. Die nächste Konzentrationsaufgabe ist ein Labyrinth, das es in sich hat. Ich brauche circa zehn Minuten, um es zu lösen, entwickle sogar eine Strategie, indem ich den Weg zurückverfolge, wenn ich in eine Sackgasse gerate. Dann versuche ich, anders abzubiegen und auf diese Weise nach und nach alle Sackgassen auszuschließen, bis ich zum Ziel komme. So mache ich es auch, wenn ich in negative Grübelschleifen verfalle. Immer wieder die Gedanken zum Ursprung zurückverfolgen, neu denken und dabei möglichst in positive Gefilde abbiegen. Doch das ist ziemlich frustrierend, wenn man immer wieder in Sackgassen gerät, die möglicherweise auch noch Einbahnstraßen sind – trotzdem oder gerade weil unter dem Labyrinth «Kinder-Malvorlagen» steht. Einige Patienten geben auf und verlassen den Raum mit den Worten «Das ist mir jetzt hier echt zu blöd». Ich habe gelernt, dass meine Frustrationstoleranz sehr hoch ist, wenn mich der Ehrgeiz packt. Und wenn ich gesund bin. Mitten in der Depression wäre ich wahrscheinlich nur bis zur ersten Sackgasse gekommen.

Aber was läuft schief im Gehirn, wenn man sich nicht mehr konzentrieren oder im schlimmsten Fall nicht mehr auf seine Gedanken verlassen kann? Wenn einem das eigene Denken fremd und falsch vorkommt?

Eine zentrale Bedeutung kommt den Verbindungen zwischen Hirnarealen zu. Durchleutet man Gewebeschnitte mit polarisiertem Licht, wird der Verlauf dieser Nervenfaserbahnen sichtbar. Diese beleuchteten Nervenbahnen wirken wie ein bunter Schmetterling. Ob das die alten Griechen schon wussten? Denn das griechische Wort «Psyche» bedeutet sowohl Seele als auch Schmetterling. Aber wie macht das Gehirn die Seele, und was passiert im Oberstübchen, wenn die Psyche erkrankt? Wenn man das Gefühl hat, nicht mehr wie ein Mensch zu funktionieren? Grob gesagt verändern sich die Bereiche des Gehirns, die wichtig sind für Aufmerksamkeit, Auffassungsgabe – also für unsere Kognition – und für unsere Gefühlsgestaltung. In diesen Hirnarealen ändert sich die Signalübertragung. Die chemische Kommunikation im Gehirn ist aus dem Gleichgewicht. Komisch für jemanden wie mich, wo Kommunikation doch mein Job ist. In diesem Kapitel geht es also um die neurologischen Zusammenhänge. Als Schülerin habe ich ein Betriebspraktikum am neurobiologischen Institut der FU Berlin gemacht. Dort habe ich einer lebenden Biene das Gehirn entnommen und anschließend in nanometerdünne Scheibchen geschnitten. Vielleicht ist meine Depression die Rache der Bienen.

Begeben wir uns also auf eine kleine Gehirnkunde, um die neurobiologischen Grundlagen psychischer Erkrankungen besser zu verstehen. Zunächst einmal eine Enttäuschung für alle Neunmalklugen: Wir Menschen besitzen ein stinknormales Primatenhirn. Es gibt, abgesehen von seiner Größe, nur wenige Merkmale, die es vom Gehirn eines Schimpansen oder Gorillas unterscheiden. Aber das macht ja nichts, solange es funktioniert. Und das tut es auf erstaunlich effektive Weise. Unser Gehirn bildet zusammen mit dem Rückenmark das zentrale Nervensystem (ZNS). Es verarbeitet Sinnesreize und koordiniert unser Verhalten mithilfe von Nervenzellen (Neuronen). Sind wir psychisch krank, scheint es seinen Job allerdings nicht mehr einwandfrei auszuführen.

Neuronales Wunder oder Chaos im Oberstübchen?

In der Depression bin ich oft unfähig, Entscheidungen zu treffen. Ich kann nicht zwischen wichtig und unwichtig unterscheiden. Alles ist entweder gleich wichtig oder gleich unwichtig, es gibt dann keine Prioritäten. Am schlimmsten ist es, wenn ich das Gefühl habe, ALLES will verarbeitet, verstanden und abgespeichert werden. Nur dass meine geistige Festplatte längst keine freien Kapazitäten mehr hat, Arbeitsspeicher und Prozessoren laufen am Limit.

Wie kann man dieses Erleben und Empfinden erklären? Aus zahlreichen Untersuchungen weiß man, dass bei vielen psychisch Kranken die Filterung der Sinneseindrücke nicht gut funktioniert. Man spricht von geringer latenter Inhibition. Das Gehirn wird dann bombardiert mit Informationen. *Latente Inhibition* oder verdeckte Hemmung bezeichnet den Filtermechanismus im Gehirn, der eine Balance zwischen Weiterverarbeitung aufgabenrelevanter Reize und Hemmung beziehungsweise Ausfilterung aufgabenirrelevanter Reize hält. Diese Hemmung ist wesentlich für effizientes zielgerichtetes Verhalten. Bei Menschen mit einer niedrigen latenten Inhibition tritt im Gehirn Stress auf. Diese Personen kämpfen häufiger mit Müdigkeit, denn für effektives Verhalten ist es notwendig, dass bekannte und unbewusst als unwichtig erachtete Reize aus dem Strom der Aufmerksamkeit gefiltert werden.

In der Depression habe ich alles andere als Nerven aus Drahtseilen. Ich bin sehr dünnhäutig und habe das Gefühl, die Welt breche über mich herein mit all ihrem Lärm, Dreck, üblen Gerüchen, grellen Farben, mit polternden Schlagzeilen und fürchterlichen Forderungen. Doch auf all das habe ich keine Antwort. Ich kann all diese Sinnesreize nicht verarbeiten. Ich befinde mich in einer Art Informationsnarkose.

Wie sehr uns Reizüberflutung belastet, ab wann ein Gehirn von der Menge an Reizen überfordert ist, das ist von Mensch zu Mensch unterschiedlich. Die Frage ist: Ist unser Gehirn überfordert von Sinneseindrücken und gerät deshalb aus dem Takt, oder funktioniert es nicht richtig, und wir fühlen uns deshalb von äußeren Reizen überflutet? Ob und welche körperlichen Erscheinungen bei manchen psychischen Erkrankungen direkt mit einer niedrigen latenten Inhibition zusammenhängen, ist schwer zu sagen.

Ich verrate Ihnen meinen (semi-hilfreichen) Trick: Weil ich nicht die Augen vor der Welt verschließen kann, gucke ich ständig auf den Boden, um die permanenten Außenreize auszublenden. Am liebsten hätte ich Scheuklappen und Lärmschutzkopfhörer. Auch die Publizistin Miriam Meckel hatte das Gefühl der Reizüberflutung während ihres Burn-outs. «*Ich begrenze meinen Blick und meinen Wahrnehmungshorizont auf einen kleinen Kegel, den ich vor mir herschiebe, (...) als liefe ich mit einer Taschenlampe durch die Nacht*», schreibt

sie in ihrem «Brief an mein Leben». Ich meide Blickkontakt, aus
Angst, andere Menschen könnten hinter meinen Pupillen die Leere
erkennen, die in mir herrscht und sich den Platz mit dem Chaos teilt.
Reize sind Impulse, die Informationsübertragung ermöglichen. Doch
bei zu viel Informationsinput ist mein Gehirn damit überfordert
Neues von Bekanntem zu unterscheiden. Ich kann Reize nicht mehr
verarbeiten und habe das Gefühl, mein Gehirn erleidet eine Art An-
fall und fährt alle Systeme runter. In diesen Momenten will ich nur
noch Ruhe. Ich kann keinem Gespräch mehr folgen und fühle mich
selbst nicht in der Lage, zu sprechen, mich mitzuteilen. Ich mache
mich auf in den sozialen Rückzug. Ab ins Bett, Decke über den Kopf.
Doch wie schreibt Miriam Meckel so schön? «Leben kann nicht ge-
lingen, wenn man sich vor der Information zu verschließen versucht.
Leben ist Information.»

O. k., Sie merken selbst, der Trick funktioniert nicht. So können wir
uns vielleicht noch Energie für Denken, Vorstellen, Erinnern ein-
teilen. Aber was die depressive Gefühlslage angeht, kommen wir
so nicht weiter. Außerdem scheinen bei der Depression die Verbindungen zwischen den Hirnregionen gestört zu sein, die Motorik
und Entscheidungen steuern.

An einem freien Tag schließlich spüre ich eine innere Unruhe in mir
aufsteigen, allerdings gepaart mit einem permanenten Gefühl von
Unsicherheit und Antriebslosigkeit, sodass ich meine Unruhe nicht
durch Aktivität kanalisieren konnte. Als würde in mir drin ein Topf
Lava brodeln, aber meine äußere Hülle besteht aus kalter, erstarrter
Lava, die nicht zu durchbrechen ist. Ich bin wie gelähmt. Bei Juli
Zeh las ich einmal den Vergleich des Körpers mit einem «Korsett aus
Muskelkater». An diesem Tag bin ich nur in der Lage, zur 400 Meter
entfernten Fahrradwerkstatt zu gehen, um mein Fahrrad von der Re-
paratur abzuholen. Ich kann aber nicht zurückfahren, ich schiebe es
nach Hause. Im Supermarkt kaufe ich noch ein Glas saure Gurken
für die Bratkartoffeln am Abend. Für mehr fehlt mir die Kraft und die

Entscheidungsfähigkeit. Ich müsste überlegen und entscheiden, was wir in den kommenden Tagen wohl sonst noch essen wollen. Doch das weiß ich nicht. Ich schiebe also das Rad mit einem Glas saurer Gurken in der Hand. Die Leute auf der Straße denken sicher, ich sei schwanger. Dabei ist bei mir einfach nur Tag der sauren Gurke. Ich bin depressiv.

Die Antriebslosigkeit ist ein zentrales Symptom der Depression. Man geht davon aus, dass die Verbindungen zwischen Striatum (Teil der Basalganglien im Gehirn, steuert die Motorik) mit dem ventromedialen präfrontalen Cortex gestört ist (dort befindet sich ein Entscheidungszentrum des Gehirns). Das würde natürlich zum Konzept der Depression passen. Interessant ist aber, was passiert, wenn man es während der Depression doch schafft, sich aufzuraffen.

Nur bei manchen Aktivitäten, wie zum Beispiel beim Joggen, habe ich manchmal klare Momente und buchstäblich das Gefühl, mein Gehirn würde so arg durchgeschüttelt, dass etwas wie Defragmentierung gelingt. Alle Bauklötze werden wieder geordnet abgelegt, und im Oberstübchen herrscht doch wieder so etwas wie Ordnung. Eine Aufgeräumtheit, durch die Platz entsteht. Zum Atmen, für klare Gedanken und für neue Ideen.

Allerdings weiß man heutzutage noch nicht im Detail, was dabei eigentlich genau im Gehirn passiert. Aber wir wissen eben, dass bestimmte Botenstoffe die Signalübertragung verändern. Man geht davon aus, dass das Gehirn aus ungefähr 100 Milliarden Neuronen besteht. Diese sind die Träger der neuronalen Erregungs- und Informationsverarbeitung. Sie sind in ständiger Kommunikation miteinander und bilden ein neuronales Netzwerk. Oder wie es der Neurowissenschaftler Donald Hebb formulierte: «Neurons that fire together, wire together.» Neuronen, die zusammenarbeiten, sind miteinander vernetzt. Bei Menschen mit Autismus-Spektrum-Störung ist diese Vernetzung aber in bestimmten Hirnarealen gestört. Betroffene haben zum Beispiel häufig Probleme, ihrem Gegenüber in die Augen zu schauen und Gefühlsregungen im Gesicht anderer abzulesen.

Das liegt daran, dass insbesondere in Regionen des sogenannten sozialen Gehirns Verbindungen unterbrochen sind – nämlich in den Bereichen, die an Sozialverhalten, Sprache, Kommunikation sowie visueller Wahrnehmung und Bewegung mitwirken. Trotz dieser unterbrochenen Verbindungen enthält das Gehirn von Heranwachsenden mit Autismus zu viele Synapsen, während Synapsen bei Menschen mit Schizophrenie übermäßig beseitigt werden. Auch in der Depression werden Synapsenverbindungen zerstört. Vor allem im Hippocampus und im präfrontalen Cortex – das führt zu Gefühlsverflachung, Gedächtnis- und Konzentrationsstörungen.

Im gesunden Gehirn wiederum ist es so, dass lediglich nicht genutzte, überzählige Synapsen entfernt werden. Neuronale Verbindungen, die jedoch durch Wiederholen einer Tätigkeit oder Erfahrung oft benutzt werden, führen zu immer besser vernetzten Nervenzellen. Die Nerven werden also «dicker», wie man umgangssprachlich sagen würde.

Die Rolle des limbischen Systems

Wenn es um Gefühle und Gemütsbewegungen (Affekte) geht, sind die limbischen Funktionen gemeint. Und die sind bei einer psychischen Erkrankung wie der Depression oder der bipolaren Störung beeinträchtigt, deswegen spricht man auch von affektiven Störungen. Das limbische System wird von NeurobiologInnen als «Sitz» des Psychischen gesehen, als Ursprung der bewussten und unbewussten Gefühle (Emotionen), Motive und Ziele. Dieses System hat die Aufgabe, die Folgen von Ereignissen und Handlungen positiv und negativ zu bewerten und diese Informationen für zukünftiges Verhalten zu speichern. Ein «positives» Verhalten wird als «zu wiederholen» abgespeichert, ein «negatives» als «zu vermeiden» abgestempelt. Dies macht es möglich, uns unserer natürlichen und sozialen Umwelt anzupassen. Auf der Bewusstseinsebene erleben wir das als Emotionen und Motive, die unser Handeln steuern – die Grundlage des Seelisch-Psychischen.

Das limbische System wird in drei Ebenen unterteilt. Auf der *unteren limbischen Ebene* werden unter anderem affektiv-emotionale Zustände wie Wut, Freude oder Trauer ausgelöst und kontrolliert. Die *mittlere limbische Ebene* bildet die Grundlage der nichtverbalen emotionalen Kommunikation – sie ermöglicht es uns, die Gefühlswelt zu differenzieren und auch die Gefühle anderer zu verstehen. Die *obere limbische Ebene* ist sozusagen die Königsklasse; hier geht es um bewusste Gefühle und Fähigkeiten wie Risikobewertung Impulskontrolle, Belohnungsaufschub, Frustrationstoleranz und Empathie.

Zum limbischen System gehört u. a. der Locus coeruleus (LC, blauer Kern). Er enthält Neuronen, die Noradrenalin produzieren, und beeinflusst über dessen Ausschüttung das Aufmerksamkeitslevel, Lern- und Gedächtnisleistungen sowie Furcht- und Stressbewältigung. Im benachbarten Raphe-Kern wird Serotonin produziert. Über dessen Ausschüttung werden neben dem Schlafwach-Rhythmus alle affektiv-psychischen Funktionen beeinflusst. Veränderungen in solchen serotonergen Neuronen und deren Rezeptoren werden mit psychischen Erkrankungen wie Depression oder Angststörungen in Verbindung gebracht.

Wie sich das auswirkt, wenn gleich mehrere dieser «Kern-Funktionen» nicht mehr richtig ablaufen, merke ich in Stresssituationen. Ich bin zunehmend gereizt. KollegInnen und kleinste Bemerkungen bringen mich auf die Palme. Die freie Zeit vor und nach der Arbeit verbringe ich mit Heulen, um dazwischen acht Stunden mehr oder weniger zu funktionieren. Zwischendurch verstecke ich mich auf der

Toilette, um zu weinen – eine Dreiviertelstunde lang, wie eine Art
Anfall. Danach muss ich in die Livesendung, Interviews, Gespräche
führen, die Fassade wahren. Man könnte sagen, tagsüber Theater,
abends Zirkus. Abends zu Hause bin ich ein nervliches und körper-
liches Wrack, ich fühle mich wie ausgesaugt. Irgendwas ist aus dem
Gleichgewicht. Aber wo genau hakt es, wenn Wahrnehmen, Fühlen
und Denken so massiv gestört sind? Ich nenne es Neurotransmitter-
Gewitter ...

Ungleichgewicht der Botenstoffe

Jede Information, jeder Sinnesreiz, jede Erfahrung, jedes Denken,
Fühlen und jede körperliche Empfindung führen dazu, dass unzählige Neuronen zusammenarbeiten und sich vernetzen müssen.
Diese Zusammenarbeit – oder Kommunikation, wenn man so will –
funktioniert sowohl elektrisch als auch chemisch. Eine einzelne
Nervenzelle ist über viele kleine Kontaktpunkte (Synapsen) mit
Tausenden anderen Nervenzellen verbunden. Während elektrische Synapsen einen direkten «Draht» zueinander haben, sind die
chemischen Synapsen durch einen schmalen Spalt voneinander
getrennt.

Diesen synaptischen Spalt gilt es zu überwinden, wenn ein Ak-
tionspotenzial, also sozusagen eine Information, von einer Zelle
in die nächste übermittelt werden soll. Dies geschieht durch die
Ausschüttung von Botenstoffen in den synaptischen Spalt. Diese
Neurotransmitter docken an Rezeptoren an. Bei schnellen Trans-
mittern wie Glutamat, Gamma-Aminobuttersäure (GABA) oder
Glycin dauert das nur wenige Millisekunden. Es gibt aber auch
langsamere Transmitter, die im Bereich von Sekunden arbeiten
und die schnellen Transmitter beeinflussen. Deshalb nennt man
sie Neuromodulatoren. Zusammen mit Neuropeptiden (zum Beispiel Oxytocin und Vasopressin) und Neurohormonen (zum Bei-

spiel Cortisol) haben sie eine große Wirkung auf unser psychisches Empfinden. Zu den Neuromodulatoren zählen Noradrenalin, Dopamin, Acetylcholin und Serotonin. Die Nervenzellen, die Serotonin produzieren (das sind ein paar Hunderttausend Neuronen), liegen alle als Zellhaufen im Hirnstamm, in den Raphe-Kernen. Wird Serotonin an der Synapse frei und überwindet den synaptischen Spalt zur gegenüberliegenden Kontaktstelle, diffundiert es dort und dockt an den Rezeptoren an. Hier wird eine Fülle von Nachfolgeprozessen ausgelöst, zum Beispiel die Produktion bestimmter Eiweiße, die die elektrische Aktivitätsbereitschaft der Zelle beeinflussen.

Wenn die Botenstoffe aus dem Gleichgewicht sind, hat das gravierende Folgen für die Reizverarbeitung und Informationsweiterleitung. Ein Mangel oder Ungleichgewicht an Botenstoffen führt dazu, dass eine an sich schöne Information verfälscht wird. Das würde Symptome wie negative Verzerrung, Reizbarkeit oder Gefühlsabflachung während einer Depression erklären. Der biochemische Prozess im synaptischen Spalt scheint eine Art Sollbruchstelle zu sein, eine Achillesferse. Hier setzen auch Psychopharmaka an. Die *Monoamin-Hypothese* besagt, dass eine Depression auftritt, wenn die Konzentration der Monoamine (also Noradrenalin, Dopamin und Serotonin) zwischen den Nervenzellen im Gehirn zu gering ist. Auch Angst- und Zwangsstörungen hängen mit dem serotonergen System zusammen. Aber es gibt keine Beweise für Serotoninmangel als Ursache für eine Depression, Angststörung oder PTBS, weil es nicht möglich ist, die Funktion des serotonergen Systems in verschiedenen Hirnregionen direkt zu messen. Monoaminerge Psychopharmaka, also Medikamente, die die Neurotransmitter-Konzentration erhöhen, wirken nur bei rund einem Drittel der Patienten positiv und länger anhaltend. Außerdem zeigte sich, dass experimenteller Serotoninentzug bei depressiven Patienten oder bei Menschen mit erhöhtem genetischen Risiko zwar stimmungsverschlechternd wirkt, nicht aber bei gesunden Menschen. Es wird angenommen, dass Monoaminmangel ein sekundärer, nachgeschalteter Effekt ist. Die Frage nach Ursache und Wirkung bleibt. Ein primärer Effekt könnte eine *Veränderung des Stresssystems* sein.

Kleiner Exkurs zur Stresshormonachse

Das Peptidhormon Vasopressin zum Beispiel stimuliert die Ausschüttung von Corticotropin (ACTH) und greift damit in die Stressantwort des Organismus ein. Es sorgt für die Regulation der Körpertemperatur und steuert Emotionen. Störungen im Vasopressin-System werden sowohl mit Depression als auch Angststörung und Autismus in Zusammenhang gebracht.

Einige depressive Patienten zeigen eine verstärkte Freisetzung und Verstoffwechselung von Vasopressin. Diese verstärkte Vasopressinfunktion ist möglicherweise auch an der Entstehung eines erhöhten Cortisolspiegels beteiligt. Ist die Freisetzung des Stresshormons Cortisol gestört, könnte das Urheber für weitere Prozesse sein und zum Beispiel den Schlaf stören.

Was passiert bei Stress im Körper? Die Amygdala (Mandelkern) ist die Alarmanlage unseres Gehirns. Sie ist für die Erkennung von Bedrohung zuständig und während einer Depression oder Angststörung oft verstärkt aktiv. Das könnte dazu führen, dass eigentlich neutrale Reize als Bedrohung wahrgenommen und negative Reize überbewertet werden. Die Amygdala taxiert Außenreize und analysiert, ob Grund zur Sorge besteht – sie wird aktiv, wenn wir körperlichen oder seelischen Aggressionen ausgesetzt sind. Sie setzt die Ausschüttung der Stresshormone Adrenalin und Cortisol in Gang. Der Fight-or-Flight-Modus wird ausgelöst, die Kampf-Flucht-Reaktion. Der Körper ist in Alarmbereitschaft. Doch im Alltag ist diese Körperreaktion oft nicht angemessen, in den wenigsten Stresssituationen besteht akute Lebensgefahr, der Alarm im Körper ist umsonst, sodass wir eben nicht mit Flucht oder Kampf reagieren. Bleibt unsere Reaktion auf den Stress aus, befindet sich die Amygdala sozusagen im Leerlauf, und das Gehirn sorgt durch eine Art Kurzschluss dafür, dass Endorphine ausgeschüttet werden. Der Alarm wird abgeschaltet, obwohl die äußere Stresssituation weiter besteht. Dieser Zustand der Dissoziation ist eigentlich ein Schutzmechanismus, so gewöhnt man sich an Stress.

Der Nachteil: Wenn man dauerhaft in der Stresssituation verweilt, bleibt die Amygdala isoliert und kann zum Beispiel einen emotionalen Schock nicht an andere Teile des Gehirns abwälzen. Ein solcher Ort wäre der Hippocampus, der für die Speicherung von Erinnerungen und Lernprozessen zuständig ist. Hier wird auch abgespeichert und gelernt, wie wir mit Stress umgehen. Man geht davon aus, dass es, wenn eine bestimmte Stresssituation wie zum Beispiel ein traumatisches Erlebnis in der Kindheit nicht abgelegt wird, sondern bei der überdrehten Amygdala bleibt, zu den sogenannten Flashbacks bei PTBS kommt.

Welche Rolle spielen dabei die Stresshormone? Der Hypothalamus ist eine Ansammlung von Nervenzellen im Zwischenhirn. Er reguliert Appetit und Körpertemperatur oder beeinflusst unser Gefühls- und Sexualverhalten. Im Hypothalamus wird eines der Hormone gebildet, das für die Stressreaktion wichtig ist: das Corticotropin-Releasing-Hormon (CRH). CRH stimuliert, wie der Name Releasing-Hormon schon andeutet, die Freisetzung von Adrenocorticotropin (ACTH). (Ja, das ist ein Buchstabensalat, mir dreht sich auch alles.) ACTH bewirkt die Ausschüttung des Stresshormons Cortisol. Cortisol wiederum hemmt im Sinne einer Autoregulation die Produktion und Freisetzung von ACTH und CRH. Bei Patienten mit depressiven Störungen ist vielfach eine Überaktivität und veränderte Reaktionsbereitschaft dieser Stresshormonachse beschrieben.

Tierversuche zeigen, dass künstlich zugeführtes CRH depressionsähnliches Verhalten mit Rückzug, Appetitlosigkeit und Libidoabnahme zur Folge hat. Substanzen, welche CRH im Gehirn blockieren, sind zwar ein hoffnungsvoller Ansatz für die zukünftige Depressionsbehandlung, aber nur wirksam, wenn ein erhöhter CRH-Wert die Ursache der Depression ist.

Außerdem scheint es einen Zusammenhang zwischen Depression, Angst- und Zwangsstörungen und der Oxytocinkonzentration im Blut zu geben. Lange Zeit galt Oxytocin als Schwangerschaftshormon, das unter anderem die Milchdrüsen anregt. Doch Oxytocin hat auch Auswirkungen auf unsere Psyche. Es hemmt zum Beispiel das Angstzentrum und verstärkt die soziale Kommunikation. In einigen seltenen Fällen konnte durch die Nase eingeatmetes Oxytocin die zwischenmenschlichen Fähigkeiten von Menschen mit Autismus positiv beeinflussen.

Weitere neuromodulatorische Substanzen, die fehlreguliert sein können, sind körpereigene Opioide, die Lust und Freude erzeugen und physischen oder seelischen Schmerz lindern. Es wird angenommen, dass Opioide eine wesentliche Grundlage für den Aufbau und Erhalt sozialer Beziehungen bilden. Bei der Borderline-Persönlichkeitsstörung geht man zum Beispiel von einer verringerten Opioidfreisetzung aus. Verzweifelte Bemühungen, ein Verlassenwerden zu verhindern, oder häufiger Partnerwechsel und ebenso selbstverletzendes Verhalten können als Versuche gedeutet werden, über eine Aktivierung des Bindungssystems Opioidreserven zu mobilisieren. Die Störung des Opioidsystems kann den Drang nach Beachtung und Belohnung sowie eine verminderte Frustrationstoleranz bei Borderline-PatientInnen erklären.

Wegen komplizierter Wechselwirkungen und Rückkopplungen ist das Verständnis der Funktionsstörung der Botenstoffe im Gehirn allerdings schwierig. Die Vorstellung, es läge einfach ein Mangel an bestimmten Botenstoffen vor, ist zu simpel. Aber auch wenn die Forschung es nicht genau erklären kann, scheint zu gelten: Gut ist, was wirkt. In Studien hat sich gezeigt, dass sich auch nichtmedikamentöse Behandlungen wie Psychotherapie, Elektrokrampftherapie (EKT) und therapeutischer Schlafentzug auf die Botenstoffe auswirken.

Veränderte Hirnstruktur

Nicht nur das Zusammenspiel der Botenstoffe beeinflusst unsere Psyche – auch die Architektur des Gehirns! Das Gehirn ist in seiner Struktur (Neuroplastizität) nie fertig, es ähnelt wie der Flughafen BER in Berlin einer stetigen Großbaustelle – mit fortwährendem Um-, An- und Abbau, je nach Reifung und Alterung. Auch beim erwachsenen Menschen entstehen allein im Hippocampus einer Hirnhälfte 700 neue Zellen pro Tag. Diese adulte Neurogenese ist aber bei Erkrankungen wie Depression oder PTBS verringert.

Außerdem können im Gehirn richtiggehende strukturelle Veränderungen auftreten. Im fortgeschrittenen Stadium der Alzheimer-Erkrankung kommt es zu massivem Zellverlust. Was die genaue Ursache dieses Hirnabbaus ist, hat man noch nicht herausgefunden. Gesichert ist aber, dass Eiweißablagerungen, sogenannte Plaques, charakteristisch für Alzheimer sind. Beta-Amyloid ist ein natürlich im Körper vorkommendes Eiweiß, das im gesunden Gehirn problemlos gespalten und abgebaut wird. Bei Alzheimer-PatientInnen aber sammeln sich Beta-Amyloid-Proteine als giftige Oligomere und bilden Ablagerungen zwischen den Nervenzellen. Diese sogenannten Alzheimer-Plaques können nicht mehr vom Körper abgebaut werden. Tau-Proteine wiederum lagern sich in Form von Fasern (Tau-Fibrillen) in den Nervenzellen an. Die Zellen verlieren ihre Form und ihre Funktionen und zerfallen. Das Gehirn, die geistigen Fähigkeiten und mit ihnen der Mensch bauen wortwörtlich ab.

Bei der Schizophrenie zeigen sich strukturelle Veränderungen durch erweiterte Hirnkammern und eine Hirnsubstanzminderung. Wie solche Veränderungen jedoch letztlich zur Krankheitsentstehung führen, ist noch nicht genau bekannt.

Bei Menschen mit Borderline-Persönlichkeitsstörung wiederum zeigt sich ein vermindertes Volumen des Hippocampus, der Amygdala sowie des orbitofrontalen Cortex (kurz OFC) und des anterioren cingulären Cortex (kurz ACC) bis zu einem Viertel des Normalvolumens.

Der ACC ist ein Bereich der Großhirnrinde und unter anderem bei Funktionen wie Erwartungshaltung, Entscheidungsfindung, Impulskontrolle und Emotionen beteiligt. Vom OFC nimmt man an, dass er wichtig bei der Bewertung emotionaler Stimuli ist. Verletzungen dieses Areals führen zu Veränderungen in der Persönlichkeit und im Charakter. Es können zum Beispiel Witzelsucht, anstößiges Benehmen und Schamlosigkeit auftreten.

Die Amygdala wiederum beeinflusst Emotionen wie Angst und Wut. PatientInnen mit Borderline haben oft ein Problem, ihr Bedrohtheitsgefühl zu kontrollieren. Der Hippocampus ist wichtig für das Langzeitgedächtnis. Hier sind alle Informationen gespeichert, unsere Erinnerungen und Gedanken, genauso wie die Fähigkeit, Sinneswahrnehmung zu verarbeiten oder Bewegungsimpulse zu erzeugen. Nicht nur bei PatientInnen mit Borderline-Persönlichkeitsstörung, sondern auch bei Menschen mit wiederkehrender Depression ist der Hippocampus verkleinert. Dies könnte dazu führen, dass es depressiven Personen schwerfällt, neue, positive Erfahrungen in bestehende Schaltkreise zu integrieren und als Erinnerungen abzuspeichern. In der Depression ist eine Anpassung an äußere Reize und neue Lebensumstände nicht möglich. Bei Menschen mit bislang nur einer depressiven Episode konnten Forscher allerdings noch keine Verkleinerung des Hippocampus nachweisen. Der Volumenrückgang ist also eher Folge als Ursache der Depression und könnte auch mit dem seelischen Stress während der Depression zusammenhängen. Der Körper schüttet dabei immer wieder Cortisol aus, und das nagt mit Vorliebe an den Nervenzellen im Hippocampus, weil sich in diesen Zellen besonders viele Andockstellen (Glukokortikoid-Rezeptoren) für das Stresshormon befinden. Die ständige Stimulierung führt zu einer Verkümmerung (Atrophie), die im MRT sichtbar wird. Es wird vermutet, dass die Schädigung den Hippocampus daran hindert, die Ausschüttung des Stresshormons wie üblich zu regulieren. Hippocampusschädigung und Cortisolfreisetzung würden sich also gegenseitig verstärken.

Weiterhin wurde bei Depressionen eine veränderte Aktivität des ventromedialen präfrontalen Cortex festgestellt. Dabei handelt es sich um eine im Ruhezustand aktive Hirnregion, die unsere Aufmerksamkeit auf interne Prozesse lenkt (Selbstreflexion, autobiografische Erinnerung bis hin zum Grübeln). Bei Aktivitäten und Aufgaben wird der ventromediale präfrontale Cortex deaktiviert. Das ist wichtig für unsere Fokussierung und das Verfolgen von Verhaltenszielen. Bei Depressionen und Angststörungen jedoch ist diese Hirnregion überaktiv, und das stört die Konzentration. Bei der PTBS wiederum zeigt sich eine verminderte Aktivität. Der Aktivierungsgrad dieser Hirnstruktur unterscheidet sich also bei den verschiedenen bisher beschriebenen psychischen Erkrankungen. Bei Depression und Angststörung sind die limbischen Cortexbereiche erhöht aktiv – die Betroffenen grübeln ständig. Das führt zu einer fortgesetzten, selbstreflexiven Fokussierung auf den negativen emotionalen Zustand.

Wenn man mich fragt, worüber ich denn die ganze Zeit so angestrengt nachdenke, muss ich meist antworten: Ich weiß es nicht. Es ist wenig konkret. Es ist mehr ein Übers-Grübeln-Nachgrübeln. Miriam Meckel nennt das in ihrem Buch «Brief an mein Leben» den «Wahn der ununterbrochenen Selbstreflexion»: «Ich denke darüber nach, was der andere glauben könnte über meine Meinung von ihm und umgekehrt.» Man verheddert sich in «Erwartungserwartungen und Unterstellungsunterstellungen». Es ist ein negativer Gedankenstrudel, den ich rein rational nicht mehr zu erklären vermag. Einzelne negative Gedanken erscheinen mir plötzlich als allgemeingültige Wahrheit, oder ich sehe nur zwei Seiten der Medaille: Schwarz und Weiß. Wohin ist das Grau an den Rändern? Selbst wenn ich erkenne, «diese Gedanken, das bin nicht ich», kann ich dennoch nichts dagegen tun. Der Blick ist tunnelartig verengt. Dafür reißt der Gedankenstrom, der sich durch diesen engen Tunnel zwängt, nicht ab, er fließt und fließt wie ein Sturzbach während der Schneeschmelze. Nur dass ein Bach meist eine bestimmte Richtung verfolgt. Mein Denken hingegen mäandert in Tausende von Richtungen. Es ist an allen Seiten offen für Einfälle und Ideen, aber auch für Verletzungen und Zweifel. Es ist unscharf an den Rändern, wabernd diffus, wie der Song «Moon Safari» von Air. Manchmal überfordernd, weil nicht immer konkret und zielführend. «Plötzlich trudelten die Rubriken durcheinander, die Figuren glitten aus ihren Umzäunungen ins Nachbarfeld», lese ich in einem Roman von Brigitte Kronauer. «Die Linien verwischten sich, alles verlor den sortierenden Halt, alles zwitscherte durcheinander (...) und freute sich seiner Freiheit, die ich ihnen nicht gönnte. Trotzdem ließ ich sie in meiner Ratlosigkeit gewähren.»

Als lebte ich auf einem einsamen Planeten, einzig und allein in Gesellschaft von undenkbaren Gedanken. Nur gut, dass Gedanken und Gefühle vergänglich sind, denke ich. Sonst würde ich immer die ganze ferne Welt denken und fühlen. Manchmal hilft es mir, den Gedankenstrom zurückzuverfolgen zum Ausgangspunkt, Abzweigungen zu erkennen und eher die positiven Wege weiterzudenken. Ich kann mich beruhigen, indem ich an meinen Garten oder die Alpen denke. Hin und wieder denke ich auch laut, wenn ich alleine bin. Ich spreche die Gedanken laut aus, als wären sie dann greifbarer und somit kontrollierbar. Doch wenn sich der Gedankenstrom kurz zu verlangsamen scheint, dann denke ich wieder, ich denke zu viel. Ich sollte versuchen, überhaupt nicht zu denken, und dann denkt man eben darüber nach, dass das nicht möglich ist. Wie weit ist der Wahnsinn dann noch entfernt, liebes Gehirn?

Was nützt uns dieses Wissen?

«Das menschliche Gehirn ist ein dynamisches Organ im Körper eines Individuums, der sich in ständiger Wechselwirkung befindet mit allem, was außerhalb von ihm liegt. Mit anderen Worten: Das Gehirn muss auch im Verhältnis zu dem, was außerhalb von ihm liegt, wodurch und worin es überhaupt erst funktioniert, betrachtet werden», heißt es in Siri Hustvedts «Illusion der Gewissheit». Was bedeutet das nun in Bezug auf psychische Erkrankungen – ist das Gehirn krank, oder macht unsere Umgebung unser Hirn malade? Wie ist es um Plastizität und Formbarkeit des Gehirns bestellt? Was hat den größeren Einfluss auf unsere Gehirnstrukturen – *nature or nurture*? Ist unser Gehirn mehr Natur oder mehr Erziehung?

Nach all den Recherchen bin ich immer noch nicht schlauer. Alles ist im Fluss. Aktivität verändert die Struktur. Nervenverbindungen, die wenig genutzt werden, schrumpfen, andere wachsen. Ja, Erwartungshaltungen können sogar neurochemische Reaktionen im Hirn auslösen. Welche Möglichkeiten eröffnen Placebo- / Glaubenseffekte für die Körper-Geist- / Nature-Nurture-Frage? Wie sehr hängen psychologische und neurobiologische Faktoren zusammen? Wie genau kann der Glaube an eine Scheinbehandlung Botschaften an die Hirnanhangsdrüse schicken, um körpereigene Endorphine auszuschütten? Und ist es sinnvoll, subjektive Gedanken, Ängste, Wünsche und Hoffnungen mit neuronalen Prozessen zu beschreiben?

Nehmen wir das Beispiel einer Scheinschwangerschaft: Der Wunsch, schwanger zu werden, führt hierbei zu Veränderungen des neuroendokrinen und hormonellen Spiegels. Ein Wunsch kann sich also in einem Menschen buchstäblich verkörpern. Aber wie? Können wir das (Neuro-)Biologische unmittelbar auf das Psychologische zurückführen und umgekehrt? Was war zuerst da? Das Huhn oder das Ei? Das wirft weitere Fragen auf. War zuerst eine hormonelle Änderung im Gehirn da oder die depressive Symptomatik? Wirkt die Angst auf die Amygdala, oder macht uns eine überaktive Amygdala Angst? Wie sind Konversionsstörungen, also durch Suggestion hervorgerufene Symptomatiken wie Erblinden, Ertauben oder Lähmungen, zu erklären?

Dank bildgebender Verfahren wie funktioneller Magnetresonanztomografie (fMRT) oder Positronen-Emissions-Tomografie (PET) wissen wir, dass es spezialisierte Regionen im Gehirn zu geben scheint, die nicht isoliert und nicht unveränderlich sind. Laut Neurowissenschaftler Eric Kandel entstehen alle psychischen Krankheiten vermutlich dadurch, dass manche Teile der neuronalen Schaltkreise überaktiv, inaktiv oder nicht zu effizienter Kommunikation in der Lage sind[67]. Doch die genauen Zusammenhänge geben immer noch große Rätsel auf. Trotz intensiver Hirnforschung wissen wir immer noch nicht, warum sich manche Menschen verfolgt fühlen, eine Essstörung oder eine Depression entwickeln. «Neuropsychiatrische Erkrankungen» sind weder besser diagnostizierbar noch besser therapierbar – mit Ausnahme der Alzheimer-Demenz vielleicht, deren neurologische Ursache seit jeher unstrittig war, oder der Abhängigkeitserkrankungen, bei denen die Erkenntnis über die Störanfälligkeit des Belohnungssystems im Gehirn für besseres Verständnis gesorgt hat.

Für die biologische Psychiatrie bleibt der Effekt von Psychopharmaka unspezifisch. Wenn sie helfen, ist es gut – aber wenn nicht, kann man auch nicht erklären, warum.

Wie kann man mit dieser Erklärungslücke Krankheiten der Psyche heilen, die doch offenbar neurologische Auswirkungen haben? Das ist, als würde Ihnen der Automechaniker sagen: «Da steckt man nicht drin in so einem Auto.» Wenn wir beim Auto den Bremsschlauch durchschneiden und dann die Bremsfunktion gestört ist, heißt das nicht, dass die Funktion der Bremsen im Schlauch sitzt. Wir wissen, dass das chemische Gleichgewicht im Gehirn sehr diffizil ist. Viele psychische Erkrankungen werden mit einer Fehlfunktion verschiedener neuromodulatorischer Systeme in Verbindung gebracht – mit dem dopaminergen oder serotonergen System sowie mit dem Opioid-, Oxytocin- und Vasopressinsystem. Auch strukturelle und funktionelle Veränderungen treten auf und können mit den Symptomen der jeweiligen Erkrankung in Zusammenhang gebracht werden. Das hilft laut Neurowissenschaftler Eric Kandel wenigstens dabei, die Funktionsweise des gesunden Gehirns immer besser verstehen zu können: «Was wir über Autismus, Schizophrenie, Depression und Alzheimer in Erfahrung bringen, kann uns nicht nur helfen, solche Erkrankungen zu verstehen, sondern es liefert auch neue Erkenntnisse über die Neuronenschaltkreise, die an Gedanken, Gefühlen, (Sozial-)Verhalten, Gedächtnis und Kreativität mitwirken. Ganz ähnlich wie Computerkomponenten, deren wahre Funktion erst deutlich wird, wenn sie defekt sind, so werden in einem umfassenden Sinn auch die Neuronenschaltkreise im Gehirn auf dramatische Weise klar, wenn sie versagen oder nicht mehr richtig funktionieren.» Das Gehirn mag aufgrund seiner Komplexität wie Hexenwerk erscheinen, ist aber wie alle anderen Organe unseres Körpers von Genen aufgebaut und gesteuert. Welche Rolle spielen also unsere Gene bei der Entstehung psychischer Störungen? Sind sie der Schlüssel? Darum geht es im nächsten Kapitel.

GENETIK UND EPIGENETIK –
DIE SACHE IN UND AN DEN GENEN

Die Dinge des Alltags sind bleischwere Aufgaben; Zähne putzen, Haare waschen, einkaufen, Essen machen werden auf einmal zu so großen Herausforderungen wie Abitur, Führerschein, Tod der eigenen Mutter, Weltfrieden. Das Älterwerden geschieht auf einmal nicht mehr von alleine, sondern will aktiv herbeigeführt werden. Jeder Tag ist zu kurz und doch zu lang. Auf jeden Fall zu dunkel, sagt meine Frau. Es ist November. Jeder Tag ist ein Spießrutenlauf. Die To-do-Liste meines Lebens ist voll bis oben hin. Punkt 1: Den Tag überstehen. Punkt 2: Den Tag. Punkt 3: Den. Die Stille in den Ohren braust wie ein Wasserfall. Das Blut rauscht, der Puls pocht, der Kühlschrank brummt, die Uhr tickt. Ich werde noch verrückt. Ich habe das Gefühl, dass ich als melancholischer Mensch auf die Welt kam, so als wäre ich geradewegs in ein Gemälde von Caspar David Friedrich hineingeboren worden. Trage ich all den Schmerz in mir, den meine Mutter erlebt hat? Trage ich die Verletzungen in mir, die meine Mutter in ihrer Kindheit erlitten hat? Ist das möglich, auch wenn meine eigene Kindheit eine sehr glückliche war, so glücklich, dass ich mich oft dahin zurücksehne?

Vielleicht geben uns unsere Gene eine Antwort. Das Genom ist die Gesamtheit der materiellen Träger der vererbbaren Informationen einer Zelle, also unser Erbgut. Gene bestimmen den Bauplan des Körpers. Sie legen fest, wie anfällig wir für Stress und psychische Erkrankungen sind. Andererseits können sich Stress oder traumatische Erfahrungen wiederum auf die Gene auswirken. Epigenetik beschreibt Mechanismen, die auf die DNA wirken. Welche Rolle spielt das bei psychischen Erkrankungen?

Ich darf in der Mutter-Kind-Einheit der psychiatrischen Station im Benjamin Franklin Klinikum ein Gespräch zwischen einer Psychologin und einer jungen Mutter mit anhören. Wir sind in einem Aufenthaltsraum ohne Fenster, mit Glastüren zum Gang. Wir sitzen an einem kleinen runden Tisch, die Mutter hat den Kinderwagen mit ihrem sechs Monate alten Sohn neben sich geparkt. Der Kleine schläft. Noch. Die Psychologin fragt: «Haben Sie sich denn das Kind gewünscht?» «Nein. Wir haben das eigentlich erst in zwei Jahren geplant», antwortet die junge Mutter verlegen. «Und wie ging es Ihnen, als Sie gehört haben, Sie sind schwanger?» «Ich war sehr traurig.»

Die Patientin hat eine lange psychiatrische Biografie. In ihrer Kindheit begannen die Essstörungen. «Ich bin alle durch. Ich habe Emotionen mit Essen bewältigt. Habe Gewichtsprobleme bekommen, bin dann zu Sportbulimie und Sportanorexie übergegangen. Vier Stunden Sport am Tag bei 500 Kalorien. Das habe ich nicht lange durchgehalten und bin schließlich bei der Bulimie gelandet. Mein Wunsch ist es, dass ich mehr Stabilität in mir finde, dass ich in ein Gleichgewicht komme. Und meinem Kleinen nicht so sehr spiegele, wie es innen drin in mir aussieht. Mein Wunsch ist es, meine Störung nicht auf mein Kind zu übertragen.» Reflexhaft denke ich, das passiert bestimmt. Obwohl die junge Frau momentan normalgewichtig aussieht. Sie wirkt gesund, ist hübsch geschminkt. Trotzdem befürchte ich, dass das Essverhalten der Mutter Einfluss auf die Ernährung des Kindes haben könnte. Die Psychologin erklärt mir, man müsse bei der Behandlung der Patientin diese Essstörung im Kopf haben und genau hingucken, wie zum Beispiel die Esssituationen mit dem Kind ablaufen, um zu sehen, ob wirklich eine Gefahr besteht, dass das Kind nicht ausreichend gefüttert wird oder ob es trotz der Erkrankung der Mutter gut klappt.

Die psychiatrische Mutter-Kind-Einheit im Benjamin Franklin Klinikum ist die einzige universitäre Station dieser Art in Deutschland. Es gibt Platz für acht Frauen mit je einem Kind bis zu einem Jahr. Und: Es gibt Wartelisten. Ich treffe den leitenden Oberarzt,

Professor Michael Dettling. Er hat raspelkurze, wasserstoffblonde Haare, einen sehr individuellen Modegeschmack und immer einen Spruch parat. Insgeheim nenne ich ihn «den verrückten Professor». Er hat immer ein offenes Ohr und marschiert mit wehendem Kittel durch die Station. Seine Kollegen schätzen ihn sehr. Er ist mir auf Anhieb sympathisch. Die Frauen, die hier aufgenommen werden und zu ihm kommen, hatten zum Teil schon *vor* ihrer Schwangerschaft psychische Probleme. Wie die junge Frau mit den Essstörungen. Und es kommen Mütter, die postpartal erkranken, die also im Zusammenhang mit der Geburt ihres Kindes – zum Beispiel – eine Depression bekommen.

«Es ist nicht selten so, dass wir die Depression erst am Kind sehen, bevor wir es an der Mutter erkennen. Ein kleines Kind spiegelt den Gesichtsausdruck der Mutter 1:1 wieder. Eine Mutter mit einer postpartalen depressiven Episode kommt mit einem Kind, das genauso hypomimisch ist wie sie selbst. Das bedeutet: keine Mimik, ein richtig versteinerter Gesichtsausdruck, in dem sich keinerlei Emotionalität mehr spiegelt, Mundwinkel nach unten, Blick zur Seite. Genau das gleiche Gesicht machen die Kinder dieser Mütter auch», so der Professor. Dabei sind doch besonders kleine Kinder abhängig von den Emotionen und Reaktionen der Umwelt, von der sozialen Interaktion – eben von der Liebe ihrer Mutter. Aber die Depression ist ja nur eine von vielen psychischen Erkrankungen. Noch drastischer kann zum Beispiel eine Schizophrenie der Mutter auf das Kind wirken. Dann geht es Professor Dettling vor allem darum, zunächst das Kind vor möglichen Wahnvorstellungen der Mutter zu schützen: «Wenn die Mutter denkt: ‹Nicht nur ich werde verfolgt, auch mein Kind. Wenn ich mich verstecke, muss sich auch mein Kind verstecken.› Wir hatten mal eine Patientin, die hatte eine Zwangsstörung. Das kann sich gedanklich oder auf einer Handlungsebene abspielen und hat oft mit Vermeidung von Schmutz, Viren, Krankheiten zu tun. Die Störung der Mutter war so stark, dass das damals einjährige Kind bis zu diesem Zeitpunkt sein Bett nicht verlassen hat. Die Mutter hatte Angst, das Kind könne sich irgendwelche Krankheiten einfangen, wenn es auf dem Boden krabbelt. Da greift die Erkrankung der Mutter ganz konkret in die Gesundheit des Kindes ein.»

Es kann also so weit kommen, dass eine Mutter durch ihre Erkrankung ihr Kind ganz konkret beeinträchtigt, wenn sie sich nicht behandeln lässt. Kinder gucken sich die krankheitsbedingten Verhaltensmuster der Mütter ab. Sie nehmen zum Beispiel den versteinerten Gesichtsausdruck an oder werden von der Mutter an Dingen gehindert, die ganz normal und wichtig in der Entwicklung sind. Hier setzt die Behandlung der Mütter in der Klinik an. Zum Beispiel wird die Interaktion von Mutter und Kind gefilmt. Die Frauen können dann oft nicht glauben, wie sie auf ihr Kind reagieren. Aber ich frage mich: Ist es dann nicht schon zu spät? Wenn ich psychisch krank bin und ein Kind bekomme? Was, wenn ein Kind nicht erst durch die Erkrankung der Mutter beeinträchtigt wird, wenn es auf der Welt ist – sondern schon vorher?

Sind psychische Erkrankungen vererbbar?

Über alle Erkrankungen hinweg bilden Gene und epigenetische Faktoren, also äußere Einflüsse, die bis tief ins Erbgut wirken, eine Vorbelastung. Jeder Mensch besitzt circa 21 000 Gene; ungefähr die Hälfte davon wird im Gehirn exprimiert, also eingeschaltet, so dass es die Synthese von Proteinen steuern kann. Proteine wiederum bestimmen Struktur und Funktion unserer Körperzellen. Unsere genetische Ausstattung sowie frühkindliche oder spätere Belastungen und Erfahrungen beeinflussen die synaptischen Verknüpfungen und legen fest, wo und in welcher Menge bestimmte Botenstoffe ausgeschüttet werden und wie sich deren Rezeptoren ausbilden. Gene und Umweltfaktoren beeinflussen die synaptischen Verknüpfungen und haben damit Auswirkungen auf unser Befinden. Es konnte zum Beispiel der prägende Einfluss früher

Kindheitserfahrungen nachgewiesen werden. In Tierversuchen zeigte sich, dass Stress durch mangelhafte Versorgung oder durch Trennung von der Bezugsperson das Hormonsystem und damit die Entwicklung der neuronalen Verbindungen negativ beeinflusst. Die Gene allein sind also nicht «schuld» am Auftreten einer psychischen Erkrankung. Es müssen bestimmte psychosoziale Faktoren hinzukommen, damit eine genetische Vorbelastung zum Tragen kommt.

Wie verhält es sich also mit dem erblichen Risiko? Genetische Informationen, die unsere Augen- oder Haarfarbe betreffen, sind nahezu zu hundert Prozent vererbt. Das Kind zweier blauäugiger Eltern hat mit sehr hoher Wahrscheinlichkeit auch blaue Augen. (Wenn nicht, sollte der Vater noch mal bei seiner Frau nachfragen ...) Eine psychische Erkrankung wird aber nicht einfach 1:1 vererbt, wie etwa die Augenfarbe. Wenn Eltern an einer Depression erkrankt sind, bedeutet das nicht automatisch ein hundertprozentiges Erkrankungsrisiko für das Kind. Aber das Erkrankungsrisiko scheint im Vergleich zur Allgemeinbevölkerung für die nächsten Verwandten erhöht. Zwillings- und Adoptionsstudien ermöglichen es, den Einfluss festzustellen, den gemeinsame / nicht gemeinsame Gene und geteilte / nicht geteilte Umwelt bei Geschwistern und Familienangehörigen haben. Eine familiäre Häufung einer Erkrankung bei genetisch identischen oder genetisch ähnlichen Angehörigen wird als Beleg für einen genetischen Einfluss angesehen. Eineiige Zwillinge mit derselben genetischen Ausstattung haben ein höheres Risiko, gemeinsam zu erkranken, als zweieiige Zwillinge, auch wenn sie getrennt voneinander aufwachsen. Es muss also eine genetische Prädisposition geben.

Eine erbliche Vorbelastung allein reicht aber nicht aus, um eine Depression auszulösen. Nur etwa 30 bis 40 Prozent des Erkrankungsrisikos lassen sich auf die Gene zurückführen. Darüber hinaus treten auch Phobien, posttraumatische Belastungsstörung und generalisierte Angststörung familiär verstärkt auf. Bei Entstehung der Panikstörung wird der Einfluss genetischer Faktoren auf über 30 Prozent geschätzt. Depressionen und Angsterkrankungen haben möglicherweise gemeinsame genetische Grundlagen, während das individuelle Krankheitsbild von den jeweiligen Umweltbedingungen geformt wird. Auch Alkoholabhängigkeit tritt familiär relativ häufig auf. Die Wahrscheinlichkeit bei Angehörigen ersten Grades, selbst zu erkranken, ist um das Drei- bis Vierfache höher als in der Allgemeinbevölkerung. Bei Zwangsstörungen geht man davon aus, dass Verwandte ersten Grades ein zweifach erhöhtes Risiko haben, ebenfalls zu erkranken. Dabei spielt nicht nur die Erfahrung mit den eigenen zwanghaft agierenden Eltern eine Rolle, sondern tatsächlich auch Anlagefaktoren. Eineiige Zwillinge weisen eine größere Übereinstimmung bei der Entwicklung von Zwängen auf als zweieiige.

Familienstudien belegen außerdem, dass erstgradige Verwandte von Menschen mit bipolar affektiver Störung ein deutlich erhöhtes Risiko haben, ebenfalls zu erkranken. Bei eineiigen Zwillingen liegt dieses Risiko bei 40 bis 70 Prozent, bei anderen Verwandten immerhin bei fünf bis zehn Prozent und ist damit rund siebenmal höher als in der Allgemeinbevölkerung. Aber die genauen funktionellen Folgen im Organismus sind noch weitgehend unklar. Deswegen sind die Voraussetzungen für sinnvolle Gentests bislang noch nicht gegeben. Auch Schizophrenie tritt familiär besonders häufig auf. Die Wahrscheinlichkeit für Angehörige schizophren erkrankter Geschwister oder Eltern, ebenfalls zu erkranken, liegt bei eineiigen Zwillingen bei 46 Prozent und bei zweieiigen Zwillingen bei 14 Prozent, (bei Geschwistern bei 13 Prozent, bei Kindern von Erkrankten bei 12 Prozent). Das Erkrankungsrisiko in der Allgemeinbevölkerung hingegen beträgt nur ein Prozent! Gene, die für Schizophrenie verantwortlich sein könnten, wurden bisher noch nicht eindeutig identifiziert. Auch hier ist der genaue Erbgang unklar.[68]

Es gibt also keine festen Werte für die Erblichkeit einer psychischen Störung. Die Wahrscheinlichkeit, mit der beispielsweise ein eineiiger Zwilling von der gleichen Störung wie sein erkrankter

Kozwilling betroffen ist, ist nicht absolut zu ermitteln. Vielmehr beziehen sich die Angaben auf die jeweilige Population, an der die Untersuchung durchgeführt wurde. Es handelt sich daher um Näherungswerte, an denen man sich im Einzelfall nur ungefähr orientieren kann. Man sollte sich bewusst sein, dass sich Gene und Umwelt gegenseitig verstärken oder blockieren können. Die Entdeckung genetischer Einflüsse hat zwar das Verständnis und die Therapiemöglichkeiten von psychischen Erkrankungen verändert, allerdings haben Forschungen nur selten einen höheren Einflussanteil der Gene als 50 Prozent demonstrieren können. Der Einfluss von Umweltfaktoren, also wie wir leben und was wir erleben, ist und bleibt wichtig.

Epigenetik – Die Software der Gene

Gene bestimmen den Bauplan unseres Körpers. Sie legen nicht nur fest, wie wir aussehen, sondern auch, wie anfällig wir für Stress und psychische Erkrankungen sind. Daran kann man erst mal nicht rütteln. Das Erbgut ist halt da. Auf der anderen Seite können sich Stress, traumatische Erfahrungen und psychische Störungen wiederum auf die Gene *auswirken*. Gene können mal mehr, mal weniger aktiv sein. Vereinfacht gesagt: Sie können an- und ausgeschaltet werden. Damit beschäftigt sich die Epigenetik. Sie beschreibt die Wechselwirkung zwischen Erbgut und Umwelt. Im Griechischen bedeutet die Vorsilbe «epi» *über, zusätzlich* oder *darüber hinausgehend*. Epigenetik beschreibt Mechanismen, die «über» oder zusätzlich zu den genetischen Mechanismen wirken. Diese Mechanismen verändern nicht unsere individuelle DNA, aber beeinflussen die Funktion des Genoms. Das Genom ist – quasi wie ein dickes Buch – die Gesamtinformation unseres Erbguts und setzt sich aus einzelnen Genen beziehungsweise wie ein Buch aus einzelnen Wörtern zusammen. Das Genom ist unsere Hardware, die Arbeitsgrundlage unseres Organismus. Die Epigenetik wiederum können wir uns als Software vorstellen, die im Laufe eines Lebens auf die Gene draufgespielt wird. Jede Zelle eines menschlichen Körpers hat die gleiche DNA-Sequenz, aber trotzdem differenzieren sich die verschiedenen Zellen unterschiedlich aus. Sie spezialisieren sich. Und dabei spielen epigenetische Mechanismen eine große Rolle.

Soziale Faktoren wie Einkommen, Bildungsgrad oder Interaktion haben zum Beispiel einen entscheidenden Einfluss darauf, wie handlungsfähig wir in einer Krise sind, auch Stress, Ernährung, Sport, Nikotin-, Alkohol- und Drogenkonsum. Diese Umwelteinflüsse können mitbestimmen, wie unsere epigenetischen Mechanismen ablaufen. Das ist das Entscheidende an der Epigenetik: Sie ist sensibel für Umweltsignale. Ganz früh im Leben spielt die Qualität der Mutter-Kind-Bindung eine entscheidende Rolle und hat eine langfristige Auswirkung darauf, wie bestimmte Gene abgelesen werden können. Um dieses «Ablesen» zu verstehen, ist es wichtig zu wissen, dass ein DNA-Strang zwei Meter lang ist! Damit er in den winzigen Zellkern passt, muss er aufgewickelt werden. Wenn der Strang ganz fest gewickelt, die DNA also ganz eng gepackt ist, können die Gene nicht so gut abgelesen werden. Hier untersucht man, inwieweit externe Faktoren dafür verantwortlich sind. Die Epigenetik beschäftigt sich also mit den komplexen Genregulationsmechanismen, indem sie die Verpackung der DNA in der Zelle untersucht. Im Gegensatz zur DNA, die in jeder Zelle gleich ist, ist die Verpackung verschieden. Dies kann erklären, wie bestimmte Gene reguliert werden.

Ein epigenetischer Faktor dabei ist die DNA-Methylierung – ein natürlicher regulatorischer Prozess in der Zelle, der die Aktivität der Gene steuert. Die DNA-Methylierung hat damit auch einen entscheidenden Einfluss auf die Entstehung von Krankheiten. Spezielle Enzyme (Methyltransferasen) versehen den DNA-Baustein Cytosin an bestimmten Stellen im Genom mit einer Methylgruppe (CH_3-Gruppe), es entsteht Methylcytosin. Die Methylgruppen werden dabei an einzelne Bausteine der DNA gehängt, ohne dass die Abfolge verändert wird. Die chemischen Bausteine verhindern lediglich, dass die zugrunde liegenden Gene abgelesen werden können. Sie bilden eine Art Blockiersystem. Methylierte Gene haben also eine Art chemische Schlafmütze auf. Die Methylierung dient der Markierung von aktiven und inaktiven Bereichen der DNA. Sie beeinflusst die Umsetzung der Erbinformation, nicht aber die Erbinformation an sich.

Bei Rattenjungen, die getrennt von ihren Müttern weniger Fürsorge erfahren, zeigte sich, dass Methylierung vermehrt bei stressbelasteten, «selten geleckten» Ratten auftrat, im Vergleich zu nicht belasteten, «häufig geleckten» Tieren. Der nachfolgenden Generation wurden diese Methylierungsmuster vererbt, obwohl sie nicht denselben Stressoren ausgesetzt waren. Schauen wir von leckenden Ratten nun zu traumatisch belasteten Menschen. Kinder von Müttern mit einer posttraumatischen Belastungsstörung weisen gegenüber Kindern von gesunden Müttern eine verringerte Cortisolkonzentration auf, und zwar schon im ersten Lebensjahr. Die Freisetzung von Cortisol in Stresssituationen ist jedoch wichtig, um vermehrt Energie bereitzustellen, also Stress besser verarbeiten zu können. Ist die Cortisolfreisetzung verringert, erhöht das das Risiko einer PTBS. Untersuchungen an Personen, die den Anschlag auf das New Yorker World Trade Center überlebten, legen nahe, dass der verringerten Cortisolfreisetzung über Generationen hinweg eine vererbbare epigenetische Methylierung des Glucocorticoidrezeptor-Gens zugrunde liegt.

Tragen Eltern die Folgen einer Traumatisierung in Form von epigentischer Prägung mit sich, kann sich das während der Schwangerschaft, aber auch später in Form von elterlichem Verhalten auf die Kinder auswirken. Das Fehlen mütterlicher Fürsorge kann beim Kind über die epigenetische Anheftung von Methylgruppen an die DNA die Ausbildung von Bindungsstellen für Neuromodulatoren wie Oxytocin und Cortisol verhindern. Das bedeutet: Wenn die Interaktion zwischen Mutter und Kind gestört ist, kann das bis auf die biologische Ebene des Kindes wirken und später sogar das eigene elterliche Verhalten beeinflussen. So kann auch ein erhöhtes Risiko für psychische Erkrankungen generationenübergreifend weitergegeben werden. Doch ein Risiko allein führt wie beschrieben nicht zum Ausbruch einer Erkrankung.

Die winzigen molekularen Schalter, die wir von unseren Vorfahren mitbekommen, halten auch gesund. Es gibt Hunderte von Genen, die bei Menschen das Risiko für eine Angststörung erhöhen. Doch nur ein Teil von ihnen erkrankt. Der Methylierung, der chemischen Schlafmütze an entsprechenden Genen, sei Dank. Erst bei bestimmten Umweltfaktoren werden die Angst-Gene aktiv. Bei Stress, Familienkonflikten, Mobbing, Trennungen oder Todesfällen können die Schlafmützen abrutschen. Sogar bei eigentlich schönen Ereignissen wie einer Heirat, Geburt oder Beförderung können die Gene «demethylieren», also sozusagen wach gerüttelt werden und bei den Betroffenen eine Panikstörung verursachen. Die gute Nachricht: Man kann die Gene wieder schlafen schicken. Untersuchungen bei PatientInnen mit Panikstörung zeigten, dass die Angst-Gene nach sechs Wochen Psychotherapie wieder «methyliert» waren. Psychotherapie kann also sogar auf der epigenetischen Ebene im Zellkern wirken.

Das bedeutet: Im Gegensatz zu genetischen Anomalien sind epigenetische Strukturen revidierbar. Während die Erbinformation an sich unlöschbar mit Edding geschrieben ist, sind die epigenetischen Markierungen nur mit Bleistift verfasst und können wieder ausradiert werden. Die Epigenetik erklärt uns auf biologischer Ebene, wie die Umwelt unsere Anfälligkeit für bestimmte Erkrankungen entweder verringert oder erhöht. Forscher hoffen, dass dieses Wissen in Zukunft dazu beiträgt, dass Risiken für psychische Erkrankungen schon in der Kindheit oder Pubertät erkannt werden.

Gibt es Risikogene?

Es gibt einzelne Gene, die sind für einzelne Erkrankungen verantwortlich. Bei der klassischen Chorea Huntington, einer erblichen Generkrankung mit fortschreitender Zerstörung von Gehirnzellen durch ein fehlerhaftes Eiweiß, sind es Veränderungen an einem ganz bestimmten Gen. Bei psychischen Erkrankungen wie Autismus zum Beispiel stehen viele Gene im Verdacht, das Risiko zu erhöhen. Der Beitrag einzelner genetischer Varianten scheint gering zu sein. Erst ein kumulativer Effekt verschiedener Gene bringt ein erhöhtes Krankheitsrisiko. Jedoch stechen dabei einzelne Gene heraus. Menschen, bei denen im Chromosom 7 eine zusätzliche Kopie eines kleinen DNA-Abschnitts vorhanden ist (Duplikation), haben ein höheres Risiko einer Erkrankung aus dem autistischen Formenkreis.

Ein entscheidender Mechanismus bei der Entstehung depressiver Störungen sind die Gene, die unsere Stressantwort regulieren. Wenn diese nicht gut abgelesen werden können, funktioniert die komplexe Abfolge der Stressregulation, unsere Stressachse, nicht störungsfrei. Ein entscheidendes Gen dabei ist der Glucocorticoid-Rezeptor (NR3C1) – der Rezeptor für das menschliche Stresshormon Cortisol. Wenn dieser Rezeptor in neurobiologischen Strukturen, wo unsere Stressantwort reguliert wird, nicht gut abgelesen werden kann, kommt es vor, dass wir übermäßig lange physiologisch gestresst sind.

Bei der Schizophrenie ist das DRD2-Gen, ein Dopaminrezeptor, ein solcher Knackpunkt. Bestimmte Varianten des Serotonintransporter-Gens und anderer Komponenten des serotonergen und dopaminergen Systems können also das Risiko einer psychischen Erkrankung erhöhen.

Aber: Auf die Genprodukte kann man mit Medikamenten erfolgreich einwirken – das ist ein Ansatz für Therapien. Forscher hoffen deswegen, weitere Gene zu finden, die einen ähnlichen Einfluss haben wie zum Beispiel das DRD2-Gen bei der Schizophrenie. Doch gerade die Untersuchung Hunderter von Genen ist sehr aufwendig, weswegen auch die Medikamenten-Entwicklung im Bereich der Psychopharmaka zu stagnieren scheint. Jedoch ist es einem internationalen wissenschaftlichen Konsortium gelungen, 44 Genorte zu identifizieren, die mit schweren Depressionen im Zusammenhang stehen. Sechs der dabei identifizierten Genorte spielen auch für die Schizophrenie eine Rolle. Mit Genort wird die genaue Lage eines bestimmten Gens oder eines genetischen Markers auf einem Chromosom bezeichnet. Bestimmte Genmuster (Genloci) scheinen mitbedingend für eine Erkrankung zu sein. Die entsprechenden Gene sind besonders in der Großhirnrinde lokalisiert. Das bestätigt, dass eine Depression primär eine Erkrankung des Gehirns ist. Die Genvarianten zeigten sich besonders im präfrontalen Cortex, der für höhere Hirnfunktionen zuständig ist. Die Genvarianten liegen zudem in Gengruppen, die unter anderem für die Synapsen, die Bildung von Gehirnzellen und die Regulation der Hirnfunktion zuständig sind. Dieses Wissen kann dabei helfen, die zugrunde liegenden biologischen Mechanismen einer Depression weiter zu entschlüsseln und neue Therapien zu entwickeln.

Doch ist die Genetik wirklich der Schlüssel? Schließlich ist man noch weit davon entfernt, die Zusammenhänge komplett zu verstehen. Wenn man nicht die genauen Ursachen kennt, kann man nur die Auswirkungen, zum Beispiel die Genprodukte, beeinflussen. Würde man auf genetischer Ebene die Ursachen abschalten wollen, müsste man an der DNA selbst manipulieren. Das ist theoretisch möglich, aber eine Frage der Ethik – vor allem vor dem Hintergrund, dass einzelne Gene nur einen geringen Einfluss haben.

Aber vielleicht wird es in Zukunft möglich sein, immer bessere Risiko-Profile zu erstellen und auf der anderen Seite von der Biologie gesunder Menschen gewissermaßen zu lernen. Forscher analysieren dafür das genetische Material von unzähligen psychisch gesunden und psychisch kranken ProbandInnen anhand von Speichelproben, um irgendwann ein komplettes Bild vom Risiko einer

Erkrankung zu bekommen. Besonders spannend sind dabei natürlich diejenigen Menschen, die zwar genetisch ein erhöhtes Risiko aufweisen, aber dennoch gesund sind. Genauso wie Menschen, die Traumata erlitten haben, ohne krank zu werden – oder Personen, die sowohl genetisch vorbelastet als auch negativen Umweltfaktoren ausgesetzt sind und trotzdem keine psychische Erkrankung entwickeln. Vielleicht kommt man dabei zumindest der Resilienz, der psychischen Widerstandskraft, auf die Schliche.

Was nützt uns dieses Wissen?

Die genetische Information spielt sicher eine übergeordnete Rolle bei psychischen Erkrankungen, aber auch nicht die alleinige. Eine genetische Vorbelastung ist immer nur eine Erhöhung der Wahrscheinlichkeiten. Es gibt natürlich Menschen, die auch mit einer minimalen genetischen Belastung krank werden. Wir sind also nicht von der Erblichkeit eines Gens abhängig, sondern allein von der Wirkungsweise eines Gens. So kann schon eine spezifische Ernährungsweise dazu führen, dass die Auswirkungen eines Gens nivelliert werden. Mit der Identifizierung von Krankheitsgenen wird schnell die Hoffnung auf effektive Therapien verbunden. Dazu zählt auch die Vernichtung des Gens. Dies ist praktisch jedoch kaum umsetzbar.

Was in unseren Genen vorhanden ist, hat einen Einfluss, aber ebenso unsere Umwelt, unsere Erfahrungen und Erlebnisse – und zwar auf das Erkranken, aber auch auf das Gesunden gleichermaßen. Und zwar bei allen psychischen Erkrankungen. Eine bestimmte genetische Disposition erhöht die Wahrscheinlichkeit, an Schizophrenie oder der bipolaren Störung zu erkranken. Die Genetik kann hierbei Zusammenhänge erklären, aber keine exakten Ursachen aufzeigen. Ich frage mich immer noch, welche Beziehung genau unsere Gene zu unserer Psyche haben. Wie viel ist

Vererbung, wie viel Umwelt? Wenn es keine Hauptrisikogene gibt, welche Genmuster oder Gen-Umweltreaktionen bergen ein erhöhtes Risiko? Welche Mechanismen genau stecken dahinter? Mehr Kenntnisse auf diesem Gebiet könnten helfen, die Früherkennung, aber auch die Behandlung zu verbessern.

Denn fest steht: Wir sind kein Spielball unserer Gene, was psychische Erkrankungen angeht. Die Gene haben keine hundertprozentige Vorhersagekraft. Das zeigen jahrzehntelange Erfahrungen mit erfolgreichen Therapiemethoden. Gene sind eben nur ein Teil, der zum Erkranken oder Gesunden beiträgt. Einen anderen Teil macht das Umfeld aus – wie wir unser Leben gestalten, wie andere uns helfen, unser Leben zu gestalten. Demnach haben wir große Einflussmöglichkeiten.

Wo wird uns dieses Wissen und Halbwissen hinbringen? Werden sich Eltern in der pränatalen Diagnostik entscheiden, ein später vielleicht manisch-depressives oder schizophrenes Kind abzutreiben? Selbst wenn es sich um behandelbare Erkrankungen handelt? Das ungelöste Gen-Rätsel der psychischen Erkrankungen wirft neue Fragen auf, bevor die alten beantwortet sind. Als Patientin frustriert mich das einerseits, weil es mir das Gefühl vermittelt, dass zunächst vielversprechende Lösungsansätze in Sackgassen zu enden scheinen. Andererseits beruhigte mich ein Interview, das ich mit Prof. Dr. Stefan Ripke im Rahmen des RadioEins-Podcasts «Spinnst du?» führen konnte. Prof. Ripke arbeitet an der Charité in Berlin-Mitte in der Forschungseinheit Statistische Genetik und im internationalen Team des Psychiatric Genomics Consortium – dem größten gemeinschaftlichen Experiment in der psychiatrischen Genetik, das an einer Vielzahl von Publikationen mitgewirkt hat. Besonders erwähnenswert ist die Entdeckung von mehr als 100 genomischen Loci, die mit Schizophrenie assoziiert sind. Ripke begegnete mir als visionärer, aber realistischer Forscher, der zwar unermüdlich die Genetik im Bereich der Psychiatrie vorantreibt, aber dennoch nicht an ihrem Rätsel zu verzweifeln scheint. Vielmehr wirkte er sehr demütig: «Ich als Forscher habe nicht den Anspruch, das Rätsel der Psychiatrie zu lösen. Ich habe selber keinen Anspruch, diese Erkrankungen zu entziffern. Ich glaube, das wird für die gesamte Menschheit schwierig. Das menschliche Gehirn ist so komplex; wir sind unendlich weit davon entfernt, es zu verstehen. Wenn ich noch mal so ein Gen finden könnte, wo wir am Produkt manipulieren können mit einem Medikament, und es wirkt irgendwie, ohne dass ich weiß, wie es wirkt, dann habe ich mein Ziel erreicht. Dann bin ich glücklich.»

Im Endeffekt stehen der Wissenschaft zwei große Forschungsgebiete nicht zur Verfügung. Erstens: das Tier, weil wir mit ihm nicht ausreichend kommunizieren können, und zweitens: die menschliche Zelle. Wir können nicht einfach kranken Menschen Gehirnzellen entnehmen und sie untersuchen. Selbst bei verstorbenen Patienten wurde bisher nichts gefunden, was einem amtlichen Biomarker für die eine oder andere psychische Erkrankung gleichkäme. Biomarker gibt es in der Psychiatrie nicht. Bisher. Und selbst wenn – was würde es dem Einzelnen nutzen zu wissen, ob was in den Genen drin ist oder nicht? Da bleibt ja immer dieser gewisse Spielraum, der Einfluss, den Umweltfaktoren auf unsere Gene haben. Das Wissen, das Genetiker generieren, hilft also im Moment leider noch keinem Betroffenen, weder in der Klinik noch in der allgemeinen Therapie. Es gibt keine aussagekräftigen genetischen Tests für Betroffene oder für Eltern und ihre Kinder. All das hat – das ist der Stand der Psychiatrie heute – noch gar keinen Einfluss. Es gibt nicht DIE ANTWORT in unseren Genen. Die Gene geben uns viele Hinweise, bleiben aber dennoch ein Rätsel. Denn unser Leben verläuft nun mal an der Schnittstelle von festgelegten Erbanlagen und dynamischer Umwelt. An den Erbanlagen können wir nicht rütteln, aber an ihren Auswirkungen. Pharmakologisch können wir auf die Genprodukte einwirken. Auch psychosoziale Intervention, Psychotherapie, Elterntraining sind ebenso in der Lage, bestimmte molekularbiologische Mechanismen positiv zu beeinflussen. Je früher die Intervention, desto höher sind die Chancen, dass das Kind gar nicht erst in den Brunnen fällt. Genug Theorie. Fangen wir an, etwas zu tun! Prävention scheint das Zauberwort. Und dazu gehört auch die Liebe und Zuneigung unserer Eltern.

INSOMNIA - NICHT NUR EIN SONG VON FAITHLESS

Deep in the bosom of the gentle night
Is when I search for the light
Pick up my pen and start to write
I struggle, I fight dark forces in the clear moonlight
Without fear
Insomnia
I can't get no sleep
I used to worry
Thought I was going mad in a hurry
Getting stressed, making excess mess in darkness
No electricity, something's all over me, greasy
Insomnia, please release me ...[69]
Faithless, «Insomnia»

Ein mir unbekannter und gleichzeitig vertrauter Teil des Gartens liegt vor mir. Hatte ich vergessen, dass es ihn gibt? Er ist verwildert und dennoch wunderschön! Was würde ich hier alles umsetzen können! Einen Rosenbogen am Eingang und ein Hainbuchenlabyrinth, einen Wasserlauf ... Mein Gärtnerinnenherz schlägt höher und ist doch gleichzeitig überfordert von meinen überbordenden Ideen und der damit verbundenen Arbeit. Ich mache mich zurück zum Haus. Am Gartenzaun unterhält sich meine Frau mit einer Freundin und ihrer Tochter. Mir ist aber nicht nach Gesellschaft, und ich will auch meine Gartenentdeckung nicht mit ihnen teilen. Ich gehe grußlos vorbei. Meine Frau folgt mir ins Haus und fragt, was los sei. Ich kann es nicht in Worte fassen, breche stattdessen, gereizt wegen ihrer Nachfrage, einen irrationalen Streit vom Zaun und wundere mich in diesem Moment über mich selbst. Bin das noch ich?

Dann wache ich auf. Noch bevor ich wirklich wusste, was los war, noch bevor ich mir darüber bewusst werde, dass ich gerade eine dritte depressive Episode erlebe, träumte ich von der Depression als einem Garten voller Arbeit. Nach diesem Traum belastet mich vor allem der Gedanke, den Menschen in meinem Umfeld Schaden zuzufügen oder zur Last zu fallen. Ich liege nachts wieder stundenlang wach, und das Gedankenkarussell dreht sich wieder. Wenn ich Glück habe, sind es noch Ideen. Die Notizzettel und Google Docs in meinem Handy neben dem Bett fülle ich mit etlichen Themen für zukünftige Podcastfolgen, Buchkapitel oder aber auch nur Gedankenfragmenten. Aus Angst, etwas Wichtiges, ein noch klarer Gedanke könnte verloren gehen oder kein zweites Mal gedacht werden. Wenn ich nichts zum Notieren habe, sage ich mir das Gedachte immer und immer wieder auf, bis ich es endlich in Schriftform kanalisieren kann. Ich habe das Gefühl, mein Denken könnte irgendwie ausfransen und zerfasern, bis nichts mehr übrig ist. Mir kommt es vor, als würde mir etwas an den Rändern meine Substanz abknabbern, bis ich ganz aufgegessen bin. Für diesen Fall wünsche ich mir einen harten Kern, damit sich die Depression die Zähne ausbeißt.

In meinem Kopf ist selten Freiraum für Tagträume. Ich wäre gerne eine romantische Tagträumerin. A day dreamer and a night thinker. Ich bin aber nur noch ein Nervenbündel. Tagsüber sehne ich mich danach allein und in Ruhe zu sein. Doch habe ich Ruhe, werden meine Gedanken laut, von denen ich mich dringend erholen muss. Ich lenke mich mit Aktivität ab, bis ich erschöpft bin vom Tun und Erledigen und mich wieder nach Ruhe sehne, die ich auch in der Stille nicht finde. So renne ich durch meinen Alltag, wie der Hamster in seinem Rad. Auf der Couch zu liegen und einfach Löcher in die Luft zu starren und zu «wohnen», wie meine Mutter es perfektioniert hatte, ist ein unhaltbarer Zustand für mich. In «Brief an mein Leben» von Miriam Meckel lese ich, dass sie während ihres Klinikaufenthalts Inaktivitätstage verordnet bekam: einen kommunikativen Stubenarrest, keine Gespräche, keine Musik, nichts lesen – nur auf dem Zimmer verweilen und aus dem Fenster schauen. Das klingt für mich nach kaltem Entzug, aber irgendwie auch heilsam. Doch allein zu Hause würde ich das nie schaffen.

Ich wache nachts oft mit Herzklopfen und einem diffusen Gefühl von Unsicherheit und Bedrohung auf, das ich weder bestimmten Umständen noch Personen zuschreiben kann. Meine innere Unruhe hält mich stundenlang gefangen und vom Schlafen ab. Während meiner depressiven Episoden kann ich zwar immer einschlafen, aber wache nachts meist zwischen zwei und vier Uhr früh auf und liege drei bis vier Stunden wach, obwohl ich hundemüde bin. Das hat zur Folge, dass ich mich den ganzen Tag über quäle, wach zu bleiben, um dann in der nächsten Nacht, wieder nicht schlafen zu können. Wann immer mir die Depression meine Auffassungsgabe nicht gänzlich zerfrisst, lese ich nachts.

Ich erkenne mich in einigen Zeilen Birgit Kronauers in «Das Schöne, Schäbige, Schwankende» wieder: «Auch ich spüre, wenn auch selten, eine Art Furcht oder immerhin eine Beunruhigung. Erst wenn ich mich auf mein wirkliches Ich besinne und auf mein Grün, verfliegt sie. Mein wirkliches Ich, so will ich es zur Not nennen. Es besteht ein merkwürdiges Drängen in mir, es wütet in mir, es rast. Schon beim Aufwachen geht es los, über alle Etappen des Tages hinweg: Ich wünsche mir, dass das, was gerade abläuft, vorüber ist, egal, ob angenehm oder unangenehm. Es soll vorbei sein, das Nächste soll kommen und dann wieder das Nächste. So läuft es bis zum Einschlafen ab. Da denke ich dann schon daran, dass die Nacht, die mir oft nichts Gutes bringt, aber dennoch allabendlich die schöne vergebliche Hoffnung auf Schlaf, nicht endlos dauern möge, ab fünf Uhr in der Frühe warte ich auf einen akzeptablen Zeitpunkt, das Bett zu verlassen. Es liegt etwas Mörderisches darin, eine Weltverringerung: Ich will es nicht, und ich weiß es nicht besser.»

Dazu kommt nachts und in der Ruhe ein Nervenkribbeln in den Beinen, das ich einem Fahrradunfall zuschreibe, den ich ein paar Wochen zuvor hatte. Dann sind da noch diese Muskelzuckungen, während ich schlafe. Ich bemerke davon nichts, aber meine Frau er-

*zählt mir am nächsten Morgen, dass meine Füße ganz regelmäßig
in einem Abstand von 30 Sekunden immer wieder gezuckt hätten.
Eines Nachts werde ich schließlich selbst davon wach, dass ich meine
Füße ununterbrochen aneinanderreibe. Um mich noch zu spüren?
Bekomme ich jetzt noch ein Restless-Legs-Syndrom, oder werde ich
zum Hypochonder? Ich bin durch den Schlafmangel zermürbt und
zunehmend neurotisch.*

*Tagsüber will ich einfach nur noch so müde sein dürfen, wie ich bin.
Eigentlich bin ich immer müde. Außer während ich schlafe. Dann
geht's. Immer wenn ich wach sein will oder soll, liegt eine bleierne
Antriebslosigkeit über mir wie eine zentnerschwere Bettdecke. Ich
schleife diese Decke mit ins Bad. In die Küche, von der Couch und
wieder zurück ins Bett. Das Paradoxe daran: Endlich will ich mich
ausruhen, aber es geht ob der inneren Unruhe schlicht nicht, und
mein Verstand weiß, dass tagsüber Rumliegen auch nicht gesund ist.
Dennoch bin ich wie gelähmt und todmüde. Immerhin nicht lebens-
müde. Denn im tiefsten Inneren weiß ich, dass die Gedanken und Gefühle, die mich quälen, nicht ich sind. Ich bin immer noch die Person,
die das erkennt, und gleichzeitig fleht: Insomnia, please release me!*

Es gibt keine Depression ohne Schlafstörung und keine Schlafstörung, die nicht irgendwann zu einer Depression führt. Der Prozent-
satz der psychiatrischen Patienten, die auch eine Schlafstörung haben, ist sehr hoch, bei der Depression wird er auf bis zu 90 Prozent
geschätzt. Viel schlimmer noch: Alle psychischen Erkrankungen
gehen mit Schlafstörungen einher. Mit Insomnie. «Insomnia» ist
also nicht nur ein Song von Faithless. Damit verbunden ist Hyper-
somnie – eine überdurchschnittlich hohe Tagesmüdigkeit, die im
Zusammenhang mit einer Depression stehen kann. Aber warum
ist Schlaf so wichtig für die Psyche? Und wie soll ausgerechnet
eine Therapie mit Schlafentzug helfen? Schlaflosigkeit beeinflusst
schließlich nicht nur die psychische und physische Gesundheit,
sondern auch die Teilhabe am beruflichen und gesellschaftlichen

Leben. Wenn man nachts nicht schlafen kann, ist man tagsüber total kaputt, ausgelaugt, fühlt sich zu nichts fähig. Und trotz der Müdigkeit am Tage kann man in der darauffolgenden Nacht wieder nicht schlafen. Das bekommt auch Dr. med. Thi-Minh-Tam Ta, die Oberärztin der psychiatrischen Ambulanz am Benjamin Franklin, oft zu hören: «Viele Patienten berichten, dass sie frühmorgens erwachen oder sich am Wochenende nicht erholen können.»

Um herauszufinden, was es mit diesen Schlafstörungen bei psychischen Erkrankungen auf sich hat, treffe ich Prof. Heidi Danker-Hopfe. Sie leitet am Klinikum Benjamin Franklin das Schlaflabor. Ein junger Mann bekommt Elektroden auf den Kopf geklebt, damit später während des Schlafens die Hirnströme gemessen werden können. Diese Prozedur dauert mindestens anderthalb Stunden. Das Schlaflabor ist eine Art Schlafzimmer ohne Fenster. Ein Bett, ein Tisch, ein Stuhl. Es sieht aus wie in einem spartanischen Flughafen-Hotel. Ich weiß nicht, ob ich hier schlafen könnte. Auf einem Monitor im Nebenraum sieht man bei der Auswertung der Schlafaufzeichnungen ganz viele Wellen. Die sechs abgeleiteten EEG-Spuren sehen aus wie der Ausschlag eines Seismografen.

An manchen Stellen einer Linie erkenne ich eine Art Knäuel, einen Knoten. Bei diesen sogenannten Schlafspindeln, erklärt mir Prof. Danker-Hopfe, wird vermutet, dass sie eine Bedeutung für die Gedächtniskonsolidierung im Schlaf haben. Allerdings kann man anhand der Aufzeichnung natürlich nicht ablesen, ob oder was da im Gehirn des Patienten abgespeichert wurde.

Die Funktion des Schlafes

Um sich dem Zusammenhang zwischen psychischen Erkrankungen und Schlaf anzunähern, ist es wichtig zu wissen, warum wir überhaupt schlafen. In erster Linie nutzt der Körper den Schlaf zu Regenerationszwecken. Die Inaktivität schafft optimale Bedingungen für Zellerneuerungsprozesse. Dauerhafter oder länger bestehender Schlafmangel kann zu einer frühzeitigen Alterung führen. Genügend erholsamer Schlaf ist also das einfachste Anti-Aging-Programm. Schlaf aktiviert außerdem das Immunsystem und ist an der Regulierung des Stoffwechsels beteiligt. In letzter Zeit wird auch der Zusammenhang mit der Prävention der Alzheimer-Erkrankung diskutiert, weil im Schlaf toxische Stoffwechselprodukte aus dem Gehirn abgebaut werden. Während wir schlafen, verarbeiten und speichern wir außerdem am Tage erworbene Eindrücke und Informationen. Schlaf ist also wichtig für die Gedächtniskonsolidierung und für unser Gehirn generell unerlässlich.

Schon nach wenigen Nächten mit zu wenig Schlaf ist unsere Leistungsfähigkeit deutlich niedriger. Folgen eines gestörten Schlafs sind erhöhte Tagesmüdigkeit, Konzentrationsschwäche, Kopfschmerzen, Stimmungsschwankungen, Reizbarkeit und Unruhe. Das Immunsystem wird geschwächt, dadurch steigt die Infektanfälligkeit. Dauerhafte Schlafstörungen können Diabetes, Übergewicht, Bluthochdruck, Herzinsuffizienz und frühzeitigen Gedächtnisverlust begünstigen.

Schlaf ist also ein Prozess, der unsere Gesundheit und damit unser Leben auf vielfältige Weise elementar beeinflusst und steuert. Allerdings sind die Funktionen des Schlafes sehr komplex. Viele Fragestellungen sind noch nicht erforscht. Wer DIE Funktion des Schlafes findet, ist sicher ein Fall für den Nobelpreis.

Es ist nur eine Phase, Hase!

Schlaf ist nicht gleich Schlaf. Er gliedert sich in verschiedene Schlafphasen: in Einschlaf-, Leichtschlaf-, Tiefschlaf und REM-Schlaf-Phase. In der *Einschlafphase* beruhigt sich der Organismus zunächst. Puls und Atmung verlangsamen sich. Aber noch ist der Schlaf sehr oberflächlich, wir sind in dieser Phase leicht zu wecken, schon durch kleine Störungen. Die *Leichtschlafphase* macht etwa die Hälfte des Schlafes aus. Hierbei entspannen sich die Muskeln, auch die Hirnaktivität ist auf niedrige Frequenzen beschränkt. Das Bewusstsein ist abgeschaltet. Die *Tiefschlafphase* führt zur tiefsten körperlichen Entspannung. In dieser Phase sind wir nur schwer zu wecken. In der anschließenden REM-Phase ist vor allem die Psyche dran. Viele SchlafforscherInnen gehen davon aus, dass in der REM-Phase neben Informationen vor allem emotionale Sinneseindrücke verarbeitet werden. REM steht für rapid eye movement (schnelle Augenbewegungen). Die Augen bewegen sich unter den geschlossenen Lidern sehr schnell. Der Puls kann bis auf 120 steigen, der Blutdruck bis auf 200 mm/hg. Die Gehirnaktivität beschleunigt sich erheblich, und das EEG zeigt viele kleine Ausschläge. Man spricht hier auch von paradoxem Schlaf, weil die Aktivität des Gehirns der des wachen Hirns sehr ähnlich ist. Trotzdem ist man in diesem Stadium schwer zu wecken. Wir träumen in dieser Phase aktiv, können uns aber an nichts erinnern. Der Kopf entrümpelt. Das Gehirn verarbeitet, kaut Konflikte durch und findet manchmal sogar Lösungen. Am Tag Erlebtes wird ins Langzeitgedächtnis gespeichert. Informationen kommen in Schubladen.

Leicht-, Tief- und REM-Schlafphasen wechseln sich immer wieder ab und wiederholen sich bei gesunden Menschen mehrfach pro Nacht. Ein vollständiger Zyklus dauert etwa anderthalb Stunden. Circa 50 Minuten machen Einschlaf- beziehungsweise Leichtschlafphase aus, für Tiefschlaf- und REM-Phase verbleiben etwa 40 Minuten eines Schlafzyklus. Zu Beginn der Nacht dominiert der Tiefschlaf, nach vier bis fünf Stunden hat sich der Körper dabei vollkommen erholt. In der zweiten Nachthälfte dominieren die für die Informations- und Emotionsverarbeitung wichtigen REM-Phasen.

Zusammenhänge von Schlafstörungen und psychischen Erkrankungen

Ab wann spricht man nun von einer Schlafstörung? Denn mit diesem Begriff ist nicht gemeint, dass wir vor Schreck aus dem Bett fallen, wenn unser Nachbar nachts um drei Uhr laut von einer Party nach Hause poltert oder wir nach dem Genuss von zwei Kannen Tee nachts mehrmals rausmüssen. Frau Professor Danker-Hopfe erzählte mir von einer experimentellen Feldstudie in einem kleinen Ort in Ostfriesland. Den ProbandInnen wurden für die Nachtruhe Elektroden angelegt. Morgens gaben sie dem Forscher-Team ihre Messgeräte zurück und füllten einen Fragebogen aus, in dem unter anderem erfasst wurde, ob oder wie oft die Teilnehmer-Innen nachts zur Toilette mussten. Für viele teetrinkende Menschen in Ostfriesland ist es ganz normal, mehrmals in der Nacht rauszumüssen. Das haben die Personen nicht als schlafstörende Situation angegeben.

Wenn Sie sich auf der Straße oder im Bekanntenkreis umhören, sagen vielleicht diejenigen, die schlecht einschlafen oder nicht durchschlafen können, «ja, ich habe Schlafstörungen». Es gibt aber auch Menschen, die schlafen die ganze Nacht durch, wachen morgens auf und sind trotzdem nicht erholt. Diese Menschen würden vielleicht gar nicht auf die Idee kommen, dass sie eine Schlafstörung haben, weil sie ja nachts vermeintlich gut geschlafen haben. Ausschlaggebend für das Vorliegen einer Schlafstörung ist eine starke subjektive Beeinträchtigung – zum Beispiel dadurch, dass man tagsüber vor lauter Erschöpfung eigentlich am liebsten überall dort schlafen würde, wo man geht und steht. Im klinisch-wissenschaftlichen Bereich unterteilt man Schlafstörungen im Wesentlichen wie folgt:

- **Dyssomnien:** schlafbezogene Atemstörungen, Syndrom der unruhigen Beine (Restless-Legs-Syndrom), anfallartig auftretender Schlafdrang

- **Parasomnien:** Störungen des Schlafes, die beim Erwachen oder beim Wechsel der Schlafphasen auftreten und den Schlafzyklus unterbrechen
- **Schlafstörungen bei organischen und psychiatrischen Erkrankungen:** zum Beispiel bei Herzerkrankungen oder Depressionen, Angsterkrankungen, Psychosen und Persönlichkeitsstörungen

Ich leide in depressiven Episoden vor allem am stundenlangen, scheinbar ausweglosen Wachliegen und Grübeln. Das frühmorgendliche Erwachen oder nachts Aufwachen und nicht wieder einschlafen können bezeichnet man als insomnisches Störungsbild. Diese Symptome findet man sowohl bei einer Insomnie als schlafmedizinische Erkrankung ohne Depression, aber auch bei Schlafstörungen im Rahmen einer Depression.

Eine schlafmedizinische Erkrankung, die häufig nicht erkannt wird, aber erheblichen Einfluss auf die psychische Gesundheit haben kann, ist das obstruktive Schlafapnoe-Syndrom. Durch Atemstillstände während des Schlafes kommt es zu verringerter Sauerstoffversorgung und sich wiederholenden kurzen Weckreaktionen, die die Betroffenen oft nicht wahrnehmen – sehr wohl aber eine erhöhte Ermüdbarkeit und Verringerung des Antriebs und der Konzentration am Tage, ähnlich wie bei einer Depression. Deswegen ist es wichtig, vor der Therapie einer psychischen Erkrankung auch eine Schlafstörung in Betracht zu ziehen.

Schlafstörungen können sowohl Ursache als auch Folge psychischer Erkrankungen sein (beispielsweise bei Depressionen, Angsterkrankungen, Psychosen oder Persönlichkeitsstörungen). Bei einer Insomnie im Rahmen von psychischen Erkrankungen kommt es oft zu dem paradoxen Phänomen, dass man tagsüber bis hin zum Erschöpfungszustand müde und schlapp ist. Aber wenn man sich ins Bett legt, kann man nicht schlafen. Warum ist das so? Die Zusammenhänge sind noch nicht komplett geklärt. Aber man weiß, dass Schlafstörungen ein Risikofaktor für psychische

Erkrankungen sein können. PatientInnen mit einer über längere Zeit andauernden, unbehandelten Insomnie haben im Vergleich zur Gesamtbevölkerung ein zweifach erhöhtes Risiko, eine Depression zu entwickeln.

Misst man die nächtlichen Hormonkurven bei depressiven PatientInnen, fällt auf, dass weniger Wachstumshormon ausgeschüttet wird als bei Gesunden. Das Wachstumshormon steht im Zusammenhang mit einem erholsamen Tiefschlaf – der bei depressiven Menschen kürzer ausfällt. Auch die Cortisol-Werte unterscheiden sich. Grundsätzlich passt Cortisol die Körperfunktionen an eine erhöhte Belastung an, indem Puls und Blutdruck steigen. Bei vielen PatientInnen steigt der Spiegel des Stresshormons besonders in der zweiten Nachthälfte viel stärker an. Die Cortisol-Produktion wird vom Gehirn durch das Corticotropin-freisetzende Hormon (CRH) reguliert. Bei einer Infektion etwa stimuliert CRH indirekt die Cortisol-Ausschüttung in den Nebennieren – das Cortisol wiederum aktiviert dann das Immunsystem. Ist die Infektion überstanden, bremst das ausgeschüttete Cortisol die CRH-Ausschüttung und damit seine eigene Produktion. Vermutlich funktioniert dieser Rückkopplungsmechanismus bei Menschen mit Depression nicht richtig – wahrscheinlich, weil die Cortisol-Rezeptoren im Gehirn gestört sind. CRH wird übrigens auch morgens im Körper ausgeschüttet, damit wir überhaupt wach werden. Das ist normal. Ist die Regulierung aber gestört, liegen wir auch dann wach, wenn wir eigentlich schlafen sollten. Der Körper ist im Dauer-Alarmzustand – selbst nachts.

Einen anderen Zusammenhang mit der Depression scheint die Störung des Schlafmusters zu bilden. Depressive schlafen nicht nur anders ein, sondern auch anders durch als Menschen ohne Depression. Durch Hirnstrommessungen (EEG) kann man die Hirnaktivität mit sehr genauer zeitlicher Auflösung messen. Dabei zeigt sich, dass bei depressiven Menschen auch unter Ruhebedingungen die Wachheitsregulation verändert ist. Die Schlafmuster in einer Depression ähneln denen gesunder älterer Menschen: seltenere

Tiefschlafphasen, häufigeres Aufwachen und insgesamt weniger Schlaf. Das Schlafbedürfnis nimmt im Laufe des Lebens ab. In den ersten drei Monaten unseres Lebens schlafen wir wegen der enormen Wachstums- und Reifungsprozesse, die unser Gehirn bewerkstelligen muss, bis zu 17 Stunden am Tag! Im Alter, wenn unser Gehirn längst ausgereift ist, brauchen wir nicht mehr so viel Schlaf. Tatsächlich fühlt sich eine Depression ja auch an wie frühes Altern. Ein besonderes Augenmerk gilt hierbei dem REM-Schlaf. Für Menschen mit Depressionen ist es wichtig, nicht unmittelbar vor dem Zubettgehen in eine negative Grübelspirale zu verfallen, sondern positive Erinnerungen wachzurufen. Gerade in der ersten REM-Phase wird der Gedanken- und Gefühlsstoff ins Gedächtnis eingelagert. Grundsätzlich gilt: Wer viele Reize, Informationen und Erlebnisse des Tages zu verarbeiten hat, durchläuft viele REM-Phasen.

Bei der Depression wird beobachtet, dass die erste REM-Phase, die normalerweise erst nach 90 Minuten Schlaf auftritt, bereits früher einsetzt – manchmal schon nach zehn Minuten. Ist das der Grund für die schlechte Schlafqualität bei Depressionen? Es ist schwierig zu beurteilen, ob ein Mensch darunter leidet, wenn sein REM-Schlaf zum falschen Zeitpunkt auftritt. Fest steht: Auch die schnellen Augenbewegungen treten dabei vermehrt auf. Für die Genetik-Interessierten: Das vermehrte rapid eye movement zeigt sich auch bei Angehörigen depressiver PatientInnen, zum Beispiel bei den Kindern oder Geschwistern, auch wenn diese selbst nicht erkrankt sind! Vor einigen Jahren meinte man deshalb, dass man mit der Häufigkeit der Augenbewegungen, der REM-Dichte, einen Biomarker für die Depression gefunden hat. Allerdings wurde das durch andere Untersuchungsergebnisse wieder relativiert, sodass die REM-Dichte doch kein klarer Marker ist.

Fest steht nur, dass der REM-Schlaf bei Depressionen und anderen psychischen Erkrankungen wie der posttraumatischen Belastungsstörung verändert ist. Das Gehirn schaltet einfach nicht so richtig in den Stand-by-Modus. Die Betroffenen bleiben unnatürlich wach, dies ist verbunden mit einer inneren Anspannung – selbst wenn wir endlich einschlafen, ist der Schlaf nicht besonders tief, geschweige denn erholsam. Doch warum kann das Gehirn nicht einschlafen? Wie genau es dazu kommt, ist noch zu klären. Ziel ist es, die Unterschiede und Gemeinsamkeiten in der Wachheitsregulation bei verschiedenen psychischen Erkrankungen wie Depression, Manie oder ADHS zu erforschen. Vielleicht kann das irgendwann dazu beitragen, dass der mittels EEG gemessene Grad der Hirn-Aktivierung (Arousal) bei der Diagnosestellung hilft. Bis dahin müssen sich Mediziner bei der Diagnose weiter auf die subjektiven Schilderungen der Patienten verlassen.

Man erhofft sich vom Grad der Hirn-Aktivierung, irgendwann auch die Wirksamkeit von Medikamenten prognostizieren zu können. Bislang müssen depressive Patienten eine Latenzzeit von bis zu vier Wochen abwarten, um dann im schlimmsten Fall festzustellen, dass das Antidepressivum ihnen gar nicht hilft. Bevor sie ein anderes ausprobieren können, wurde die Leidenszeit nur unnötig verlängert. Die Messung der lokalen Hirnaktivitäten (Cordance) während des REM-Schlafs soll Hinweise geben, ob ein Antidepressivum wirkt oder nicht. Menschen mit besonders stabilem Wachheitszustand sprechen zum Beispiel sehr gut auf Antidepressiva an.

Das gilt auch für mich, und ich bin schon von Natur aus ein sehr angeknipster Frühaufsteher. Während der schlaflosen Nächte in depressiven Episoden komme ich schlicht gar nicht mehr zur Ruhe und bin dafür tagsüber körperlich erschöpft und doch innerlich permanent unruhig und angespannt, mein Geist ackert. Ein Grund dafür kann sein, dass verschiedene Mechanismen, die im Gehirn die Wachheit fördern, überaktiv sind. Aber wie kann dann ausgerechnet Schlafentzug helfen, wenn man doch eh die ganze Zeit übermäßig wach ist?

Schlafentzug bei Depression

Die Wachtherapie dient nicht der Behandlung von Schlafstörungen als solches, sondern der Therapie der unipolaren Depression, egal ob sie mit Schlafproblemen daherkommt oder ohne. Gestörter Schlaf ist ein Risikofaktor für Depressionen, andererseits wirkt Schlafentzug aber antidepressiv. Die Wirkung setzt sofort ein. Am Tag nach einer durchwachten Nacht sind Antrieb und Hoffnung spürbar und Ein- beziehungsweise Durchschlafprobleme oder sehr frühes Erwachen in der darauffolgenden Nacht häufig passé, wenn auch diese Wirkung meist nur ein oder zwei Tage anhält. Dennoch lohnt sich jeder einzelne positive Tag, an dem man neue Hoffnung schöpfen kann. Nicht angebracht ist die Wachtherapie allerdings bei Patienten mit bipolarer Erkrankung, oder wenn man schon mal einen epileptischen Anfall hatte.

Viele Kliniken wenden die Wachtherapie bei Depressionen standardmäßig an. Die Patienten stehen in der zweiten Nachthälfte ab ein, zwei Uhr auf oder bleiben gleich die ganze Nacht lang wach. Am besten wirkt dieser therapeutische Schlafentzug bei Patienten mit tageszeitabhängigen depressiven Phasen wie dem Morgentief und dem Abendhoch. Durch den Schlafentzug wird der Schlafdruck für die nächste Nacht erhöht. Generell sollte man, wenn man zum Beispiel während einer depressiven Phase Schlafstörungen hat, eher spät ins Bett gehen – auch das erhöht den Schlafdruck. Wenn man dann nachts dennoch wach liegt, sollte man das Bett verlassen, einen anderen Raum aufsuchen und sich erst wieder hinlegen, wenn man entsprechend müde ist. Aber nicht während des Tages! Auch wenn das oft schwerfällt. Es ist wichtig, einen gewissen Tag-Nacht-Rhythmus beizubehalten. Dunkelheit und Helligkeit können uns nämlich helfen, zu schlafen beziehungsweise wach zu bleiben.

Was passiert nun aber beim Schlafentzug? Sie kennen vielleicht den Effekt der Euphorie, wenn Sie nach einer Nachtschicht morgens ein bisschen aufgekratzt sind. Nach müde kommt doof, habe ich während meiner zehn Jahre Frühdienst beim Radio immer gesagt. Wenn man den toten Punkt überwunden hat, wird man auf einmal ziemlich gackerig und ausgelassen, ähnlich der Euphorie nach einer durchgemachten Partynacht, in der man erst nach Hause kommt, wenn die Vögel zwitschern. Tschüss, Biorhythmus! Manchmal ist man dann plötzlich so munter, dass man nicht sofort einschlafen kann. Dieser stimmungsaufhellende Effekt wird auch bei komplettem oder teilweisem Schlafentzug bei depressiven Menschen beschrieben. Bei der Wachtherapie scheint man sich zunutze zu machen, dass die Feuerrate der serotonergen Neuronen beim Schlafen abnimmt – im REM-Schlaf stellen die serotonergen Neuronen ihre Aktivität fast völlig ein. Bei einer durchwachten Nacht bildet der Körper mehr stimmungsaufhellende Stoffe wie Serotonin und Tryptophan als im Schlaf. Wird vorübergehend auf Schlaf verzichtet, ist also mehr Serotonin vorhanden als während des Schlafens. Wach bleiben ist also ein natürliches Antidepressivum, das allerdings nicht lange wirkt. Zunächst ist die therapeutische Wirkung nur flüchtig, und die Depression kehrt nach einer durchgeschlafenen Nacht wieder zurück. Dann ist der Schlafdruck weg und das Gehirn wieder unnatürlich wach. Der Schlafentzug dient also eigentlich nur dazu, jemanden schnell aus einer akuten Depressionsphase herauszuholen. Um langfristig zu wirken, muss Schlafentzug über mehrere Wochen etwa alle zwei bis drei Nächte angewandt werden.

Aber allein die Tatsache, dass viele Menschen durch das Wachbleiben ganz abrupt aus einer Depression herauskommen, macht Wissenschaftlern Hoffnung. Wenn man die zugrunde liegenden Mechanismen im Gehirn verstehen würde, wäre das auch ein Ansatz für neue Medikamente. Bis dahin gilt: Raus aus den Federn! Wer nachts eh nicht schlafen kann, sollte aufstehen und sich mittags nicht gleich wieder hinlegen. In der Klinik fällt das natürlich leichter, weil man MitstreiterInnen hat, mit denen man sich die Zeit nachts mit Gesellschaftsspielen oder Spaziergängen vertreiben kann. So paradox das auch klingt: Durch das Wachbleiben fordert und fördert man seinen Schlaf, der dann zwar kürzer, aber vielleicht endlich wieder erholsam ist. Wie bei der Psychiatrie ohnehin gilt auch bei dieser Erkenntnis: Was ist schon normal?

Selbsttest

2 Uhr 15: Was man mit einer Depression alles durchmacht! Zum Beispiel die Nächte. Na ja, so halb. Ich habe mich für einen teilweisen Schlafentzug entschieden. Zu Hause. Ganz allein. Ein Sonntag im Januar. Vor sechs Minuten hat mein Wecker geklingelt. Ich habe gerade knapp drei Stunden geschlafen. Dieses frühe Aufstehen fühlt sich unnatürlich an. Ich sitze am Computer und schreibe diese Zeilen. Die Sonne geht erst um 8 Uhr 12 auf.

6 Uhr 05: Bis jetzt habe ich nur gelesen und geschrieben. Noch geht es erstaunlich gut. In meiner momentanen Episode habe ich bisher keine Konzentrationsprobleme. Zeit, die Katzen zu wecken und zu füttern. Ich gönne mir den ersten Kaffee.

6 Uhr 44: Ich bestelle etwas bei Amazon. Ich weiß, das ist nicht gut fürs Karma, aber die Geschäfte haben geschlossen, und Schlaflosigkeit ist bei mir oft gepaart mit einer Art Kaufrausch (meist Bücher über psychische Erkrankungen). Konsum hat in Krankheitsphasen eine beruhigende Wirkung auf mich. Ich verstehe auch Menschen, die zur Flasche greifen, um sich zu beruhigen oder zu betäuben.

7 Uhr 46: Ich lese und schreibe nun schon seit fünfeinhalb Stunden. Ist das schon manisch?

9 Uhr 26: Ich lese gerade im Buch «Antidepressiva» von Prof. Dr. Tom Bschor: «Um Körper und Seele einen gesunden Rhythmus zu signalisieren, sollten Sie sich nach dem Aufstehen ankleiden und bis zum Zubettgehen in der Nacht keine liegende Position mehr einnehmen. Das gilt auch, wenn Sie in der Nacht kaum geschlafen haben.» Ich liege gerade mit Schlafanzug, Buch und Laptop im Bett. Ups.

11 Uhr 17: Yoga-Morgenroutine, Frühstück und Kaffee Nummer 2 erfolgreich hinter mich gebracht. Komme mir übertrieben wach und zappelig vor. Von Müdigkeit noch keine Spur. Meine Frau hat heute extra lange geschlafen. Ich werte das als seelische Unterstützung. Danke!

16 Uhr 43: Den ganzen Nachmittag mit meiner Nichte und meinem Neffen gespielt. Das wäre auch ausgeschlafen nicht ohne! Ein Spaziergang durch den Wald hat mich über den toten Punkt gerettet. Nach der morgendlichen Überdrehtheit habe ich jetzt einfach nur noch Watte im Kopf.

20 Uhr 54: Versuche, mich mit Netflix wach zu halten. In der Waagerechten. Schlechte Idee. Darf ich jetzt bitte endlich wieder schlafen?

Ergebnis: Eine wirkliche Stimmungsaufhellung habe ich nicht bemerkt. Eher eine anfängliche Nervosität und anstrengende Überdrehtheit. Als würden mich Körper und Geist rechts außen überholen. Aber: Ich empfand es als Erleichterung, nicht schlafen zu müssen, wenn man eh nicht schlafen kann. Dadurch, dass ich mir aktiv und selbstbestimmt vorgenommen habe, wach zu bleiben, konnte ich auch mit der Müdigkeit besser umgehen. Sie war ja in diesem Fall selbst gewählt. Und: In der nächsten Nacht schlafe ich seit Langem mal wieder durch. Am Morgen darauf springe ich voller Dornröschen-Energie auf die Yogamatte, unter die Dusche und dann an den Schreibtisch. Ich hatte ganz vergessen, wie sich das anfühlt, wenn man ausgeschlafen hat. Allerdings dauert die darauffolgende Nacht wieder nur viereinhalb Stunden. Ich gehe gegen Mitternacht ins Bett und kann um halb fünf nicht mehr schlafen. Ich stehe auf und streichele die Katzen.

PS: Einen zweiten, aber ungeplanten teilweisen Schlafentzug mache ich ein paar Wochen später. Ich schlafe wenige Stunden sehr unruhig, immer wieder unterbrochen durch längere Wachphasen, bis ich um zwei Uhr morgens die Faxen dicke habe und mich an den Computer setze. Eigentlich habe ich vor, es nach ein, zwei Stunden Arbeit am Buch noch mal mit meiner Matratze zu probieren. Doch dann tippe ich schließlich fleißig vor mich hin, bis es hell wird, während meine Katzen selig auf dem Schreibtisch schnarchen.

PPS: Nach vier Monaten mit Schlafstörungen verschreibt mir mein Psychiater das Schlafmittel Zopiclon. Dieser Arzneistoff verstärkt die Wirkung von GABA (Gamma-Aminobuttersäure), einem Nervenbotenstoff, der hemmend auf das Nervensystem einwirkt. Durch den sedierenden Effekt wird das Ein- und Durchschlafen erleichtert. Leider kann das Medikament bei längerer Einnahme abhängig machen, weshalb ich es quasi als kurze Schlafkur nur zehn Tage einnehme. Danach sind die Schlafstörungen wieder zurück. Welcome back, du finst're Nacht!

WOCHE 3: REDEN, KORBFLECHTEN UND WIEDER REDEN - BRINGT'S DAS?

«If cats could talk, they wouldn't.»
Nan Porter

Auch wenn Katzen sprechen könnten, würden sie es nicht tun. Schlaue Tiere. Denn Sprechen und Erklären ist schwierig, wenn man das Gefühl hat, nicht verstanden zu werden. So fühle ich mich beim Versuch, therapeutische Hilfe für mich zu finden. Bei der Begrüßung gibt mir die Therapeutin nicht die Hand. Aus hygienischen Gründen, wie sie sagt. Das war noch vor Corona. Ich sitze also in ihrem dunklen Behandlungszimmer in einem Steglitzer Hinterhaus. An der Wand steht ein Klavier. Und eine Liege. Ich sitze der Therapeutin gegenüber auf einem knarzenden Ledersessel. Ich erkläre meine Situation. Depression, Panikattacken, ich will mehr versuchen, als nur Medikamente zu nehmen, bla, bla, bla. Aber die Wirkung meines Medikaments spreche ja für eine endogene Depression, also eine Depression mit biologischer Ursache, erklärt mir die Therapeutin verwundert. Was ich von ihr wolle? Wobei wir doch heute wissen, dass eine Depression multifaktoriell begründet ist. Oder sollte bei mir doch «nur» der Botenstoffwechsel im Gehirn außer Rand und Band sein? Ich habe doch gelernt, dass die Serotoninhypothese nicht stimmt. Das sage ich ihr. Auch, dass die Medikamente bei mir glücklicherweise trotzdem wirken, auch wenn man nicht weiß, wie genau und warum. Aber sie helfen mir eben nicht gut gegen die von der Depression ausgehende Verunsicherung, die Zweifel und die Angst, immer wieder krank zu sein oder zu werden.

Die Therapeutin redet weiter. Ich könne durch eine Verhaltenstherapie lernen, mehr in meiner Mitte anzukommen, an meiner

Selbstwahrnehmung und an meinen Ansprüchen zu arbeiten. Aha.
Also doch nichts Biologisches? Bin ich jetzt also doch selbst schuld?
Ich bin verwirrt. Vor allem, weil die Therapeutin selbst keine Ver-
haltenstherapie anbietet. Will sie mich einfach loswerden? Wäre ich
eine so unangenehme Patientin? Ich fühle mich nicht auf Augenhöhe
betrachtet. Ich fühle mich unverstanden. Ihre Diagnose für mich:
mittelschwere Depression und Anpassungsstörung. Das schreibt sie
mir auf ein Formular, mit dem ich mir besser einen anderen Thera-
peuten suchen solle. Außerdem gehe sie bald in Rente.

Als ich raus bin, google ich «Anpassungsstörung»: Zustände sub-
jektiver Bedrängnis und emotionaler Beeinträchtigung nach ein-
schneidenden oder belastenden Lebensereignissen. Deswegen steht
jetzt also auf meinem Zettel, den ich inzwischen aus Wut und Ver-
zweiflung schon völlig zerknittert habe, «Psychotherapie zur Be-
arbeitung und Anerkennung der depressiven Erkrankung». Warum
muss ich meine Depression anerkennen? Warum soll ich mich ihr
anpassen? Geht das nicht auch umgekehrt? Das ist wahrscheinlich
das Problem ... Mein Learning bei diesem sehr frustrierenden Erst-
gespräch: Ich kann in Krisensituationen nicht gut mit Ablehnung
umgehen. Auch wenn ich die äußeren Umstände sehr wohl nachvoll-
ziehen kann, fühle ich mich doch persönlich getroffen. Oder war es
gar keine Ablehnung? Es fällt mir schwer, die Hoffnung aufrecht-
zuerhalten. Woran liegt das? Und warum fühle ich mich so falsch
verstanden? Liegt das an der Unfähigkeit, die inneren Prozesse, das
Gefühlsleben in Worte zu fassen? Oder ist das, was ich fühle, so weit
ab vom Schuss, dass es unmöglich zu begreifen ist? Habe ich dieses
Gespräch einfach durch die Depressionsbrille gesehen und alles
falsch interpretiert? Ich traue meinen Gedanken und Gefühlen längst
nicht mehr. Ich bin nach diesem 45-minütigen Gespräch noch ver-
unsicherter als vorher und völlig ausgelaugt. Meine klägliche Thera-
peutensuche vertage ich frustriert.

Über Gefühle reden fällt mir manchmal schwer. Besonders in der
Depression. Dann denke ich Gefühle, anstatt sie zu fühlen. In be-

stimmten Situationen überlege ich, was ich fühlen müsste, und ver-
urteile mich, wenn ich es nicht tue. Zum Beispiel, wenn ich keinen
Spaß am Job mehr empfinden kann. Habe ich einfach keine Freude
mehr, oder spüre ich sie bloß nicht? Ich frage mich: Warum fehlt mir
zu mir jeglicher Bezug? Ich versuche, durch Sport und Anstrengung
meinen Körper wahrzunehmen und wieder eine Verbindung auf-
zubauen. Denn haben wir nicht eine unbedingte Anwesenheitspflicht
im eigenen Körper und im eigenen Leben? Aber was, wenn ich gerade
nicht da bin? Wenn ich so abwesend bin wie meine Gefühle ... Sollte
man nicht immer etwas fühlen? Irgendwas? Irgendwo müssen ja die
Gefühle sein, über die man bei einer Therapie reden soll, nicht wahr?

Durch unsere Emotionen stellen wir einen Bezug zur Welt her. Vor
einem wilden Tier Angst zu empfinden, ist etwas anderes als das
reine Wissen, dass das Tier gefährlich ist. In der Emotionsphilo-
sopie nennt man die Art und Weise, wie sich eine Emotion anfühlt,
das phänomenale Bewusstsein oder Qualia (von lat. qualis; «wie
beschaffen»). Es handelt sich also um einen subjektiven Erlebnis-
gehalt eines mentalen Zustandes, eine bewertende Wahrnehmung,
quasi um die Qualität unseres Erlebens und Lebens. Komischerweise steckt in Qualia auch das Wort Qual. Denn Einsichten allein
verändern kein Verhalten. Intelligenz und Wissen sind nur In-
strumente. Was wir aber letztendlich für unsere Entscheidungen
und unser Handeln brauchen, sind Emotionen. Gefühle sind also
ziemlich nützliche kleine und große Dinge, die man weder sehen
noch genau erklären kann. Gefühle sind keine Krankheit. Aber was
kränkt, kann unsere Gefühle verletzten und krank machen, sagt
man in der Psychosomatik.

Natürlich gibt es jeden Tag Grund für Ärger oder Trauer, aber
auch zur Freude. Dabei ist es wichtig, diese Gefühle auch zuzulassen. Wir müssen nicht immer alles wegstecken. Denn viele
Kränkungen führen zu Frustration und zur Resignation. Vielleicht
auch zur Depression? Wie oft frisst man etwas in sich hinein?
Bis zu einem gewissen Punkt ist Leiden vielleicht noch leichter

als Handeln. Aber spätestens wenn sich die ersten körperlichen Symptome melden, rennen wir zum Arzt.

Wenn es um Konflikte geht, reden wir häufig mit anderen anstatt mit der Person, mit der wir den Konflikt haben. In der Psychologie nennt man das Konfliktverschiebung. Willkommen in meinem Leben! Macht mich das krank? Dass ich meinen Unmut oder die Wut nicht rauslassen kann und wenn, dann nur an falscher Stelle? Nehme ich mich selbst zu wichtig, nehme ich alles zu persönlich? Warum begegne ich nicht allen Situationen und Menschen mit Offenheit? Welchen Situationen verschließe ich mich und warum? Darüber hätte ich gerne mit der Therapeutin geredet. Aber sie hatte sicher ihre Gründe, denke ich.

Ich versuche mich stets in andere hineinzuversetzen, zum Beispiel wenn ich negative Hörermails bekomme oder richtiggehende Hasspost. Als eine Hörerin schreibt, ich solle es unterlassen, im Radio Persönliches zu erzählen, es sei nicht «journalistisch» und es interessiere nicht, wie ich mit meiner Depression umgehe. Ich denke lange darüber nach, was diese Frau offenbar daran so abstoßend oder bedrohlich empfindet. Wenn mich etwas nicht interessiert, höre ich nicht zu oder schalte um. Was hat diese Frau bewogen, mir diese E-Mail zu schreiben? Ist das ein Mangel an Selbstbewusstsein, Angst, sich selbst in ähnlicher Weise zu offenbaren? Die Unfähigkeit, «Andersartigkeit» auszuhalten? Flucht in die Abwehrhaltung? Immer wieder erlebe ich, dass unsichere Menschen sich selbst und ihre Meinung, ihren Geschmack oder ihren Standpunkt zum Maßstab machen. «Wer nicht mehr besitzt als die eigene Sichtweise, der wird sie nicht loslassen können, aus Angst, den Halt zu verlieren.»[70]

Da ich die Mailschreiberin nicht kenne, kann ich nur mutmaßen. Das Mutmaßen über anderer Leute Probleme ist ein Nachteil der Empathie, die doch eigentlich ein feiner Charakterzug sein soll. Aber manchmal verliere ich mich selbst im Verstehen der anderen. Man endet in der Symbiose. Die Probleme der anderen werden zu den eigenen. Das sind die Extreme mangelnder Dialogfähigkeit: «Ich bin mir selbst die Nächste» versus «Der andere ist mir der Nächste». Irgendwo dazwischen muss doch aber dieses heilsame Reden zu finden sein, dieses Sich-Mitteilen und Verstanden-Werden. Vor allem in akuten Situationen in Bezug auf psychische Erkrankungen. Also: Was hat es mit diesem Reden eigentlich auf sich, wie soll das bei psychischen Erkrankungen helfen? Und vor allem: Wer hilft mir wann und wie?

PsychiaterIn, PsychologIn, PsychotherapeutIn – Wer blickt da noch durch?

Wer sich mit diesen Berufsfeldern, die mit «Psych» beginnen, noch nie beschäftigt hat, verliert schnell den Überblick. Zwar geht es in diesen Disziplinen im weitesten Sinne immer irgendwie um Störungen des Gehirns, die das Fühlen, Denken und Verhalten beeinflussen. Aber da das Gehirn so komplex ist, nimmt jeder Berufszweig einen etwas anderen Blickwinkel ein. Fest steht: Eine Psychotherapie muss durch ausgebildete PsychotherapeutInnen durchgeführt werden. Dabei kann es sich um ärztliche oder psychologische PsychotherapeutInnen handeln.

Ärztliche PsychotherapeutInnen haben zunächst Medizin studiert (egal welche Fachrichtung) und nach ihrer Zulassung zur Heilkunde (Approbation) eine psychotherapeutische Zusatzqualifikation erworben oder eine mindestens fünfjährige Weiterbildung zum Facharzt für Psychiatrie und Psychotherapie, für Psychosomatische Medizin und Psychotherapie oder für Kinder- und Jugendpsychiatrie und -psychotherapie absolviert. PsychiaterInnen können mögliche körperliche Ursachen von scheinbar psychischen Erkrankungen oder psychosomatischen Wechselwirkungen abklären, und sie dürfen medikamentös und / oder psychotherapeutisch behandeln.

Dann gibt es die *PsychologInnen*, die nicht Medizin, sondern Psychologie studiert haben.

Nach einem Diplom- oder Masterabschluss dürfen sie sich Diplom-PsychologIn nennen und zum Beispiel in der Forschung arbeiten, in Beratungsstellen oder im Personalbereich von Unternehmen. Erst nach einer zusätzlichen, mindestens dreijährigen Psychotherapie-Ausbildung dürfen sie therapeutisch tätig sein. Dies gilt auch für PädagogInnen mit mehrjähriger Zusatzausbildung.

In der ambulanten Versorgung bieten auch *HeilpraktikerInnen* unterschiedliche Psychotherapien an. Die Bezeichnung lautet dann HeilpraktikerIn für Psychotherapie. Allerdings sind die Ausbildungsanforderungen nach Heilpraktikergesetz weniger umfangreich als nach Psychotherapeutengesetz, und die Behandlungsqualität variiert erheblich. Heilkundliche Psychotherapie wird in der Regel nicht von den Krankenkassen bezahlt. Im Gegensatz zu ihren ärztlichen KollegInnen dürfen Heilpraktiker für Psychotherapie und auch psychologische PsychotherapeutInnen keine Medikamente verschreiben. So weit, so kompliziert. Und es wird noch unübersichtlicher.

Nach neuer Approbationsordnung für PsychotherapeutInnen gibt es seit dem Wintersemester 2020/21 das neue Studienfach «Psychotherapie», das direkt zur Approbation führt. AbsolventInnen dürfen dann schon vor einer weiterführenden Spezialisierung die Bezeichnung «Psychotherapeutin/Psychotherapeut» tragen. Wie soll man da als PatientIn noch wissen, wer vor einem sitzt – also ob es sich um eine/n TherapeutIn mit psychologischem oder mit ärztlichem Background handelt? Es ist also ratsam, sich zu überlegen, welche Hilfe man erwartet beziehungsweise benötigt und bei wem man sie findet. Denn der ärztliche, biologische Blick auf eine psychische Erkrankung richtet sich vor allem auf die Struktur und Funktion des Gehirns, der psychologische Blick analysiert psychische Konstrukte wie Denk- und Verhaltensmuster.

Ambulante Psychotherapie auf Rezept

Die deutschen Krankenkassen zahlen vier verschiedene Therapie-verfahren: Psychoanalyse, tiefenpsychologisch fundierte Psycho-therapie, Verhaltenstherapie und die systemische Therapie.

Die analytische Psychotherapie oder auch *Psychoanalyse* wurde von Sigmund Freud begründet. Ihr liegt die Theorie zugrunde, dass psychische Probleme von früheren Beziehungserfahrungen und unbewussten, verdrängten Konflikte herrühren. Die Heilung hänge demnach von der Analyse der Abwehrmechanismen sowie der Wahrnehmungs- und Verhaltensmuster, letztlich von der Be-wusstmachung des Verdrängten ab.

Als PatientIn spricht man dabei spontan über alles, was man denkt, fühlt, bewusst erlebt, träumt oder erhofft. Zum freien As-soziieren kommt aber auch die nichtsprachliche Kommunikation: ausgesparte Themen, Mimik, Gestik, Körperhaltung. Aus all dem soll der/die TherapeutIn Schlüsse über die unbewussten Kon-flikte ziehen. Letztlich will man die Ursache der zu behandeln-den konflikt- oder strukturbedingten Störung sichtbar machen beziehungsweise re-inszenieren. Und zwar durch Übertragung: Der/die PatientIn verhält sich dem/der BehandlerIn gegenüber ähnlich wie Mutter oder Vater gegenüber. Die Eltern gelten als die «Hauptverdächtigen» in der Psychoanalyse.

Die Psychoanalyse ist ein langes Unterfangen, oft mit mehreren Sitzungen pro Woche. Dafür liegt man dabei dann ja auch auf der Couch rum. Bei Depressionen ist dieses Therapieverfahren bisher allerdings nicht genügend belegt.

Der Autor Dr. med. Christian Peter Dogs schreibt: «Die Hoffnung ist meist trügerisch, aus einzelnen früheren Ereignissen einen kon-kreten Schluss für heutige Probleme zu ziehen. Wir wissen aus der False-Memory-Forschung, dass Erinnerungen keine sichere Bank sind. In der Rückschau werden sie eingefärbt bis hin zu – oft un-absichtlich – komplett erfunden.» Trotzdem haftet der Psychoana-lyse oft noch das Dogma der «aufdeckenden» Therapie an.

Doch kein Therapeut ist allwissend, jede Deutung bleibt letztlich eine Hypothese. Im Gegensatz zur deskriptiv-klassifizierenden Diagnostik nach ICD-10 ist Analyse interpretierend. Es herrscht eine individuelle Deutungsfreiheit, wenn es um die Ursachen zugrunde liegender psychischer Prozesse geht. Die Frage ist: Heilt allein das Wissen um Konflikte? Sind Konflikte und Traumata die einzigen Ursachen einer psychischen Erkrankung? Wir haben gelernt, psychische Störungen sind multifaktoriell begründet.

Macht es also das aktuelle Leben besser, jahrelang in der Vergangenheit rumzustochern? Ziel sollte es sein, dass man sich durch Selbsterfahrung besser kennen- und verstehen lernt, unverarbeitete Konflikte anpackt und unbewusste Zusammenhänge analysiert, um am Ende seinen Alltag besser zu meistern.

Von der Psychoanalyse leitet sich die *tiefenpsychologisch fundierte Psychotherapie*, kurz TP, ab. Hierbei betrachten TherapeutIn und PatientIn Gegenwart und Vergangenheit gleichermaßen. Alte Grundstrukturen werden berücksichtigt und in der Gegenwart bearbeitet.

Bei der *Verhaltenstherapie* wiederum ist der Kerngedanke ein gänzlich anderer: Alles Verhalten ist erlernt. Neue, angemessenere Verhaltensmuster können erlernt werden.

Triebstrukturen oder Triebkonflikte wie in Freuds Theorie gibt es nicht. Bei der Verhaltenstherapie steht das aktuelle Problem im Mittelpunkt, dessen Ursprünge wir akzeptieren müssen. Es ist aber nicht immer zwingend notwendig, dazu die Vergangenheit zu erkunden. Denn nur in Gegenwart und Zukunft können wir unseren Umgang mit äußeren Umständen gestalten. Dabei gilt das Gesetz des Effekts: Unser Verhalten ändert sich aufgrund der daraus resultierenden Konsequenzen. Positive Erfahrungen bestärken uns in unserem Tun, negative Erfahrungen schwächen ab. Am Anfang steht dabei die Funktionsanalyse: Welche Denk- und Verhaltensmuster sind möglicherweise schädigend? Es geht darum, das Mögliche und das Nötige zu erkennen. Nicht nur auf rationaler, sondern auch auf emotionaler Ebene. Denn Gedanken bestimmen die Gefühle und nicht umgekehrt. Sie beeinflussen Entscheidungen, das Verhalten, sogar den Körper. Bei Depression oder Angst geht es zum Beispiel oft um dysfunktionale Kognitionen, wie falsche Grundannahmen von sich und der Welt, das Generalisieren von Einzelerfahrungen, das Personalisieren von Sachverhalten oder um ein Katastrophen- oder Schwarz-Weiß-Denken. Diese Denk- und Verhaltensmuster sollen in der Verhaltenstherapie wenn möglich aufgelöst und positivere Denkweisen etabliert werden. PatientInnen sollen lernen, kreativ über sich und ihre Möglichkeiten nachzudenken: Was wäre, wenn...? Es geht schlicht um unsere Selbstmanagementfähigkeiten, die in Gesprächen und mit Übungen (Rollenspiele, Kommunikationstraining, Konfrontationstechniken) gefördert werden sollen.

So weit zur Theorie. Der Verhaltenstherapie liegt also eine Art Veränderungsoptimismus zugrunde. Doch inwieweit können irrationale Denk- und Verhaltensmuster allein überhaupt psychische Störungen hervorrufen? Denkt man negativ, weil man depressiv ist, oder wird man depressiv, weil man negativ denkt? Und was ist dabei mit der genetischen Vorbelastung? Inwieweit wir Menschen extern determinierbare Wesen sind, die sich jedes beliebige Verhalten und Denken an- oder abtrainieren können, bleibt offen.

Die *systemische Therapie* wiederum basiert auf der Annahme, dass psychische Störungen immer auch im Zusammenhang mit dem sozialen Umfeld stehen, also mit Familie, PartnerIn, FreundInnen oder KollegInnen. Inwieweit man krank wird oder gesundet, hängt demnach also auch mit dem System zusammen, in dem man aufgewachsen ist oder lebt.

In der systemischen Therapie stellen sich Fragen wie: Sind wir für andere Verantwortungsträger, Sündenbock oder Überflieger? Und wollen oder können wir das vielleicht gar nicht sein? Leben wir die Erwartungen oder Probleme anderer? Betroffene spüren oft eine unbewusste Angst, dass etwas zusammenbricht, wenn sie aus ihrer Rolle ausbrechen. Bestandteil der systemischen Therapie ist die Aufstellung des (Familien-)Systems mit Steinen oder Bauklötzen. Entwickelt hat diese Methode die US-Amerikanerin Virginia Satir. Die PatientInnen verdeutlichen sich so selbst die Zusammenhänge ihres Beziehungssystems. Denn manchmal braucht es selbst oder gerade zu engsten Familienangehörigen wie den eigenen Eltern gesunde Distanz.

Ob nun ambulante Behandlung in Form von Psychoanalyse, tiefenpsychologisch fundierter Psychotherapie, Verhaltenstherapie und systemischer Therapie stattfindet, hängt weniger davon ab, welche Störung vorliegt, sondern vielmehr davon, wofür Sie sich als PatientIn entscheiden. Und egal welche Therapieform – die Krankenkasse bezahlt eine ambulante Behandlung nur, wenn eine psychische Störung festgestellt wurde, die in den Psychotherapie-Richtlinien aufgeführt ist. In diesem Fall verfasst der / die BehandlerIn eine Stellungnahme, welche Therapie in welchem zeitlichen Rahmen sich empfiehlt. Das erste Gespräch sowie die folgenden vier Termine übernimmt die Krankenkasse jedoch ohne Antrag. In diesen sogenannten probatorischen Sitzungen haben Sie die Möglichkeit herauszufinden, ob das nötige Grundvertrauen zum / zur TherapeutIn gegeben ist, ob Sie sich miteinander wohlfühlen.

Nichts ist nichts – alles ist etwas:
Wie Therapie funktioniert

«Ich lag auf dem Boden und habe gesagt, ‹Ich schaffe es nicht›.
‹Doch, Sie schaffen es. Sie schaffen das!›, sagten die Ärzte und
Pflegerinnen.»
Vanessa, Patientin

Psychotherapie hilft nicht nur, mit den Symptomen besser zurecht-
zukommen, sondern auch, einer erneuten Erkrankung vorzubeu-
gen. Sie hilft, die eigenen Einflussmöglichkeiten zu stärken, sich
selbst besser einschätzen zu lernen und positive Verhaltensmuster
aufzubauen. So klingt es in der Theorie. Doch praktisch haben
viele Menschen Vorurteile gegenüber einer Psychotherapie. Geht
es nicht ums Analysieren, Durchschauen, Manipulieren, darum,
Dinge auszugraben, die man über sich selbst lieber nicht wüsste?
Okkultismus?

Dabei handelt es sich um klar beschreibbare, erlernbare, auf
Theoriemodellen basierende Techniken. Das Ziel ist immer die
Beeinflussung von Leidenszuständen und Krankheiten durch psy-
chologische Mittel. Das Instrument ist das Gespräch.

Für Katja Wingenfeld, Professorin für klinische Psychologie und
leitende Psychologin der Klinik für Psychiatrie am Campus Benjamin Franklin, ist der «Goldstandard» immer eine Kombination
aus medikamentöser Behandlung und Psychotherapie. Frei nach
dem Motto «evidenzbasierter Pluralismus» soll PatientInnen alles
geboten werden, was nachweislich wirkt.

Frau Wingenfeld erklärt mir, wie Psychotherapie überhaupt
funktioniert: «Der erste Schritt wäre, gut aufzuklären über die
Symptomatik, das Krankheitsmodell, die Ursachen und Behand-
lungsstrategien. Damit es überhaupt die Möglichkeit gibt, zwischen Medikamenten und Psychotherapie zu entscheiden.» Oder
eben beides in Anspruch zu nehmen. Im stationären Angebot der

Klinik gibt es in der Regel eine Stunde Einzel-Psychotherapie pro Woche, dazu kommen verschiedene gruppentherapeutische Angebote.

In der Depressionsbewältigungstherapie geht es um Themen wie Aktivitätenaufbau, Umgang mit Emotionen, aber auch den Umgang mit der Kognition, zum Beispiel mit den typischen negativen Denkmustern. Im Fall von Angststörungen kann sich die Therapie aber auch auf ganz bestimmte Vermeidungsstrategien beziehen. «Es geht darum zu schauen, in welchen Situationen Angst auftritt und welche Gedanken kommen», erklärt mir Frau Prof. Wingenfeld. «Häufig ist es so, dass eine vermeintlich nicht gefährliche Situation als bedrohlich angesehen wird. Dementsprechend kommt Angst. In der Regel versuchen wir dann, zu flüchten, die Situation zu verlassen. Zum Beispiel wenn eine Angstattacke im Kaufhaus oder in der U-Bahn kommt. Dann verlassen die Patienten die Situation. Die Angst schwindet, und man denkt, alles richtig gemacht. Dieses Verhalten etabliert sich immer mehr, bis Situationen manchmal prophylaktisch sogar gänzlich vermieden werden. Dann kommt es immer mehr zum Rückzug. Wenn man aber verstanden hat, dass dieses Verhalten ungünstig ist, kann man lernen, sich der Situation auszusetzen.»

Gegen Telefonangst hilft zum Beispiel telefonieren. Dann kapiert man, dass die Angst unbegründet ist. Also Pizza bestellen oder bei der Auskunft anrufen. So einfach ist das natürlich nicht und funktioniert bei Angststörungen nur mit behutsamen, kleinen Schritten. Das kann bedeuten, dass Menschen mit Panik in der Bahn auch mal vom Therapeuten begleitet werden, um sich die Situation ganz konkret anzuschauen.

Zusätzlich zur Psychotherapie wird in der Klinik auch Bewegungs- und Ergotherapie angeboten. Ich bin neugierig und probiere beides aus, obwohl ich daran zweifle, wie das helfen soll. Heute: Bewegung zur Musik. Wir befinden uns im Untergeschoss, die Fenster sitzen direkt unter der Decke und verwehren einen Blick nach draußen. Es ist ein kahler, kühler Turnraum mit Basketballkorb. Die Tanzlehrerin trägt Jazzdance-Schuhe. Als die Musikanlage nach anfänglichen Problemen schließlich doch funktioniert, lernen wir eine Choreografie, die einige überfordert. Ob körperlich oder kognitiv, ich weiß es nicht. Ich habe Spaß an der synchronen Bewegung in der Gruppe, obwohl Ed Sheeran und Demi Lovato nicht ganz mein Musikgeschmack sind.

Mir wird tatsächlich ein bisschen warm. Ich versuche, durch Lächeln Energie in die Gruppe zu geben, und hoffe, dass mein Spaß etwas abfärbt oder zumindest die Tanzlehrerin motiviert. Eine Patientin übt nebenbei Rumba-Schritte und gibt zu erkennen, dass sie mit dem Pipifax hier unterfordert ist. Das hat sie mir auf dem Weg zum Sportraum schon gesagt: «Erwarten Sie nicht zu viel. Es sind sehr einfache Schritte.» Aber gerade die können von Bedeutung sein.

Wenn nicht die Tanzschritte, dann die Schritte raus aus dem Zimmer, weg von der Station, durch die langen verschlungenen Krankenhausflure, vorbei am Hörsaal West, durch das nach Chemie riechende Treppenhaus J hinunter in den Sportraum. Nichts ist nichts. Alles ist etwas, wenn es um die Behandlung und Betreuung der PatientInnen geht. Die Frage ist: «Was ist mir heute möglich?» Diese einfach klingende Frage steht auch auf einem Zettel im Werkraum bei der Ergotherapie.

Kürzlich schickte mir ein befreundeter Musiker stolz ein Foto von einer Schildkröte aus Ton. «Das erste Mal ‹Plastizieren›», schrieb er mir. Auch er ist gerade in einer psychiatrischen Klinik. Aber inwiefern hilft es zu töpfern, wenn man psychisch leidet? Wie helfen uns solche Beschäftigungstherapien dabei, das Krankmachende zu erkennen und zu verabschieden und zu erlernen, was uns stärkt und was Gesundheit bedeutet? Wenn jemand ein «schlechter» Töpfer ist, hat er am Ende doch nur eine Reihe hässlicher selbst gemachter Aschenbecher und fängt am Ende vielleicht gar noch mit dem Rauchen an!

Ich nehme an der Ergotherapie bei Catharina Wendland teil. Sie ist staatlich anerkannte Ergotherapeutin, und ihr erklärtes Ziel ist die Begleitung der PatientInnen während ihres Klinikaufenthalts und sogar darüber hinaus, nämlich auch noch poststationär. Es geht um Ressourcenstärkung und die Frage: Was kann der Patient trotz Erkrankung? Was sind die Stärken und Fähigkeiten? Basteln gegen die Erschütterung im Menschsein? Ich dachte, es geht hier um reine Beschäftigung und Ablenkung, darum, den langen Aufenthalt in der Klinik irgendwie rumzukriegen und der Nichte anschließend vielleicht sogar ein selbst bemaltes Seidentuch mitzubringen, wenn man schon nicht ganz gesund wird. Aber ich merke schnell, dass es da diese Metaebene gibt, auf der es um Kontakt- und Beziehungsgestaltung geht. Frau Wendland versucht, die PatientInnen dort abzuholen, wo sie gerade stehen, in welchem emotionalen Zustand auch immer sie sich befinden. Es geht um Verständigung und Vertrauen. Deswegen besteht bei der Ergotherapie auch keine Handlungsanforderung. Es ist vielmehr eine Einladung, sich ein Bild vom Werkraum oder seinen MitpatientInnen zu machen, immer verbunden mit der Frage «Was ist mir heute möglich?».

Ein junger, versteinert wirkender Patient hat vor, zwei Sudoku-Rätsel zu lösen. Als er sein Ziel erreicht hat, holt er sich die Unterschrift der Therapeutin für seinen Therapieplan. Soll erfüllt. Oder eben das, was ihm heute hier möglich war. Er entschwindet zurück auf die Station, ohne mit jemandem mehr als zwei Worte gewechselt zu haben. Jeder kleine Schritt ist ein Erfolg. Es geht darum, Situationen und Freiräume zu gestalten. Es geht um Kreativität, um die menschliche Fähigkeit, etwas zu erschaffen – vielleicht um das Wichtigste, das Sinnhafteste, was einen freien Menschen ausmacht: seine Kompetenzen. Doch die sind in einer Erkrankung manchmal komplett verschüttet. Auch kann es schwerfallen, Situationen mit anderen Menschen auszuhalten oder, um es positiver auszudrücken: zu gestalten. Das Gestalten bezieht sich hier in der Ergotherapie also nicht nur aufs Töpfern oder Korbflechten. Trotz des Überangebots an Bastelmaterialien, das mein Handwerkerinnenherz höher hüpfen lässt. Es gibt Wolle, eine Nähmaschine,

Schränke voller Farbe, Papier, Holz, Werkzeug. Es gibt warmen Tee und warme Worte. Frau Wendland will ein Anker für die PatientInnen sein. Für mich strahlt sie trotz oder gerade wegen ihrer Professionalität liebende Güte aus, vielleicht ist sie eine Yogini. Ihr geht es darum, dass wir beim Basteln, Lesen, Malen oder Kartenspielen ganz nebenbei merken, dass man auch in einer Krankheit die Fäden in der Hand halten kann (wie beim Korbflechten). Auch wenn diese Erkenntnis nur unterbewusst geschieht. Es geht um die Wirkmächtigkeit, selbst etwas schaffen zu können.

Das merke ich, als ich, die ich ein Kartenspiel-Trottel bin und mir «Skip Bo» von der Skip-Bo-Königin der Station beibringen lasse, prompt ein Spiel gewinne. Wer hätte das gedacht? (O. k., sie hat mir zwischendurch auch sehr geholfen und gesagt, welcher Spielzug gerade sinnvoll wäre.) Ich vergesse, dass ich in einer Klinik bin und dass die Menschen um mich herum hier sind, weil sie gesund werden wollen, weil sie wieder Verantwortung für sich selbst übernehmen wollen, anstatt sich ihrer Krankheit ausgeliefert zu fühlen. In der Ergotherapie geht es um Entspannung und «Normal»-Sein. Denn wir Menschen sind ja, auch wenn wir krank sind, nicht einfach nur Diagnosen oder Symptomträger, sondern in erster Linie immer noch Menschen.

In der Koch-und-Back-Gruppe geht es darum, an Alltagsstrukturen anzuknüpfen. Wir sind nur zu fünft beim selbst gekochten Abendessen – Sellerie-Apfel-Salat mit Walnüssen und Gemüseallerlei mit Hack. Mir kommt es vor, als wäre ich bei einem gemeinsamen Kochabend mit Freunden. Eben ganz normal. Sogar der auf mich zuerst so negativ und bockig wirkende Patient, der mit seiner Wollmütze ein bisschen Ähnlichkeit mit Jack Nicholson in «Einer flog über das Kuckucksnest» hat, ist auf einmal zugewandt und offen. Er blüht auf. In der morgendlichen Gruppenvisite hat er immer sein «Visitengesicht» auf, das ablehnend-missmutige, frustrierte. Denn niemand ist freiwillig krank. Niemand will es bleiben. Doch vielen geht es schlecht, wenn man sich einzig den Krankheitshorizont anschaut. Vielleicht geht es aus ärztlicher oder Patienten-Sicht zunächst nicht voran, wenn der Schlaf immer noch schlecht und die Stimmung am Morgen mies ist. Doch in der Ergotherapie sehe ich die Menschen hier plötzlich von ihrer anderen Seite, vom Ressourcenhorizont aus. Die Diplom-Designerin erschafft in kurzer Zeit ein bauhaushaftes Kunstwerk aus einfachen Farbquadraten auf schwarzem Grund und erntet dafür viel Lob und Bewunderung der Gruppe. Die Frau, die ihr selbst bemaltes Seidentuch fertig imprägniert, ist außer sich vor Freude über den Effekt, den das hinzugegebene Salz auf den Farbverlauf hat. Sie habe gar nicht damit gerechnet, dass es so gut werden würde. Sie will es am liebsten selbst behalten und nicht verschenken. Wir versichern ihr, dass wir das nicht verraten würden.

Es geht um dieses Etwas. Es geht darum, dass nichts nichts ist. Dass jede kleine Veränderung, jeder Erfolg zählt, auch wenn er erst mal gar nicht als solcher wahrgenommen wird. Es geht darum zu gucken, was auf der Haben-Seite vorhanden ist, auch wenn auf der Soll-Seite krankheitsbedingt noch so viel steht.

Wenn Menschen mit Borderline-Persönlichkeitsstörung es in einer Erregungssituation schaffen, sich durch Treppensteigen oder Rückwärtszählen zu beruhigen, wenn sie merken, dass ihnen ein Coolpack hilft, dann sind das wichtige Skills. Man muss sich immer wieder anstrengen, mit Rückschritten, Überforderung und Überraschungen rechnen. Denn nichts ist schwieriger als Verhaltensänderung. Schon allein das Wissen darum kann entlastend sein. Es geht darum, sich in Krisensituationen selbst beistehen zu können, Selbstfürsorge zu üben, sich selbst ein unsichtbarer guter Freund zu sein und eine sichere innere Instanz zu entwickeln oder zu stärken. Das gilt natürlich für jedermann! TherapeutInnen können dabei durch Lob, Anerkennung und Bestätigung eine Art Hilfs-Ich sein.

Doch was, wenn es den BehandlerInnen selbst mal nicht gut geht? «Manchmal sind Jacken ein Schutz. Ein Schutz nach innen und außen», gibt Frau Wendland zu und kuschelt sich in ihre Strickjacke mit dem Namensschildchen. Denn trotz allen Bemühens, auf Augenhöhe zu agieren, ist sie hier doch in ihrer professionellen Rolle. Die Extra-Zuwendung in der Ergotherapie darf nicht mit persönlichem, privatem Kontakt verwechselt werden. Ein formelles Jackett oder ein Arztkittel macht diese Abgrenzung natürlich leichter, schafft wiederum aber auch eine Distanz zum Menschen. Frau Wendland kann möglicherweise normaler, authentischer sein als ihre ärztlichen KollegInnen. Eine Art Good Cop. Und doch wünscht sie sich noch mehr Zeit, um mit den PatientInnen zu sprechen. Mit der Beziehungsgestaltung steht und fällt die Behandlung. Auch das gilt für das «normale» Leben. «Was versprachlicht wird, hat Bestand. Alles, was nicht reflektiert wird, ist verloren», bemerkt Frau Wendland. Hinter ihr am Regal hängt ein Schild mit der Frage «Kann das weg?». Ein Pfeil zeigt auf übrig gebliebene Objekte. Viele PatientInnen nehmen gern mit nach Hause, was sie hier gestaltet haben. Ein geflochtener Brotkorb repräsentiert die Erfahrung, die man hier in der Klinik oder im Leben mit der Erkrankung gemacht hat. Aber nicht alle wollen zu Hause daran noch erinnert werden.

Reden über Suizidgedanken

> «In Psychiatriekreisen ist von ‹erfolgreichem› Selbstmord
> die Rede, wenn man sich umgebracht hat. Das ist ein Erfolg,
> ohne den man leben kann.»
> *Kay Redfield Jamison*

«Was versprachlicht wird, hat Bestand» – mit diesem Satz im Kopf treffe ich Evra Yildirim, um mit ihr über Suizid zu sprechen. Sie ist 20 Jahre jung, studiert im 5. Semester Psychologie und absolviert gerade ihr Praktikum am Benjamin Franklin Klinikum. An der Psychologie reizt sie das nicht Greifbare – dass man zu erklären versucht, was hinter den Dingen steht. Schon früh hat sie sich für Psychologie interessiert, als sie «Die Kunst des Liebens» vom Sozialpsychologen Erich Fromm las. Während es in diesem Buch um die Perspektive auf die eigene Fähigkeit *zu lieben* geht, dreht sich hier in der Psychiatrie alles um die eigene Fähigkeit *zu leben*. Wer nicht mehr lebt, kann schließlich nicht mehr lieben. Die junge Frau scheint eine Art Wunderkind zu sein, ihr Abitur hat sie bereits mit 16 Jahren gemacht, anschließend ein Praktikum an einem Vivantes Klinikum – ausgerechnet bei den schweren Fällen in der Akutpsychiatrie, wo die Tür zur Abteilung nur mit Summer durch das Personal geöffnet wird. Dort lernte Evra Yildirim viel von den PatientInnen, erzählt sie mir mit einem Funkeln in den Augen. Die Menschen hier auf Station beschreibt sie als sehr schlau und als willkommene Feedbackgeber, was man an den gemeinsamen Sitzungen noch verbessern könnte. Evra selbst hat sich mit ihren noch so jungen Jahren viele Gedanken über Leben und Tod gemacht. Sie litt selbst vor einem Jahr noch an Depressionen, saß «heulend über ihrem Lernkram», wie sie mir erzählt. «Ich kann Suizidgedanken nachvollziehen, weil es mir selbst so ging.» Als sie mir das so offen sagt, bin ich baff. Ich bin also nicht allein mit diesen Gedanken.

«Es ist, als liefe man am Ende einer Sackgasse plötzlich mit dem Kopf gegen eine Wand.» So beschreibt die Schriftstellerin Virginia Woolf ihre Suizidgedanken. Als einen plötzlichen Donnerschlag, als ein Gefühl der völligen Sinnlosigkeit des Lebens. Ich erinnere mich an einen solchen Moment bei einer Joggingrunde. Ein nicht steuerbarer Geistesblitz schlägt in mein Hirn ein. Ich versuche, schneller zu rennen, als sich das negative Gedankenkarussell in meinem Kopf dreht. Als ich eine Autobahnbrücke über der stark befahrenen A100 überquere, spüre ich eine starke Anziehung des Abgrunds. Trotz Höhenangst wallt in mir eine Art Bedürfnis auf, mich dem Geländer zu nähern. Ich fühle schon den Wind während der kurzen Flugphase und sehe mich auf der Motorhaube eines Autos in zehn Meter Tiefe aufprallen. Ich erschrecke zu Tode über diese Gedanken! Obwohl sie nicht das erste Mal zu Besuch in meinem Kopf sind. Aber wer hat sie gedacht? War ich das? Oder wer hat sie in meinen Kopf gebracht? Ich will das nicht. Ich will nicht sterben. Aber ich will tot sein. Ich will, dass es aufhört. Meine Atmung überschlägt sich, ich spüre Panik in mir aufsteigen und renne noch schneller. Das alles ereignet sich in Sekundenbruchteilen. Nur in meinem Kopf. Während ich eine nichtssagende, hässliche Autobahnbrücke überquere. Alles verschwimmt vor meinen Augen, ich fange an zu weinen. Ich komme mir furchtbar dumm und schrecklich theatralisch vor. Was für ein Recht hätte ich, mich umzubringen? Suizid! Was für ein kindischer, selbstsüchtiger Gedanke! Es gibt Leute mit echten Problemen und du? Dummes Ding! Ich bekomme keine Luft mehr, und trotzdem renne und renne ich. Weiter. Immer weiter. Nach Hause. Nur nach Hause. Wie soll man das jemandem erklären, der so was noch nicht selbst erlebt hat?

In Goethes «Die Leiden des jungen Werther» erschießt sich der unglücklich Verliebte. Nach Veröffentlichung des Werkes 1774 soll die Suizidrate mit Schusswaffen unter jungen Männern deutlich zugenommen haben. Als der Fußballtorwart Robert Enke 2009 Schienensuizid begeht, steigt in den folgenden zwei Wochen die Zahl der Selbsttötungen auf Bahngleisen von durchschnittlich 2,3 auf bis zu neun Fälle pro Tag. Neun von zehn Suiziden geschehen als Folge einer Depression oder einer anderen psychischen Erkrankung. Dennoch wird über Selbsttötung oder Suizidgedanken oft geschwiegen. Von Betroffenen aus Scham. Vom Umfeld, den Medien, der Gesellschaft aus Angst vor Nachahmungstaten (Werther-Effekt). Dabei ist Schweigen keine Lösung, denn es lässt auch die Gefährdeten verstummen. Und gefährdet scheinen viele zu sein. Laut einer Studie der Uni Aachen hat jeder zwölfte Deutsche schon mal daran gedacht, sich das Leben zu nehmen.[71] Tatsächlich stirbt in Deutschland jede Stunde ein Mensch durch Suizid. Aus diesem Grund stellt auch Dr. Eike Ahlers psychiatrischen PatientInnen, die in die Rettungsstelle des Klinikums Benjamin Franklin kommen, regelmäßig die Frage «Sind Sie suizidal?». Als ich das das erste Mal von meinem Psychiater gefragt werde, bekomme ich einen Schreck, fühle mich ertappt, weil ich diese Gedanken natürlich hatte, aber ohne einen konkreten Plan. Ich will von Dr. Ahlers wissen, warum er diese Frage stellen muss. «Jemand, der quälende Suizidgedanken hat, ist sehr froh, wenn präzise nachgefragt wird, wie weit es schon geht. Wir erleben nicht, dass man dadurch das Risiko erhöht, dass sich jemand suizidiert. Wir erleben, dass derjenige entlastet ist, dass das jemand erkennt. Und regelmäßig fragen müssen wir, weil es zu psychischen Erkrankungen dazugehört, als Symptom. Es ist nicht per se schlimm, wenn jemand Suizidgedanken hat. Es ist wichtig zu besprechen, was derjenige braucht.»

Ich denke an einen Patienten, der mich an seinen dunkelsten Gedanken teilhaben lässt. «Wissen Sie, ich liebe mein Leben», sagt er mit Bedacht, «aber leider gibt es immer wieder Phasen von Suizidalität. Wenn man innerlich all seine Energie aufwendet, um zu überleben ... das macht keinen Spaß, das sage ich Ihnen ...» Diesen inneren Kampf sollte also niemand totschweigen (schwierige Wortwahl, ich weiß ...), sondern mit professionellen BehandlerInnen ehrlich besprechen.

> «Indem man puritanische Begriffe wie ‹erfolgreich› oder ‹erfolglos› mit der entsetzlichen letzten Tat, dem Selbstmord, verbindet, setzt man voraus, dass jene, denen der Selbstmord ‹misslingt›, nicht nur schwach sind, sondern auch inkompetent, unfähig, nicht mal in der Lage, den eigenen Tod zu regeln. Selbstmord ist jedoch fast immer ein irrationaler Akt, und nur selten wird er von der Urteilskraft begleitet, die einem in besseren Tagen zur Verfügung stand.»
> *Kay Redfield Jamison*

Die Ärztinnen oder Therapeuten bewegen sich in ihren Berufen nah am Existenziellen und tragen eine große Verantwortung. So auch Dr. Ahlers in der Rettungsstelle. In seiner langjährigen Arbeit haben sich zwei seiner Patienten suizidiert. «Das ist leider in psychiatrischen Behandlungen so, dass es auch hier Verläufe gibt, die für die Patienten tödlich enden. Wie bei anderen Gebieten der Medizin auch. Wo man eben den Patienten nicht heilen konnte. Das ist auch für den Behandler eine schwierige Situation.»

Wenn Sie das Gefühl haben, dass sich jemand in Ihrem Umfeld mit Suizidgedanken plagt:

- Fragen Sie konkret nach. Hören Sie zu, ohne zu urteilen.
- Vergewissern Sie sich, ob es schon konkrete Pläne gibt.
- Wenn Sie die Person in akuter Gefahr wähnen, lassen Sie sie nicht allein, alarmieren Sie den Notarzt oder wählen Sie die Nummer der Telefonseelsorge.

Letzteres gilt natürlich vor allem auch, wenn Sie selbst betroffen sind. Holen Sie sich professionelle Unterstützung, denn psychische Krisen und Erkrankungen sind behandelbar. Sie sind damit nicht allein!

Eine gute Therapie – und ihre Grenzen

Beziehung ist die Grundlage des Lebens. Und Grundlage einer jeden Beziehung, ob nun zu uns selbst oder zu anderen, ist der Dialog. Ohne Dialog also kein gelingendes Leben. Zumindest kein gesundes Miteinander. Der Beziehungsaspekt spielt im Leben wie auch in der Therapie eine zentrale Rolle für Gesundheit und Krankheit. Wichtig ist dabei das Gefühl, dass andere uns und unsere Gefühle in einer bestimmten Situation verstehen. «Verstanden zu werden ist ein menschliches Grundbedürfnis, denn es entspricht dem Gefühl, angenommen und gesehen zu werden», so beschreibt es die Autorin Dr. med. Mirriam Prieß in ihrem Buch über Resilienz. Verstanden und angenommen zu werden setzt natürlich Empathie der Umgebung voraus. Empathie ist die Fähigkeit, sich in die Situation eines anderen hineinzuversetzen, als wäre es die eigene – zu wissen und zu fühlen, wie es anderen geht. Zu verstehen, wie es anderen geht, hilft auch, einen klareren Blick auf die eigene Situation zu bekommen. Mich holt Dialog mit anderen oft aus einer negativen Gedankenspirale heraus.

Es ist aber nicht nur das Gefühl, verstanden, sondern auch als ExpertIn der eigenen Erkrankung anerkannt zu werden. Dieses Gefühl habe ich nach einer Interviewaufzeichnung für den Podcast «Kopfsalat», den ich zusammen mit meiner Freundin Sara Steinert produziere. Unser Interviewgast Jan O. Warncke, Facharzt für Kinder- / Jugendpsychiatrie und -psychotherapie am Charité Campus Berlin-Mitte, schreibt nach der Aufzeichnung in einer Mail: «Vielen Dank für den Termin gestern, ich habe noch lange darüber nachgedacht (...). Ich habe auch etwas dazugelernt, gerade auch weil eure Sicht aus der Innenperspektive sehr, sehr hilfreich ist. Auch in Bezug auf andere Patienten, die ich berate.» Dr. Warncke sagt uns im Gespräch fast nebenbei Sätze, die bei mir nachhaltig hängen bleiben. Er nennt uns Expertinnen unserer Erkrankung – nur wir wüssten, wie sich das individuelle Leid anfühlt. Und wir hätten große Ressourcen, um auf uns achtzugeben. Das gibt mir in der akuten Krankheitsphase, in der ich zu diesem Zeitpunkt stecke, ein Gefühl von Selbstwirksamkeit, das sehr heilsam ist. Ich fühle mich als Mensch und nicht als krankes Objekt betrachtet, ich fühle mich auf Augenhöhe angesprochen – ohne vorher gewusst zu haben, dass mir das an der ein oder anderen Stelle bisher vielleicht fehlte. Mir fallen unbedacht geäußerte Sätze meines Hausarztes ein, die mir das Gefühl vermitteln, überhaupt nicht verstanden oder ernst genommen zu werden. Als ich beim Allgemeinmediziner vorspreche, weil ich keinen zeitnahen Termin bei meinem Psychiater bekam, schreibt mir der Hausarzt zwar das Rezept für mein Antidepressivum aus, aber sagt sinngemäß etwas wie: «Ruhen Sie sich einfach auch mal aus und machen Sie was Schönes!» So als stünde mir ein dreiwöchiger Karibikurlaub bevor. Dieser Satz trifft mich bis ins Mark. Was wirklich helfen kann, sind professionelle, objektive Einordnungen des Erlebten. Etwa durch meinen Psychiater Dr. Benesch, der stets wie ein Fels in der Brandung auf mich wirkt, mir ein Gefühl von Zuversicht vermittelt und mich gleichermaßen aufklärt, was genau körperlich in mir vorgeht. Wissen hilft mir beim Objektivieren und Strukturieren der sehr subjektiven, emotionalen und oft verwirrenden Erfahrung der Depression.

TherapeutInnen sind dabei keine korrigierenden Kontrollinstanzen, sondern natürlich gleichermaßen Menschen mit persönlichen Erfahrungen, Stärken und Schwächen, die auch durchaus erkennbar sein dürfen. Dr. med. Christian Peter Dogs schreibt dazu, es werde gern so getan, als gebe es eine scharfe Grenze: «Die Therapeuten sind normal – die, die zu ihnen kommen, sind es nicht. Selten geben sich die Therapeuten selbst zu erkennen. Gleichzeitig erwarten sie aber, dass die Patienten ihre ganze Innenwelt offenlegen. Der Therapeut sieht und hört zu, nickt verständig und bleibt doch für den Patienten ein Rätsel ...» PatientInnen erzählen BehandlerInnen mitunter Dinge, die nicht mal PartnerInnen oder FreundInnen wissen. Das setzt großes Vertrauen voraus. Wenn der / die TherapeutIn es schafft, Intimität zu erzeugen und als professioneller Wegweiser zu wirken, immer dann, wenn der eigene Blick verstellt ist – dann wird die Wirkkraft der Therapie voll ausgeschöpft.

Doch auch eine Psychotherapie birgt Risiken und Nebenwirkungen. Zum Beispiel kann sich eine Symptomatik verschlechtern, oder es treten neue Symptome auf, weil alte Probleme oder verdrängte Konflikte aufgedeckt werden. Damit Therapie gelingt, braucht es Offenheit und Mut, dahin zu gucken, wo es manchmal wehtut. Manchmal kommt es darüber dann zur Trennung vom Partner oder zur Kündigung des Jobs.

Psychotherapie ist wie die Medikamenteneinnahme kein Allheilmittel. Sie ist langwierig und wirkt auch nicht immer. Doch im besten Falle führt sie dazu, dass das eigene Zutrauen, die Selbstwirksamkeit der Behandelten steigt. Ziel muss sein, auch irgendwann wieder ohne Therapie leben zu können. Es darf keine Abhängigkeit vom Therapierenden entstehen. Denn was, wenn er oder sie wegzieht, in Rente oder Elternzeit geht…?

Für mich nach wie vor zentrale Fragen sind: Was muss das Ziel meiner Therapie sein? Wie kann ich in einer Therapie lernen, was ich im Leben wirklich brauche? Freundschaft, Sicherheit, Verbundenheit, Vertrauen, Liebe? Wie lange darf/muss meine Therapie längstenfalls dauern? Denn natürlich wissen wir, dass manche seelischen Erkrankungen episodisch wiederkehren oder dauerhaft zu Einschränkungen führen können, während sie in anderen Fällen auf krisenhafte Lebenssituationen beschränkt bleiben.

Wichtig für die Wirksamkeit einer Psychotherapie sind Motivation, Zeit und eine Strategie beziehungsweise ein nachvollziehbares Behandlungskonzept, welche Erfolge nach welcher Zeit zu erwarten sind. Therapie bedeutet Augenhöhe. Wir dürfen weder zu ihr herabschauen nach dem Motto «Das bringt doch alles eh nichts», noch dürfen wir zu ihr aufschauen – sie löst Krankheiten und Probleme nicht für uns. Die BehandlerInnen sind letztendlich dazu da, um zu helfen, die richtige Richtung zu finden. Gehen müssen wir dann selbst. Gesundwerden ist die alleinige Last des Patienten.

DIE «GLÜCKSPILLE»: ZU RISIKEN UND NEBENWIRKUNGEN

«Sie haben eine Pille dafür. Sie haben eine Industrie. Sie machen Millionen.
Wusstest du, dass Menschen an Traurigkeit reich werden?
Ich will den Millionär der amerikanischen Traurigkeit treffen.»

Ich bin nicht in der Klinik, ich sitze im Wartezimmer meines Psychiaters und lese Ocean Vuongs Roman «Auf Erden sind wir kurz grandios». Wenig später verschreibt mir mein Arzt wieder das Antidepressivum, das ich schon so gut kenne. Mit gesenktem Kopf betrete ich eine Apotheke. Der Kauf von Antidepressiva ähnelt sehr dem von Hämorrhoidencreme oder Fußpilztinktur. Man möchte nicht durch die Apotheke schreien, was man braucht. Ich schiebe kommentarlos das Rezept über den Tresen und tausche einen verschwörerischen Blick mit der Apothekerin aus, so als wollte ich illegale Drogen kaufen. Es bedarf keiner weiteren Erklärung, da legt sie mir schon die volle 100er-Packung Fluoxetin auf den Tisch. «Die Einnahme hat Ihnen der Arzt erklärt?» «Ja, danke.» Ich überlege noch kurz, ob ich die Apotheken Umschau wegen der Weihnachtsplätzchen-Rezepte mitnehmen soll, entscheide mich aber für den schnellen Abgang. Die Ware in Sicherheit bringen. Dann, zu Hause, liegt sie vor mir auf dem Tisch. Sie und ich – Auge in Auge. Eine kleine weiße Pille mit einem Durchmesser von vielleicht fünf Millimetern, die in diesem Moment eine Welt für mich bedeutet. Sie bedeutet Hilfe und Hoffnung. Hoffnung auf Rückkehr von Gefühlen, Hoffnung auf menschliches Empfinden, aufs wieder Menschsein. Lebenshilfe. Hilfe, wieder selbst aktiv zu werden. Ich habe sonst ein eher ambivalentes Verhältnis zu Pillen. Selten mal eine Ibuprofen, wenn ein Schmerz gar nicht mehr auszuhalten ist. Aber es gibt Pillen, die ich mit einschneidenden Erlebnissen in meinem Leben verbinde. Mit 17 die Antibabypille beim

ersten Freund. Sie sollte das Entstehen menschlichen Lebens ver-
hindern, und das Antidepressivum soll mir nun das Leben wieder
menschlich machen.

Zufälle gibt's – mehr nicht

Psychopharmaka gehören mittlerweile zu den am häufigsten ver-
ordneten Medikamenten. Viele psychische Erkrankungen werden
durch Medikamente erst behandelbar, indem sie eine Basis für
eine psychotherapeutische Behandlung schaffen, heißt es. Insbesondere bei der Behandlung schwerer psychischer Störungen
wie Schizophrenie, bipolarer Erkrankung oder schwerer depressiver Störung werden sie als unverzichtbar bezeichnet. Eine Therapie in Kombination aus Psychotherapie und Medikamenten gilt
bei schweren psychischen Erkrankungen heute als Goldstandard.
Denn man arbeitet an den möglichen Ursachen und Auswirkungen
gleichermaßen. Aber: Psychopharmaka sind keine Wundermittel,
die immer und bei jedem wirken! Antidepressiva zum Beispiel haben eine Wirklatenz von einigen Wochen – das bedeutet, dass man
zu Beginn der medikamentösen Therapie zwei bis vier Wochen
warten muss, bis eine spürbare Wirkung eintritt. Tritt sie nicht ein,
tritt man auf der Stelle.

Psychopharmaka kann man grob in sechs Gruppen unterteilen.
Antidepressiva sind Medikamente, die bei depressiven Erkrankungen die Stimmung aufhellen und den Antrieb normalisieren. Daneben werden sie auch bei Angst- oder Zwangsstörungen sowie
chronischen Schlafstörungen eingesetzt. *Phasenprophylaktika*
wirken bei depressiven und manischen Phasen stimmungsaus-
gleichend und werden deshalb auch als Stimmungsstabilisierer
(mood stabilizer) bezeichnet. *Antipsychotika (Neuroleptika)* reduzieren psychotische Symptome wie Halluzinationen oder Wahn

und vermindern Handlungsimpulse, die auf Fehlwahrnehmungen beruhen. Sie hemmen die Aufnahme von Innen- und Außenreizen und haben eine wesentliche Bedeutung in der Behandlung der Schizophrenie. *Anxiolytika/Hypnotika* wirken bei Angst- oder Erregungszuständen angstlösend beziehungsweise beruhigend (sedierend) und werden auch als Sedativa bezeichnet. Früher war der Begriff «Tranquilizer» (Beruhigungsmittel) gebräuchlich. Wegen des oft zusätzlichen schlafanstoßenden Effekts werden sie auch als Hypnotika bezeichnet. Die wichtigsten Vertreter dieser Medikamentengruppe sind Benzodiazepine. Diese wirken auch muskelentspannend und antiepileptisch (antikonvulsiv), allerdings mit der Gefahr einer psychischen und körperlichen Abhängigkeit. *Psychostimulanzien* wiederum wirken antriebssteigernd. Die wichtigsten Substanzen sind die sogenannten Amphetamin-Derivate. Es handelt sich dabei um Substanzen, die kurzfristig auch die Leistungs- und Konzentrationsfähigkeit erhöhen, zum Beispiel bei ADHS. *Antidementiva* können Gedächtnisfunktionen sowie Konzentrations-, Lern- und Denkfähigkeit verbessern. Sie spielen vor allem bei Demenz-Erkrankungen eine Rolle. Trotzdem kommen immer weniger innovative Medikamente auf den Markt. UND: Die meisten Psychopharmaka verdanken wir nicht gezielter Forschung und Entwicklung – sie sind Zufallsfunde, die lange zurückliegen.

1949 – Entdeckung der Lithiumwirkung bei Manien: Lithium ist ein Alkalimetall und im Periodensystem nach Wasserstoff und Helium das drittkleinste Element. In Form seiner Salze ist Lithium oft in Mineralwasser enthalten. In Batterien oder Akkus sorgt es für eine besonders hohe Leistungsfähigkeit. Seine beruhigende Wirkung wurde dank Meerschweinchen entdeckt. Bei Überdosierung kann Lithium allerdings zu einer Vergiftung führen! Der australische Psychiater John Cade machte seine Versuchsmeerschweinchen aufgrund einer Lithiumvergiftung aus Versehen schläfrig und apathisch, hielt sie aber fälschlicherweise für ausgeglichen.

Seine Fehlinterpretation führte letztlich dazu, dass eine wirksame Therapie zwar nicht für gesunde Meerschweinchen, aber für Menschen mit Manien entdeckt wurde. Irre! In den 1960er-Jahren zeigte sich dann, dass Lithium bei bipolarer Störung auch stimmungsstabilisierend wirkt. Lithium ist damit das älteste Phasenprophylaktikum.

1952 – Entdeckung der antipsychotischen Wirkung von Chlorpromazin: Chemikalien, die in der Badischen Anilin und Sodafabrik BASF ursprünglich als Farbstoffe verwendet werden sollten, wurden zu Malariamitteln, später zu Beruhigungsmitteln und schließlich zum ersten Antipsychotikum weiterentwickelt.

Das Phenothiazin-Derivat Methylenblau stoppte die Malariaverbreitung. Ein anderes Derivat der Phenothiazin-Gruppe, nämlich Chlorpromazin, wurde von dem Chemiker Paul Charpentier auf der Suche nach einem neuen Antihistaminikum (Arzneimittel gegen Allergien) synthetisiert. Der französische Chirurg Henri Marie Laborit war etwa zur gleichen Zeit auf der Suche nach einem Wirkstoff, der die Angst der Patienten vor einer OP lindern konnte. Es zeigte sich, dass Chlorpromazin auch eine stark sedierende Wirkung hat. 1952 erfuhr der Pariser Psychiater Jean Delay eher zufällig von dem ursprünglich zur Narkosevorbereitung bestimmten Mittel und entdeckte dann seine «antipsychotische» Wirkung. Zum ersten Mal stand eine symptomspezifische, nicht nur allgemein sedierende Therapie bei der Schizophrenie zur Verfügung, und viele Patienten konnten aus der «Verwahrung» entlassen werden. Die WHO feierte dies als einen der größten Fortschritte der Psychiatrie. Und das alles durch die Beobachtung unerwarteter Nebeneffekte eines Wirkstoffs.

1952 – Auch die Antidepressiva wurden durch Zufall entdeckt: während der Entwicklung der Antibiotika gegen die Tuberkelbakterien in der Tuberkulosebehandlung. Ein solches Medikament war Iproniazid. Ärzten im Sea View Hospital auf Staten Island in New York fiel die stimmungsaufhellende, antriebssteigernde Wirkung dieses Mittels auf, selbst wenn sich die Tuberkulose nicht besserte. 1958 wurde der Wirkstoff Iproniazid zur Behandlung von Depressionen zugelassen, etwa zur gleichen Zeit wie Imipramin, das bis heute erhältlich ist.

1957 – Mit dem Wirkstoff Chlordiazepoxid wurde beim Schweizer Pharmakonzern Hoffmann La Roche die erste Substanz der Benzodiazepine synthetisiert: Chlordiazepoxid wirkt auf Ängste, Unruhe und Schlafstörungen und wurde 1961 unter dem Handelsnamen Librium® (Werbeslogan: «Sonnenbrille für die Psyche») in die Medizin eingeführt. 1963 folgte Diazepam, besser bekannt unter dem Markennamen Valium®. In den 70er-Jahren waren Benzodiazepine die meistverschriebenen Psychopharmaka, wobei es 15 Jahre dauerte, bis der eigentliche Wirkmechanismus am GABA-Rezeptor entdeckt wurde. Erst in den Achtzigerjahren erkannte man das erhebliche Abhängigkeitsrisiko.

1972 – Zulassung des ersten atypischen Antipsychotikum: Clozapin hatte im Gegensatz zu den bisherigen Antipsychotika (Neuroleptika) keine Nebenwirkungen auf die Beweglichkeit der Muskulatur.

Medizinhistorisch war diese Ära der Psychopharmaka rasant. Seither vergeht die Zeit für den einzelnen Betroffenen in quälendem Schneckentempo, denn es passiert nicht viel. Zwar sind unzählige neue Psychopharmaka mit weniger oder anderen Nebenwirkungen auf den Markt gekommen, aber es gab keine einschneidenden Neuentdeckungen.

2019 wurde in Deutschland mit Spravato ein Nasenspray zur Behandlung von schweren Depressionen zugelassen. Das Spray enthält eine Form des Wirkstoffs Ketamin. Aber auch Ketamin ist kein neuer Wirkstoff, sondern ein Anästhetikum, das seit den 70er-Jahren als Narkosemittel verwendet und oft als Partydroge (Special K) missbraucht wird. Der Wirkstoff zielt nicht wie andere Antidepressiva auf Serotonin ab, sondern führt zu einer Ausschüttung von Glutamat an den Synapsen. Glutamat ist ein Botenstoff, der die Zielzellen unmittelbar beeinflusst. Deswegen wirkt Ketamin auch schneller als klassische Antidepressiva. Der antidepressive Effekt tritt innerhalb weniger Tage ein. PatientInnen dürfen das Spray aber nur unter Aufsicht in einer Arztpraxis oder Klinik anwenden und müssen im Anschluss mindestens zwei Stunden überwacht werden.

In Deutschland werden bei therapieresistenten Depressionen Ketamin-Infusionen unter ärztlicher Aufsicht eingesetzt. «Eine Infusion dauert 40 Minuten. Jetzt nach der fünften Sitzung merke ich, dass es mir besser geht – zum Beispiel daran, dass ich nicht mehr weine, wenn ich Ihnen das erzähle», berichtet mir ein Patient von seiner Behandlung am Benjamin Franklin Klinikum. «Ich kann mich langsam besser konzentrieren und habe Spaß an Tätigkeiten, lerne wieder Sprachen, spiele wieder Gitarre ... ich merke, dass es vorangeht. Es sieht so aus, dass wir es beim Ketamin belassen und ich ohne Tabletten entlassen werde.»

Mit Ketamin können depressive Spannungszustände und sogar akut auftretende suizidale Gedanken innerhalb von Stunden gelindert werden, aber die Wirkung hält nicht dauerhaft an, und es können Nebenwirkungen wie Übelkeit, Erbrechen und Orientierungslosigkeit auftreten, weswegen es nicht über längere Zeit eingesetzt werden kann. Ketamin kann also die üblichen selektiven Serotonin-Wiederaufnahmehemmer nicht ersetzen. Man benutzt es meist, um durch die rasche antidepressive Wirkung Suizide zu verhindern. Aber Ketamin ist weiterhin ein Medikament, das eine Ausnahme in der Depressionsbehandlung darstellt, da es nicht nur als Droge missbraucht werden kann, sondern auch zu dissoziativen Zuständen führen kann, zu einem Gefühl, sich außerhalb des eigenen Körpers zu befinden, was manche Menschen als angenehm, manche als unangenehm empfinden.

Die Ketaminbehandlung ist nach wie vor ein experimentelles Verfahren. In den USA wird seit Längerem versucht, eine Zulassung für die Ketamin-Infusion zu erreichen. In Studienprogrammen sprechen zwar 50 bis 70 Prozent der Patienten auf die Ketamin-Therapie an – die Wirkung lässt allerdings spätestens nach einer Woche nach.

Obwohl der Bedarf an neuen Psychopharmaka-Therapien da ist – weil nicht alle PatientInnen auf Antidepressiva ansprechen, Suizide nicht verhindert oder die Negativsymptome der Schizophrenie meist nicht medikamentös behandelt werden können und es kein Medikament gegen die oft schwerwiegende akute Symptomatik der Borderline-Persönlichkeitsstörung gibt –, kommt von der Pharmaindustrie nichts Neues. Woran liegt das? In den Fünfziger- und Sechzigerjahren gab es für die Entwicklung von Medikamenten kaum rechtliche, administrative oder ethische Vorgaben. PatientInnen wurden großen Risiken ausgesetzt und hatten kaum Mitspracherecht. Gott sei Dank ist das heute anders. Die Arzneimittelentwicklung ist streng reguliert und kontrolliert, daher aber auch langwierig und teuer. Dazu kommt, dass neu entdeckte Wirkstoffe bis 2011 nicht wirklich besser als die bisherigen patentrechtlich geschützten sein mussten, sondern nur wirksam. Das führte dazu, dass Pharmafirmen, die letztlich auch nur Wirtschaftsunternehmen sind, Forschung mit möglichst geringem Aufwand anstrebten und minimal abgewandelte Präparate mit ähnlichen Wirkmechanismen auf den Markt brachten. Für solche Scheininnovationen, sogenannte Generika, konnten die Pharmaunternehmen bis zum sogenannten AMNOG (Arzneimittelmarktneuordnungsgesetz) den Preis nahezu frei festlegen. Deswegen gibt es zwar viele verschiedene Medikamente – in Deutschland, Österreich und der Schweiz zum Beispiel 30 zugelassene Benzodiazepine –, die sich aber nicht groß voneinander unterscheiden, also dem Patienten nichts Neues bringen, aber den Pharmaunternehmen Geld. Das gilt auch für die Antidepressiva, deren Wirkmechanismen immer noch auf den in den Fünfzigerjahren entdeckten Grundprinzipien beruhen.

Außerdem sind im Bereich Psychopharmaka-Forschung Tierversuche schwierig, da es praktisch keine Ratten oder andere

Labortiere mit Depression, Zwangserkrankungen oder anderen psychischen Störungen gibt und man diese auch nicht künstlich erzeugen kann (im Gegensatz zu einem Schlaganfall, den man bei Laborratten durch Abklemmen der Halsschlagader herbeiführt). Psychische Erkrankungen sind wohl uns Menschen vorbehalten und in ihren Ursachen und Mechanismen so komplex, dass die Medikamentenentwicklung stagniert. Immerhin ist das Gehirn das komplexeste Organ, das unser Körper so zu bieten hat. Sorry, Kardiologen! Ich bin Fan des Gehirns.

Wie Psychopharmaka wirken, wenn sie wirken

Die medikamentöse Behandlung psychischer Erkrankungen fußt auf der Hypothese, dass im Gehirn die Signalübertragung zwischen den Nervenzellen gestört ist und dadurch zum Beispiel Fehlwahrnehmungen, Wahn, Halluzinationen oder Störungen des Affekts, also des Gefühlslebens, auftreten können. Deswegen liegt es nahe, Medikamente zu verabreichen, die bestimmte Neurotransmitter in ihrer Wirkung hemmen beziehungsweise fördern. Einfach, weil wir es bis heute nicht besser wissen. Aus neurobiologischer Sicht ist die chemische Konzentration eines Botenstoffs am Rezeptor einer Hirnzelle dafür verantwortlich, ob eine Information regelgerecht weitergegeben und verarbeitet werden kann. Nach der Reizübermittlung müssen die Nervenbotenstoffe allerdings wieder aus dem synaptischen Spalt verschwinden, da es sonst zu einer sinnlosen Dauererregung der Rezeptoren kommt. Nur wenn die Konzentration der Nervenbotenstoffe nach getaner Arbeit wieder verringert wird, kann die Synapse später neue Informationen übertragen. Deswegen gibt es in jeder Synapse Mechanismen, die freigesetzte Neurotransmitter wieder aus dem synaptischen Spalt entfernen, wie ein Staubsauger. Bestimmte Eiweiße in der Zellmembran sorgen als Transporter im synaptischen Spalt dafür, dass zum Beispiel das Serotonin, nachdem es seine Aufgabe erfüllt hat, wieder in die präsynaptische Zelle zurückgebracht wird.

Nimmt man bei einer Depression ein Antidepressivum in Form eines Wiederaufnahmehemmers ein, werden die Transporter blockiert. Dadurch erhöht sich die Konzentration des Botenstoffs im synaptischen Spalt. Es gibt selektive Serotonin-Wiederaufnahme-Hemmer (Selective Serotonin Reuptake Inhibitor, SSRI), selektive Noradrenalin-Wiederaufnahme-Hemmer (NARI), selektive Serotonin-Noradrenalin-Wiederaufnahme-Hemmer (SNRI, SSNRI) oder selektive Noradrenalin-Dopamin-Wiederaufnahme-Hemmer (NDRI). Diese monoaminergen Psychopharmaka funktionieren alle ähnlich und sollen das chemische Gleichgewicht wiederherstellen.

Bei der Auswahl des Medikaments geht man nach der Symptomatik: Soll es eher angstlösend, schlaffördernd, beruhigend oder antriebssteigernd wirken? Je nachdem, welche Symptome überwiegen, wird entschieden, welche Medikamente verabreicht werden sollen. Überwiegen Lustlosigkeit, verringerte Motivation und verminderter Antrieb, könnte das auf eine Störung des dopaminergen Systems zurückgehen. Ist die Stimmung sehr gedrückt, ist möglicherweise das serotonerge System aus dem Gleichgewicht.

Nahezu alle Antidepressiva erhöhen im Gehirn die Konzentration der Nervenbotenstoffe. Dieses pharmakologische Prinzip ist wie beschrieben seit den 50er-Jahren bekannt. Bei den verschiedenen Medikamenten, die seither auf den Markt gekommen sind, unterscheidet sich lediglich der Weg, wie eine erhöhte Konzentration der Botenstoffe erreicht wird.

Ein Drittel bis zur Hälfte der PatientInnen spricht jedoch nach der ersten mehrwöchigen Behandlung nicht auf die Medikation an.[72] Dann macht es letztlich keinen großen Unterschied, ob man dieses oder jenes Antidepressivum einnimmt. Unterschiede gibt es nur in den Nebenwirkungen, nicht aber an der Wirkung beziehungsweise Nicht-Wirkung auf die Erkrankung an sich. Für den Wechsel auf ein anderes Antidepressivum bei Nicht-Ansprechen gibt es keine ausreichende empirische Evidenz. Möglicherweise könnte zwar der Wechsel auf ein trizyklisches Antidepressivum wie Amitriptylin oder den MAO-Hemmer Tranylcypromin sinnvoll sein, weil diese in Vergleichsstudien etwas besser abschnitten. Es wird aber davon abgeraten, ständig auf andere Präparate zu wechseln. Ist ein Medikament generell wirksam, nur aufgrund von Nebenwirkungen unverträglich, darf selbstverständlich ein anderes ausprobiert werden.

Aber leider kann man vor Einnahme eines Antidepressivums die Wirkung nicht zuverlässig voraussagen, auch wenn zwei Firmen (STADA Diagnostik und HMNC Holding GmbH) Bluttests zur Auswahl des richtigen Antidepressivums anbieten, um unnötiges Ausprobieren oder unerwünschte Nebenwirkungen zu vermeiden, wie die Werbung verspricht. Der STADA-Test untersucht, wie bei Antidepressiva die Verstoffwechselung in der Leber stattfindet. Beim ABCB1-Test geht es um das namensgebende ABCB1-Gen, das beeinflussen soll, wie effizient bestimmte Wirkstoffe die Blut-Hirn-Schranke überwinden. Nicht alle Antidepressiva, die einen guten Wirkspiegel im Blut aufbauen, schaffen es, vom Blut über die Filterbarriere ins Hirn zu gelangen.

Das Genprodukt P-Glykoprotein wirkt als Transportermolekül und verhindert, dass bestimmte körperfremde Substanzen ins Gehirn eindringen. Es gibt zwei Varianten des Gens, die diese Aufgabe unterschiedlich effektiv erfüllen. Mithilfe eines Tests könne nun bestimmt werden, welche Variante eine Person besitzt und wie sie folglich auf ein Antidepressivum ansprechen würde, heißt es. Beide Tests erfassen allerdings nicht alle Antidepressiva und werden auch nicht von den gesetzlichen Krankenkassen bezahlt, da sie nicht als zuverlässige Methode gelten, einen medikamentösen Behandlungsverlauf vorhersagen zu können. Mitglieder der Arzneimittelkommission der deutschen Ärzteschaft haben die wissenschaftliche Grundlage dieser Tests überprüft – mit enttäuschendem Ergebnis. Die Studien, auf die sich die Firmen der Tests beziehen, zeigten zum Teil sogar explizit, dass die Werbeversprechen nicht haltbar sind. Mit den Genen und «Risikogenen» ist es ja auch so eine Sache. Zuverlässige genetische Tests wären eine Sensation.

Auch die Erklärung der Wirkweise der Antidepressiva hat einen Haken: Bei depressiven Menschen konnte noch nie ein Serotoninmangel nachgewiesen werden. Vielmehr fand der Forscher Pedro L. Delgado schon 1989 heraus, dass ein Absenken von Serotonin durch eine tryptophanarme Nahrung bei gesunden Menschen keine Depression auslöst[73]. Im Jahr 1994 machte er deutlich, dass eine Absenkung des Serotonins auch bei unbehandelten depressiven Patienten die Depression nicht verschlimmert[74]. Außerdem zeigten klinische Studien, dass der Wirkstoff Tianeptin zwar die Serotoninkonzentration im Gehirn reduziert – dennoch wird das Mittel gegen Depressionen eingesetzt. Erklärt wird dieses paradoxe Phänomen durch weitere Wirkmechanismen von Tianeptin, zum Beispiel durch dessen Einfluss auf die Neuroplastizität des Gehirns. Die Besserung einer Depression scheint also nicht in erster Linie davon abhängig, ob der Serotoninwert fällt oder steigt.

Ein weiteres Paradoxon: Schon die Einnahme einer einzigen Tablette eines Wiederaufnahmehemmers führt zu einer höheren Botenstoffkonzentration im synaptischen Spalt, aber die antidepressive Wirkung setzt erst viel später ein – nach circa zwei bis vier Wochen regelmäßiger Einnahme. Diese Verzögerung nennt man Wirklatenz. Auch deshalb ist die Erklärung der Wirkweise aufgrund einer erhöhten Neurotransmitterkonzentration unplausibel. Es hilft leider nicht, eine Pille zu nehmen, in der Hoffnung, dass es einem nach 30 Minuten besser geht. Solch eine «Glückspille» gibt es nicht.

Antidepressiva wirken – wenn sie wirken – unspezifisch angstlösend, entspannend und stimmungsaufhellend und werden auch bei Zwangs- und Angsterkrankungen, PTBS, Schlafstörungen,

Bulimie, Harninkontinenz oder Entzugserscheinungen bei Alkohol- oder Drogenabhängigkeit eingesetzt. Aber sie wirken nicht gezielt depressionsbeseitigend. Und: Sie wirken nicht bei jedem. Die depressive Erkrankung bleibt in vielen Fällen bestehen. Oder sie kehrt zurück, da die Depression eine phasenhafte Erkrankung ist, die, einmal aufgetreten, die PatientInnen immer wieder heimsuchen kann.

Wird jedoch eine Wirkung erzielt, hofft man, dass man nach sechs bis neun Monaten Erhaltungstherapie gesund bleibt. Allerdings gibt es Studien, die darauf hindeuten, dass Antidepressiva langfristig die Neigung zu Rückfällen erhöhen können. Bei einer Studie[75], die ursprünglich durchgeführt wurde, um die Effekte körperlicher Betätigung auf die Depression zu erforschen, wurden depressive PatientInnen in drei Gruppen geteilt. Eine Gruppe bekam Antidepressiva plus ein viermonatiges Sportprogramm verordnet. Die nächste Gruppe machte nur Sportübungen, und die dritte Gruppe bekam nur Antidepressiva. Nach sechs Monaten war die Besserung der depressiven Symptomatik in allen Gruppen gleich groß, wobei die Medikamentengruppen etwas früher eine Besserung erlebten. Zehn Monate nach Studienstart zeigte sich allerdings, dass deutlich mehr PatientInnen in den Antidepressivagruppen einen Rückfall erlitten.[76]

Neben einer möglichen phasenhaften Rückkehr der Depression kann es auch durch einen Absetzeffekt (Rebound) des Medikaments zum Wiederauftreten von Symptomen kommen. Ein erhöhtes Erkrankungsrisiko durch das Medikament das eigentlich helfen soll? Ein Teufelskreis. Ich war zwischen der zweiten und dritten depressiven Episode nur circa fünf Monate ohne Medikament, dann traten erneut Symptome auf. War das ein Rebound wie beim Basketball? Die Depression, die wie ein Ball schnell und mit hoher Kraft auf einen zurückprallt? Woran liegt das?

Ein Erklärungsversuch, der auch für das Phänomen der Wirklatenz herangezogen wird, bezieht sich auf die durch das Medikament verursachte erhöhte Botenstoffkonzentration. Diese führt dazu, dass vom Körper vorübergehend noch weniger des betreffenden Neurotransmitters ausgeschüttet wird. Erst wenn bestimmte Rezeptoren weniger empfindlich werden, kommt es wieder zu einer erhöhten Freisetzung und einer Abschwächung der depressiven Symptome. Wird also die Konzentration von Serotonin und / oder Noradrenalin im synaptischen Spalt durch längere Antidepressivaeinnahme erhöht, versucht unser schlauer Körper, mit seiner Anpassungsfähigkeit das ursprüngliche Gleichgewicht wiederherzustellen. Dafür hat das Gehirn mehrere Möglichkeiten. Es produziert weniger der entsprechenden Botenstoffe, erhöht seine Fähigkeit, diese Stoffe zu entsorgen, oder reduziert die Anzahl der Rezeptoren und reagiert weniger empfindlich auf die entsprechenden Neurotransmitter.

Wird das Medikament abrupt abgesetzt, reicht die vorhandene Anzahl der Rezeptoren möglicherweise nicht mehr für eine normale Botenstoffkonzentration. Eine erneute Erkrankung kann die Folge sein. Deswegen sollten Antidepressiva bei Beendigung der Therapie langsam «ausgeschlichen», also die Dosis nach und nach verringert werden. Ansonsten droht ein Rebound, wobei man sich doch eigentlich einen Touchdown in einer dauerhaften Gesundung erhofft. Antidepressiva sind also keine besonders effektiven Medikamente. Viele PatientInnen sprechen nicht auf sie an, was zu Trial and Error in der Behandlungspraxis führen kann. Die Wirkungsweise von Antidepressiva ist nach wie vor ungeklärt. In einem der Standardwerke der Psychiatrie heißt es:

«Jedoch herrscht über den Stellenwert dieser Wirkungen für die Beeinflussung der Depression weiterhin Unklarheit, da wegen des Fehlens valider Modelle der Depression die biochemischen Grundlagen der Krankheit selbst letztlich noch nicht geklärt sind.»

Das gilt nicht nur für die Depression. Wie ist es also um die Wirkungsweise anderer Psychopharmaka bestellt? Da die Psychopharmakotherapie allgemein auf der Hypothese fußt, dass im Gehirn die Signalübertragung gestört ist, wirken zum Beispiel auch Antipsychotika (Neuroleptika), die bei Schizophrenie verabreicht werden, auf Rezeptoren für Neurotransmitter. Den Angriffspunkt bildet hierbei der körpereigene Neurotransmitter Dopamin. Antipsychotika blockieren die Dopamin-Rezeptoren und vermindern damit die Aktivität der Nervenzellen, die Dopamin zur Informationsübertragung nutzen. Allerdings ist auch die Dopaminhypothese der Schizophrenie über 50 Jahre alt. Sie wurde erstmals 1966 von J. M. van Rossum formuliert und später mehrmals verfeinert. Man ging davon aus, dass eine Dopaminüberaktivität für die sogenannten Positivsymptome wie Wahn oder Halluzinationen verantwortlich ist. Diese Annahme beruht auf der Beobachtung, dass Antipsychotika, die die Positivsymptome reduzieren, die Dopamin-D2-Rezeptoren blockieren. Ist das ein Beweis für die Wirkungsweise oder vielmehr ein Rückschluss?

Was nicht zur Dopamin-Hypothese passt, ist die Wirkung bestimmter Drogen wie Amphetamine oder L-Dopa, die zwar ebenfalls die Dopaminkonzentration im synaptischen Spalt erhöhen, aber dennoch psychotische Symptome auslösen können. Die Auffälligkeiten der Dopamin-Funktion bei Schizophrenie sind nicht geklärt. Später erkannte man, dass auch sogenannte Negativsymptome wie Gefühlsabflachung und sozialer Rückzug die Schizophrenie prägen können. Aufgrund der Vielfalt der Symptome ist davon auszugehen, dass bei schizophrenen Erkrankungen auch andere Neurotransmittersysteme verändert sein können – zum Beispiel die über Glutamat, Gamma-Aminobuttersäure oder Serotonin kommunizierenden Systemen. Neuere Antipsychotika wirken zum Beispiel auch an Serotoninrezeptoren.

Aber Antipsychotika wirken auch nur bei einem Teil der Betroffenen. Bei rund einem Drittel der PatientInnen ist von einer medikamentösen Behandlungsresistenz die Rede: Die Wirkung auf Sinnestäuschungen, Wahn oder Stimmungsprobleme fehlt.

Die Schizophrenie ist eine oft schwer verlaufende Erkrankung, für deren Pathologie es zahlreiche biologische Konzepte gibt: Störungen verschiedener Neurotransmittersysteme, genetische Einflussfaktoren sowie funktionelle und strukturelle Veränderungen des Gehirns. Wenn also die Entstehung verschiedener psychischer Erkrankungen nicht hinreichend erklärt werden kann und die Wirkung der entsprechenden Medikamente dadurch nicht bei allen PatientInnen erzielt wird, brauchen wir Alternativen in der Behandlung. Auch im Hinblick auf die Nebenwirkungen.

Was wirkt, hat auch Nebenwirkungen

Appetitlosigkeit, Konzentrationsschwierigkeiten, Schlaf- und Sexualstörungen, Angstzustände, Panikattacken, Suizidgedanken – all das können Symptome einer psychischen Erkrankung sein. All das kann aber auch als Nebenwirkung des Medikaments auftreten, das gegen die Erkrankung helfen soll. Das klingt widersprüchlich, denn man nimmt ein Medikament möglicherweise ja gerade, weil man nicht schlafen, nicht essen kann, weil man keine Lust auf Sex und überhaupt keinen Antrieb mehr hat! Wie kann das sein? Der Beipackzettel hat es oft in sich. Die Autoren des Buchs «Das Rätsel Depression» schreiben: Würde in anderem Zusammenhang ähnlich ausführlich auf Risiken und Nebenwirkungen hingewiesen wie in einem Beipackzettel – zum Beispiel bei einer Packung Kaffee oder einer Flasche Wein –, wäre die Liste länger als bei einem Medikament ... Auch nach einer Flasche Rotwein können Übelkeit und Kopfschmerzen auftreten.

Der antidepressive Wirkstoff Fluoxetin (Funfact: in Österreich auch unter dem Namen *Positivum* auf dem Markt) aus der SSRI-Gruppe erhöht die Serotoninkonzentration im Gehirn und kann zu Appetitlosigkeit, Unruhe, Angst und Schlafstörungen führen, um einige der harmloseren Nebenwirkungen aufzuzählen. Ich leide bei anfänglicher Einnahme häufig an Übelkeit, Kopfschmerzen, Unruhe, Schlaflosigkeit, Zittern und Suizidgedanken. Für mich als Patientin ist es stets schwierig, dabei zu unterscheiden, ob das nun vom Medikament kommt oder von der Depression. Deswegen sollte man in ständigem Austausch mit dem Arzt oder der Ärztin die erhoffte Wirkung und alle möglicherweise auftretenden Nebenwirkungen besprechen.

Eine andere Antidepressiva-Gruppe sind die trizyklischen Antidepressiva (TZA), die aufgrund ihrer dreiringigen Molekülstruktur trizyklisch genannt werden. TZA hemmen die Wiederaufnahme und erhöhen die Konzentration der Botenstoffe nicht selektiv bei Serotonin oder Noradrenalin wie die SSRI oder SNRI, sondern wirken zusätzlich auf weitere Rezeptoren anderer Botenstoffe. Die Blockade von Histaminrezeptoren führt zum Beispiel zu Müdigkeit, weswegen TZA abends eingenommen werden. Andererseits kann diese Wirkung bei Schlafstörungen positiv sein. TZA können aber auch Herzrhythmusstörungen hervorrufen und sind im Gegensatz zu den besser verträglichen Wiederaufnahmehemmern relativ nebenwirkungsreich.

Ein weiteres bisher ungelöstes Problem von Antidepressiva: Sie schützen nicht vor Suiziden oder Suizidversuchen. Dabei ist die Depression die Erkrankung, die am häufigsten mit Selbsttötung einhergeht. Man schätzt, dass 40 bis 70 Prozent der Suizidopfer an einer Depression gelitten haben. Gedanken an Selbsttötung können ein Symptom der Erkrankung, aber auch eine Nebenwirkung des Medikaments sein. In Einzelfällen, insbesondere bei jüngeren Menschen, können Antidepressiva das Risiko für Suizidhandlungen sogar erhöhen[77]. Ist es nicht erstaunlich, dass eine Medikamentengruppe, die gegen Depressionen wirken soll, Suizide nicht verhindert?

Wie ist das möglich? Eine Theorie lautet: Wenn sich zuerst der Antrieb bessert, aber die Stimmung erst deutlich später, kommen suizidale PatientInnen in eine kritische Phase, in der die zurückerlangte Entschlusskraft zum Umsetzen eines Suizidwunsches führen kann. Auch Nebenwirkungen wie Unruhe, Angst und Schlafstörungen können mitverantwortlich sein. Bei PatientInnen mit einer bislang unerkannten bipolaren Störung besteht der Verdacht, dass Antidepressiva den Übergang in die Manie beschleunigen. Mit der zunehmenden Verschreibung von SSRI steigt das Vorkommen manischer Episoden[78]. Im Mischzustand einer abklingenden Depression und eines beginnenden Antriebs einer Manie erhöht sich das Suizidrisiko.

Selbstverständlich können nicht nur Antidepressiva Nebenwirkungen haben. Hypnotika, die bei Angst- oder Erregungszuständen beruhigend (sedierend) wirken, senken prinzipiell das Reaktionsvermögen. Bei längerfristiger Einnahme können verminderter Antrieb, Benommenheit, Schwindel und eine allgemeine emotionale Abstumpfung die Folge sein. Die wichtigsten Vertreter dieser Medikamentengruppe sind Benzodiazepine. Diese binden an GABA-Rezeptoren, den wichtigsten hemmenden (inhibitorischen) Rezeptoren im Zentralnervensystem, die spezifisch den Neurotransmitter Gamma-Aminobuttersäure binden. Wegen der hohen Effektivität der Benzodiazepine und des für gewöhnlich schnellen Wirkungseintritts besteht allerdings die Gefahr einer raschen Toleranzbildung und eines hohen Abhängigkeitspotenzials. Bei längerfristiger Anwendung und plötzlichem Absetzen kann es zu Entzugserscheinungen kommen, weswegen eine Langzeittherapie eher vermieden wird. Aufgrund des hohen Suchtpotenzials und eines möglicherweise erhöhten Demenzrisikos sind die Verschreibungen in den letzten Jahren immer weiter zurückgegangen.

Klassische Antipsychotika (Neuroleptika) wiederum, die vor allem bei der Schizophrenie Anwendung finden, beeinträchtigen unter Umständen Nervenbahnen, die für die Feinmotorik verantwortlich sind. Es kann zu Störungen im Bewegungsablauf (extrapyramidalmotorische Effekte) kommen, die durch Muskelverkrampfungen, Sitz- und Bewegungsunruhe, unwillkürliche Bewegungen oder eine allgemeine Verlangsamung gekennzeichnet sind. Eine Patientin mit Schizophrenie beschreibt mir in der Klinik ihre Erfahrungen mit Medikamenten: «Vor Jahrzehnten waren das vielleicht noch andere Medikamente, die bei mir starke Nebenwirkungen verursachten. Zum Beispiel Unruhe in den Beinen, sodass ich mich aufgrund der Nebenwirkungen schon unwohl fühlte, weil ich nicht ruhig auf einem Stuhl sitzen konnte», erinnert sie sich. «Aber die Nebenwirkungen sind im Laufe der Jahre immer weniger geworden.» Bei längerer Einnahme von Neuroleptika sind besonders sogenannte Spätdyskinesien gefürchtet. Meist ältere PatientInnen die mit klassischen Neuroleptika wie Haldol® (Haloperidol) behandelt wurden, weisen in der Regel irreversible Bewegungsstörungen auf, wie zum Beispiel Zuckungen, Schmatz- und Kaubewegungen. Etwa 15 bis 20 Prozent aller PatientInnen entwickeln unter Neuroleptika diese Nebenwirkung[79].

Die atypischen Antipsychotika haben weniger motorische Nebenwirkungen als die klassischen, können aber zu anderen unerwünschten Effekten wie Gewichtszunahme und Folgekrankheiten wie Diabetes führen. Der Autor Klaus Gauger schreibt in seinem Buch «Meine Schizophrenie»: «Ende der 1990er-Jahre quälte ich mich durch mehrere Diäten und nahm dabei bis zu 20 Kilo ab. Aber da das Grundproblem – mein durch die Medikamente stark erhöhter Appetit – weiterhin bestand, nahm ich sofort danach wieder zu, bis ich in der Regel mehr als vorher wog. Schließlich pendelte sich mein Gewicht bei über 120 Kilogramm ein – damit hatte ich mehr als 40 Kilo zu viel! (...) Die Wahl der Neuroleptika hat etwas von einer Glückslotterie. Was dem einen hilft, verursacht bei dem anderen nur schlimme Nebenwirkungen. Bei vielen Schizophrenen ist das eine jahrelange Suche, bis das richtige Medikament in der richtigen Dosis gefunden wird – wobei es in vielen Fällen sogar auf eine Kombination von mehreren Präparaten mit unterschiedlichem Wirkungs- und Nebenwirkungsspektrum hinausläuft.» Über die Hälfte aller Schizophrenien haben günstige Heilungschancen. Bei vielen Schizophrenien bleibt jedoch trotz Einnahme von Antipsychotika eine Restsymptomatik. Die Erkrankung ist oft chronisch und erfordert eine lebenslange Medikamenteneinnahme.

Bei Lithium, das in Form einiger seiner Salze bei bipolarer Störung, Manie oder Depressionen als Phasenprophylaktikum und andererseits auch zur Wirksamkeitssteigerung von Antidepressiva eingesetzt wird, ist die Handhabung kompliziert. Die wirksame Dosierung liegt nicht weit entfernt von einer beginnenden Überdosierung (was gewisse Meerschweinchen, wie oben erwähnt, zu spüren bekamen). Bereits das Doppelte der therapeutisch gebotenen Menge kann toxisch wirken. PatientInnen, die Lithium einnehmen, sollten die wichtigsten Anzeichen einer Überdosierung kennen – zum Beispiel Übelkeit und Erbrechen, Durchfall, starkes Händezittern, allgemeine Abgeschlagenheit und Verlangsamung, Schwindel sowie Störungen des Sprechens und Gehens. In schweren Fällen Übererregbarkeit, Muskelsteifheit, Krampfanfälle und Bewusstseinstrübung.

Die Behandlung mit Lithium erfordert eine regelmäßige Überprüfung der Konzentration (Blutspiegel-Kontrolle) und korrekte Einnahme. Manischen PatientInnen fällt es oft schwer, ihre Medikamente einzunehmen. Die US-amerikanische Psychiatrie-Professorin Dr. Kay Redfield Jamison schreibt in ihrem Buch «Meine ruhelose Seele» sehr eindringlich über ihre eigene bipolare Störung und ihr ambivalentes Verhältnis zu Lithium:

«Kein Medikament kann mir helfen, mit dem Widerwillen gegen die Medikamente fertigzuwerden; ebenso wenig, wie keine Psychotherapie allein meine manischen und depressiven Phasen verhindern kann. Ich brauche beides. (...) Lange Zeit begriff ich nicht, dass ich mein Leben Medikamenten verdanke; ich sah keine Notwendigkeit, Lithium zu nehmen, und sollte diese Uneinsichtigkeit teuer bezahlen.»

Die Befreiung aus der von Medikamenten herbeigeführten Kontrolle kann bei schweren psychischen Störungen Krankheit oder schlimmstenfalls Tod bedeuten. Nebenwirkungen sind selten erwünscht, wenn es nicht gerade um die zufällige Entdeckung eines neuen Psychopharmakons geht. Wichtig ist, dass bei einer medikamentösen Behandlung eine ausreichende Wirkung bei möglichst geringen Nebenwirkungen erreicht wird. Übrigens können auch frei verkäufliche pflanzliche Präparate wie Johanniskraut sowohl erwünschte als auch unerwünschte Wirkungen hervorrufen. Denn Substanzen, die aus Pflanzen gewonnen werden, sind ebenfalls chemische Verbindungen. Die im Johanniskraut vorhandenen Substanzen Hypericin und Hyperforin hemmen die Wiederaufnahme der Neurotransmitter Serotonin und Noradrenalin im Gehirn und verstärken dadurch die Wirkung der Botenstoffe, so wie handelsübliche Antidepressiva auch. Darüber hinaus wirken die Chemikalien auch auf die Neurotransmitter Gamma-Aminobuttersäure, Dopamin und Glutamat. Das Max-Planck-Institut für Psychiatrie bemerkt: Bei leichteren Depressionen sei gegen einen Therapieversuch mit Johanniskraut nichts einzuwenden. Allerdings müssen mögliche gravierende Wechselwirkungen mit anderen Medikamenten beachtet werden! Johanniskraut aktiviert bestimmte Stoffwechselprozesse in der Leber, sodass zum Beispiel die Antibabypille oft nicht mehr wirkt. Antibiotika gegen Infektionen, Medikamente gegen Aids, Mittel gegen Herz-Kreislauf-Erkrankungen oder Krampfleiden (Epilepsie) können bei gleichzeitiger Johanniskrauteinnahme an Wirkung verlieren.

Wenn es um Wirkungen und Nebenwirkungen geht, hilft es generell, sich selbst gegebenenfalls Notizen über den Verlauf von Symptomen und unerwünschten Nebeneffekten zu machen und während der Behandlung immer wieder mit dem oder der BehandlerIn darüber zu sprechen. Auch bei Psychopharmaka lautet die Devise: Bei Risiken und Nebenwirkungen fragen Sie Ihren Arzt oder Apotheker. Selbstverständlich sollten Sie auch Ärztin und Apothekerin fragen.

Für und Wider

«Das Vorzeigeprodukt des Start-ups, *Die persönliche Pille,* stimmt Heilmittel und Dosierung exakt auf die DNA von einzelnen Individuen ab und hilft gegen alles. Ständiges Feedback von Sensoren am und im Patienten verändert die Zusammensetzung und Dosierung der nächsten Pille, die pünktlich am nächsten Morgen von einer Minidrohne geliefert wird.» Das schreibt Marc-Uwe Kling in seinem Science-Fiction-Roman *Qualityland.* Personalisierte Medizin ist tatsächlich eine Herausforderung, die zukünftig eine immer größere Rolle spielen wird. Bis es so weit ist, sind wir auf die Wirkung der bekannten Psychopharmaka angewiesen. Es helfen aber auch Erwartungs- oder Placeboeffekte – und Gespräche, wie beispielsweise in der Psychotherapie. Doch keine Therapie kann uns die Antwort auf die Frage geben, wie wir authentisch und sinnerfüllt leben können. Die Wirkung eines Medikaments zeigt uns höchstens, dass wir möglicherweise eine biologische Störung in uns tragen. Doch wir sind alle individuell verschieden, die Krankheitsverläufe zu variabel, als dass ein Medikament bei jedermann gleichermaßen wirkt. Viele Studien machen uns glauben, dass rezidivierende Depression oder Schizophrenie Gehirnerkrankungen auf einer biologischen Grundlage sind, die zu Rückfällen oder Wiedererkrankungen führen, wenn man sie nicht lange genug medikamentös oder spezifisch psychotherapeutisch behandelt. Doch wie wir gelernt haben, hängen Gefühle wie Zufriedenheit, Glück, innere Ruhe und Stabilität nicht nur vom biochemischen Gleichgewicht im Gehirn ab. Kann Heilung einer multifaktoriellen psychischen Erkrankung also ohne Veränderung des Außen erreicht werden? Kann das persönliche Erleben von Leid bei einer Erkrankung durch Medikamentengabe auf ein erträgliches Maß reduziert werden? Allein durch psychotrope Substanzen, die die Gefühlswahrnehmung in unserem Hirn steuern sollen? Das tun Drogen schließlich auch! Nein. Eine Glückspille gibt es nicht.

Für PatientInnen bleibt immer die Frage, ob, wie gut und wie lange das Medikament wirkt, ob es ohne Probleme abgesetzt werden kann und ob es Rückfälle wirklich verhindert oder eher befördert. Betroffene sollten besser in die Forschung und Beurteilung der Wirkung miteinbezogen werden. Denn viele PatientInnen, mich eingeschlossen, bemängeln, dass Medikamente nur symptomatisch wirken und nicht ursächlich. Wer heilt, hat recht, heißt es. Doch Medikamente und Psychotherapie wirken eben nicht bei allen. Außerdem erreichen Medikamente und Therapie nur die Behandelten unmittelbar, nicht aber das Umfeld. Was, wenn das krank macht?

Das Problem ist und bleibt das Rätseln der Psychiatrie über die genauen Ursachen und Auslöser psychischer Erkrankungen. Und die Tatsache, dass verschiedene psychiatrische Erkrankungen nur unzureichend voneinander abgegrenzt werden können.

Bis dieses Problem gelöst sind, bekämpfen wir mit Medikamenten nur die Symptome. Doch wie steht es um die Aussagekraft von Studien zur Medikamentenwirksamkeit, die von der Pharmaindustrie gesponsert werden? Was, wenn wir von der Pharmaindustrie um die Aufrichtigkeit gegenüber unserer Seele betrogen werden? Wir wissen inzwischen, dass Dieselautos nicht so sauber sind, wie uns die Autoindustrie lange Zeit glauben machen wollte. Und wir wissen, dass Psychopharmaka nicht immer effektiv wirken. Doch immer mehr Pharmaunternehmen ziehen sich ganz oder teilweise aus der Psychopharmaka-Forschung zurück. Gerade einmal fünf Prozent der neuen Medikamente werden derzeit für psychische Erkrankungen entwickelt[80]. Die letzten wirklich innovativen Mittel sind seit über 30 Jahren auf dem Markt. Denn die Pharmaindustrie kann und will keine neuen Medikamente entwickeln, solange die Ursachen psychischer Erkrankungen nicht vollständig verstanden sind. Bis dahin bleibt es schwierig, passgenaue Medikamente zu entwickeln. Und auf reinen Verdacht hin lohnt es sich schlicht nicht. Andere Bereiche, wie Krebs- oder Herz-Kreislauf-Erkrankungen, sind oft noch lebensbedrohlicher und damit auch gewinnbringender.

«Wir tun gut daran, wenn wir bescheiden an die Sache rangehen – ohne vorgefertigte Meinungen. Wir sollten versuchen, auf allen möglichen Ebenen, durch Medikamente, durch Psychotherapie und Änderung der Umstände, dem Patienten zu helfen», bemerkt der stellvertretende Klinikdirektor Prof. Christian Otte, als ich ihn mit all meinen Fragen zu diesen Missständen überschütte. Mir helfen Medikamente, die Symptome der Depression zu lindern, aber bin ich deswegen geheilt? Wie lange werde ich diesmal mein Medikament brauchen, und kann ich danach ohne auskommen, oder muss ich es in Zukunft prophylaktisch dauerhaft einnehmen? Die Zeit wird zeigen, ob eine dauerhafte Symptomkontrolle wirklich möglich und nötig ist. Denn Depressionen verschwinden auch von alleine irgendwann. Hört, hört! Aber wird die Häufigkeit des Auftretens wirklich verringert, wo man doch die Ursache nicht an der Wurzel packen kann? Ich vermag diese Fragen nicht zu beantworten.

Meine mir inzwischen so vertraute Lieblingspatientin Vanessa wird bald entlassen. Sie kam mit einem Medikament gegen Depression und Angststörung in die Klinik, nun nimmt sie vier verschiedene. Ein Antidepressivum, ein Antipsychotikum, ein Schlafmittel und ein angstlösendes Medikament.

Ich bin dankbar für mein Medikament, das ich mittlerweile durchgängig nehme, also auch in symptomfreien Phasen, weil das Tal der Tränen eine viel größere Belastung für mich darstellt, als jeden Tag eine Pille zu nehmen. Doch es gibt noch viel zu tun. Packen wir es an!

WAS IST MEIN GUTES RECHT?

«In der Klinik macht man sich nackig. Die können machen,
was sie wollen. Wenn es einem schlecht geht, kann man nichts
entscheiden.»
Vanessa, Patientin

Was denken und fühlen die Menschen im Wartezimmer meines
Psychiaters? Ich sehe es ihnen nicht an. Auch nicht, wie lange sie
wohl auf diesen Termin gewartet haben. Ich bin ohne Termin gekommen, einfach weil es nicht mehr geht. Während ich so sitze
und warte, ploppt eine E-Mail auf meinem Handy auf – von der
Pressestelle der Deutsche Gesellschaft für Psychiatrie und Psychotherapie, Psychosomatik und Nervenheilkunde (DGPPN).
«Petition: Mehr Personal und Zeit für psychische Gesundheit»
steht in der Betreffzeile. Hier im Wartezimmer hängt ein Poster
mit der Aufschrift «Wir lassen Sie ungern warten». Die Sprech-
stundenhilfe wiederholt am Telefon immer wieder gebetsmühlen-
artig den Satz: «Freie Termine haben wir erst wieder Ende April,
Anfang Mai.» Das ist in einem halben Jahr. Gebetsmühlen gibt es
wirklich – eine Art Walze, die eine Papierrolle mit Gebeten oder
Mantras enthält oder außen mit solchen verziert ist. Ich sah eine
beim Wandern in einem abgelegenen Tiroler Tal, das «Klein Tibet»
genannt wird. Dorthin wünsche ich mich jetzt. In einem Nebel aus
gleichgültigem Warten in diesem Raum voll anderer Menschen.
Ich warte vier Stunden, bis ich aufgerufen werde.

Doch das kenne ich schon. Als ich mich zu Beginn meiner zwei-
ten depressiven Episode in Behandlung begeben wollte, war mein
Psychiater im Urlaub, ich sollte es zwei Wochen später und ohne
Termin mit Wartezeit versuchen. Ich saß fünf Stunden im Warte-
zimmer und bin schließlich völlig verzweifelt und entkräftet nach
Hause gegangen, ohne drangekommen zu sein. Dabei wollte ich

doch nur ein entlastendes Gespräch und besprechen, ob wieder eine erneute medikamentöse Behandlung nötig sei. Beim Abtelefonieren anderer PsychiaterInnen hörte ich immer wieder dasselbe: Den nächsten Termin kann ich Ihnen in einem halben Jahr anbieten. Oder: Wir nehmen niemand Neuen mehr auf. Oder: Wir nehmen nur PrivatpatientInnen! Ich war in schlechter seelischer Verfassung, mir fiel es schwer, überhaupt irgendwo anzurufen und um Hilfe zu bitten. Meine letzte Hoffnung war die Terminvermittlung der Kassenärztlichen Vereinigung. Tatsächlich bekam ich zeitnah ein paar Tage später einen Termin. Die Therapeutin, die mir vermittelt wurde, sagte, für eine Therapie bräuchte ich in meiner Verfassung sowieso erst ein Medikament, das könne sie mir nicht verschreiben. Daraufhin ging ich zu meinem Hausarzt, der sagte, ich solle «doch einfach mal wieder was Schönes machen». Als er meinem Blick jedoch ansah, dass einer Depression wenig Schönes innewohnt, stellte er mir schließlich doch ein Rezept aus.

Bei der Therapeutin, die mich wegschickte, war ich zu Beginn der dritten Episode dann wieder. Ich dachte, vielleicht gäbe es diesmal einen «Therapiebedarf». Schließlich hatte ich diesmal noch Panikattacken in petto. Ich berichtete ihr in einer Mail, dass ich schon zum Erstgespräch bei ihr gewesen und erneut erkrankt sei. Es war Beginn der Adventszeit. Ich sollte Anfang des neuen Jahres noch mal anrufen, dann bekam ich einen Termin für Mitte Januar. Weil ich so hartnäckig sei, habe sie mich bestellt, sagte sie mir dann. Jedoch konnte sie mir aufgrund ihrer bevorstehenden Altersteilzeit nur eine zwölfstündige Kurzzeittherapie anbieten, empfahl mir aber eher längerfristig zu denken. Ich sei aufgeklärt und sympathisch und fände sicher schnell jemanden anderes. Ich fragte sie, ob die Vergabe eines Therapieplatzes von der Sympathie abhänge. Ja, es spiele mit rein, ob man miteinander könne. Ärztliche und psychologische TherapeutInnen außerhalb einer Klinik können selektieren und nur die passenden, therapiefähigen Personen behandeln. Die Therapeutin schickte mich mit einer Dringlichkeitserklärung nach Hause, mit der ich über die kassenärztliche Vereinigung erneut einen Therapieplatz suchen sollte. Innerhalb einer Woche bekam ich einen Termin bei einem ärztlichen Psychotherapeuten für Verhaltenstherapie. Allerdings am anderen Ende der Stadt.

Was ich gelernt habe: Ich darf die Hoffnung, die ich während einer Depression so gut wie gar nicht habe, nicht aufgeben! Ich brauchte für die Suche nach professioneller Hilfe Antrieb, Durchhaltevermögen und Mut – alles Dinge, die in Krankheitsphasen quasi nicht vorhanden sind. Es kostete mich all meine nicht vorhandene Kraft. Ich verlor dabei immer wieder wertvolle Zeit und rutschte noch weiter ins Gefühlsminus, bevor ich durch den Beginn der Therapie neue Kraft schöpfen konnte.

Und ich hatte noch Glück! Ich kenne Menschen, die weitaus länger mit sich hadern, bevor sie überhaupt Hilfe suchen und schließlich finden. Doch wenn man psychisch krank, vielleicht sogar suizidal ist und dringend Unterstützung und Behandlung braucht, kann man nicht Wochen oder Monate auf einen Termin warten! In diesem Kapitel geht es unter anderem um die Patientenrechte bei der Terminvergabe, aber auch um die rechtlichen Hintergründe bei einer «Unterbringung» in der Psychiatrie. Wann dürfen Patienten gegen ihren Willen eingewiesen werden, und warum ist das Ländersache? Welche Regeln gelten bei einer Zwangsfixierung, und wer entscheidet eigentlich über die Erziehungsfähigkeit psychisch kranker Mütter?

Termine: Tut mir leid, wir haben keinen Platz!

Schauen wir uns zunächst einmal die Haben-Seite an: Die Anzahl der in Deutschland ambulant tätigen PsychotherapeutInnen stieg in den vergangenen Jahren stark an. Im internationalen Vergleich ist sie hoch. Etwa 24 000 PsychotherapeutInnen in Deutschland können bei den gesetzlichen Krankenkassen abrechnen, haben also eine Kassenzulassung. Deutschland ist eines der wenigen Länder, in denen einige Psychotherapien von den Kassen voll bezahlt werden: Psychoanalyse, Verhaltenstherapie, tiefenpsychologisch fundierte Therapie und systemische Therapie.

Im Jahr 2017 wurden die Psychotherapeutische Sprechstunde und die Psychotherapeutische Akutbehandlung eingeführt. Laut Bundestherapeutenkammer hat sich die durchschnittliche Wartezeit auf einen Ersttermin beim Psychotherapeuten dadurch von knapp 13 auf knapp 6 Wochen verringert.[81] Bis zum Beginn einer Richtlinientherapie vergehen nach dieser Befragung im Durchschnitt jedoch insgesamt knapp 20 Wochen. Wertvolle Zeit, die verstreicht. Bei Depressionen kommt es nach sechs bis zehn Monaten sowieso oft zu einer Spontanremission. Auch ohne Therapie. Häufig beginnt die Therapie erst, wenn die Symptome abgeklungen sind, denn die Seele verfügt über erstaunliche Selbstheilungskräfte. Doch mit einer Therapie würde man bedeutend kürzer leiden.

In Deutschland regelt der Bundesmantelvertrag (BMV) die ambulante ärztliche und psychotherapeutische Versorgung. Sein Geltungsbereich erstreckt sich auf das Fünfte Sozialgesetzbuch (SGB V). Unter § 75 Absatz 1a SGB V heißt es zum Thema gesetzliche Krankenversicherung: «Der Sicherstellungsauftrag (...) umfasst auch die angemessene und zeitnahe Zurverfügungstellung der vertragsärztlichen Versorgung (...).» Deswegen vermitteln regionale Terminservicestellen (TSS) PatientInnen innerhalb einer bestimmten Frist einen Termin beim Arzt oder Psychotherapeuten. Diesen Service bieten die Kassenärztlichen Vereinigungen seit Anfang 2016 online und unter der Telefonnummer des ärztlichen Bereitschaftsdienstes an. Sie lautet 116 117. Nach den Vorgaben des Terminservice- und Versorgungsgesetzes (TSVG) sind die Terminservicestellen seit Januar 2020 bundesweit erreichbar und helfen gesetzlich Versicherten bei der Vermittlung von Terminen bei FachärztInnen und PsychotherapeutInnen. Für die

Vermittlung fachärztlicher Termine (ausgenommen Termine bei AugenärztInnen und GynäkologInnen) benötigt man eine Überweisung. Das heißt, wenn Sie die TSS wegen eines Termins beim Psychiater kontaktieren, brauchen Sie eine Überweisung vom Hausarzt. Termine zur psychotherapeutischen Sprechstunde bei PsychotherapeutInnen gibt es ohne Überweisung. Termine zur Akutbehandlung oder probatorischen Sitzung gibt es nur, wenn in der psychotherapeutischen Sprechstunde die Notwendigkeit einer entsprechenden Behandlung bescheinigt wird.

Die Terminservicestellen müssen einen Arzttermin innerhalb von vier Wochen oder eine psychotherapeutische Akutbehandlung innerhalb von zwei Wochen vermitteln. Kann kein Termin bei einem niedergelassenen Arzt oder Psychotherapeuten angeboten werden, muss ein ambulanter Behandlungstermin in einem Krankenhaus vermittelt werden. Es wird jedoch kein Wunschtermin bei bestimmten BehandlerInnen angeboten, sondern jeweils der nächstmögliche freie Termin in einer zumutbaren Entfernung. Die Terminservicestellen empfehlen daher, sich zunächst selbst einen Termin zu suchen. Gesetzlich Versicherte können laut Sozialgesetzbuch bei ihrer Kasse auch die Behandlung bei TherapeutInnen ohne Kassenzulassung beantragen. Da die Anzahl der Kassensitze in Deutschland gesetzlich begrenzt ist, verfügen nicht alle ausgebildeten PsychotherapeutInnen über eine Kassenzulassung. BehandlerInnen ohne Kassenzulassung sind deshalb aber nicht schlechter qualifiziert. Weist man nach, dass man keinen Behandlungsplatz bei einem zugelassenen Therapeuten in zumutbarer Zeit bekommen hat, kann man bei seiner Krankenkasse einen Kostenübernahmeantrag stellen. Doch wer psychisch krank ist, kann weder Wartezeiten noch organisatorische Strapazen auf sich nehmen.

Notwendig ist eine neue Bedarfsplanungsrichtlinie. Momentan liegt den gesetzlichen Regelungen immer noch die Versorgungssituation der 1990er-Jahre zugrunde, die nicht die heutige soziale Situation und Krankheitslast der Bevölkerung berücksichtigt.

Dennoch ist es unwahrscheinlich, dass wir eines Tages so viele PsychiaterInnen oder PsychotherapeutInnen haben, dass jeder Mensch sofort behandelt werden könnte. Das würde sicherlich am Widerstand der Krankenkassen scheitern, die höhere Ausgaben befürchten, sowie an der Politik, die eine Erhöhung der Krankenkassenbeiträge verhindern will.

Unterbringung und Zwangsmaßnahmen

Während viele Menschen verzweifelt versuchen, in psychiatrische oder psychotherapeutische Behandlung zu kommen, lehnen andere PatientInnen gerade in akuten psychischen Krisen die Behandlung ab. Manchmal müssen sie gegen ihren Willen behandelt werden.

Bei einem Aufenthalt in einer Psychiatrie denken viele Menschen an vergitterte Fenster, verschlossene Türen und sedierte, ans Bett gefesselte PatientInnen. Mit dieser Vorstellung konfrontiere ich Frau Prof. Isabella Heuser, die Leiterin der psychiatrischen Klinik am Campus Benjamin Franklin. «Zwangsjacken gibt es nicht mehr, Gummizellen gibt es nicht mehr. Aber es gibt Situationen, das möchte ich gleich sagen, in denen Patienten vorübergehend fixiert werden. Das ist eine Ausnahme», betont die Klinikchefin. «Das sind Patienten, die wegen einer Intoxikation, also einer Vergiftung, völlig außer Rand und Band sind und deshalb eine Gefahr für sich und auch andere darstellen. Wenn so etwas passiert, gibt es Fixierungsprotokolle. Außerdem muss innerhalb weniger Stunden ein Richter die Erlaubnis für diesen Freiheitsentzug geben.» Nicht alle PatientInnen sind freiwillig in der Klinik. «Wir haben auch Patienten, die untergebracht worden sind. Aber eben nur vorübergehend», erklärt Prof. Heuser.

Und dafür gibt es klare gesetzliche Regelungen. Es reicht nicht, nachts lauthals im Innenhof Verschwörungstheorien per Megafon an den Mann oder die Frau zu bringen. Es reicht nicht, seine Mitmenschen damit zu nerven, im Süßigkeitenfachgeschäft die Gummibärchen nach Farben zu sortieren. Um gegen den eigenen Willen in der Psychiatrie untergebracht zu werden, muss letztlich etwas Gefährliches vorfallen. Etwa, wenn jemand versucht, die armen Bären aus dem Zoo zu befreien, oder auf ein Flugfeld rennt, um die Starts und Landungen zu «regeln».

Für die Unterbringung in einem Krankenhaus aufgrund einer psychischen Erkrankung gibt es prinzipiell drei Rechtsgrundlagen: akute Fremd- oder Selbstgefährdung, wenn der Erkrankte nicht in der Lage ist, seine Behandlungsbedürftigkeit zu erkennen, und bei psychisch kranken Straftätern (§ 63 und 64 STGB). Besteht akute Suizidgefahr, erfolgt in der Regel die Unterbringung in einer psychiatrischen Abteilung oder in einem Fachkrankenhaus (zum Beispiel auf einer geschlossenen Station). Hierbei handelt es sich um eine gewöhnliche Krankenhausstation. Die Unterbringung muss durch einen psychiatrisch erfahrenen Arzt eingeleitet werden und hat nichts mit einer Straftat zu tun! Bei psychisch kranken Straftätern wiederum kann unter Hinzuziehung von Sachverständigen eine Unterbringung in speziellen, stärker gesicherten Abteilungen oder Krankenhäusern für forensische Psychiatrie nach §§ 63 und 64 STGB angeordnet werden.

Im Jahr 2016 gab es 56 048 zivilrechtliche Unterbringungen nach dem Betreuungsrecht (§ 1906 Absatz 1 Nummer 1 BGB und § 1906 Absatz 1 Nummer 2 BGB) und 83 418 öffentlich-rechtliche Unterbringungsverfahren nach den Psychisch-Kranken- beziehungsweise Unterbringungsgesetzen der Länder im Jahr 2015. Die rechtlichen Grundlagen sind nicht bundeseinheitlich geregelt, sondern in den jeweiligen Psychisch-Kranken-Gesetzen (PsychKG) der einzelnen Bundesländer. Diese unterscheiden sich teils erheblich voneinander. Das zeigt schon allein die Definition des Unterbringungszwecks. In Bayern zum Beispiel geht es um die «Beseitigung der Gefährdung der öffentlichen Sicherheit und Ordnung; (Wieder-)Herstellung der Eigenverantwortlichkeit (Art. 2)», während in Brandenburg der Unterbringungszweck mit «Heilung, Besserung, Linderung oder Verhütung der Verschlimmerung der psychischen Krankheit oder seelischen Behinderung» und mit der «Sicherung der untergebrachten Person vor der Gefahr der Selbstschädigung und der Öffentlichkeit vor einer Gefährdung (§ 9)» definiert ist. In Hessen wiederum geht es um die «schnellstmögliche Wiedereingliederung in die Gesellschaft (§ 18)». So unterschiedlich die Zwecke in den Bundesländern definiert sind, so haben psychiatrische Institutionen doch in vielen Ländern die Möglichkeit, Menschen gegen ihren Willen «unterzubringen» beziehungsweise festzuhalten. Ist dafür über mehrere Stunden Zwang notwendig, bedarf es einer richterlichen Verfügung. «Über die Zulässigkeit und Fortdauer einer Freiheitsentziehung hat nur der Richter zu entscheiden. Bei jeder nicht auf richterlicher Anordnung beruhenden Freiheitsentziehung ist unverzüglich eine richterliche Entscheidung herbeizuführen. Die Polizei darf aus eigener Machtvollkommenheit niemanden länger als bis zum Ende des Tages nach dem Ergreifen in eigenem Gewahrsam halten. Das Nähere ist gesetzlich zu regeln» (Art. 4 104 GG, Abs. 2).

Der Autor Klaus Gauger, selbst an Schizophrenie erkrankt, plädiert für eine menschlichere Psychiatrie und für eine bessere gesetzliche Regelung der Zwangsbehandlung: «Eine Zwangsbehandlung kann notwendig und nützlich sein. Eine paranoide Schizophrenie ist für den Patienten und seine Angehörigen auf Dauer eine so enorme Belastung, dass sie auf jeden Fall behandelt werden sollte, auch dann, wenn der Patient krankheitsbedingt keine Einsicht hat und die Medikamente verweigert. (...) Aber gerade in so einem Fall muss das medizinische Personal mit größtem Respekt und höchster Sensibilität vorgehen. Vor der Anordnung einer Zwangsbehandlung sollten wirklich alle argumentativen Möglichkeiten ausgeschöpft werden – und natürlich muss der Patient über seinen Zustand vollständig aufgeklärt worden sein.» Klaus Gauger wurde in seinem Leben mit Schizophrenie dreimal zwangsbehandelt. Er spricht von traumatischen Erfahrungen, die aber auch oft die rettende Notbremse sein können, bevor dem Schizophreniebetroffenen das Leben völlig entgleist. «Die rücksichtsvolle und maßvolle Form der Zwangsbehandlung, die ich (...) erhielt, war ein Segen für mich!», schreibt Gauger. «Eine Stärkung der Patientenrechte über ein vernünftiges Maß hinaus dient aus meiner Sicht nicht unbedingt den Patienten. Was die Selbst- und Fremdgefährdung angeht, die vor einer Zwangsbehandlung nachgewiesen werden muss, so denke ich heute: Muss in Deutschland immer erst etwas Gravierendes geschehen, bevor gehandelt wird?»

In Spanien zum Beispiel genügt es, wenn Psychiater oder Psychiaterin eine schwere psychische Erkrankung feststellen. Dann kann eine richterliche Verfügung erwirkt werden, die die Zwangsbehandlung erlaubt. Das eröffnet BehandlerInnen einen größeren Spielraum, wenn zum Beispiel ein Patient völlig in einem Wahn gefangen ist. Schließlich ist mangelnde Krankheitseinsicht (Anosognosie) ein typisches Symptom bei paranoider Schizophrenie. Wird jedoch eine Maßnahme im Schnellverfahren angeordnet und «in autoritärem Ton durchgeführt, ist ein psychischer Schaden für den Patienten zwangsläufig», so Gauger.

In Deutschland wird dem freien Willen der PatientInnen große Bedeutung beigemessen. Fälle wie der von Gustl Mollath, der jahrelang offensichtlich zu Unrecht in einer geschlossenen psychiatrischen Abteilung verbrachte, haben deutsche Gerichte alarmiert. Auch Fixierung und Zwangsmedikation greifen massiv in Grundrechte ein. Deswegen hat das Bundesverfassungsgericht Einspruch gegen Zwangsmaßnahmen in der Psychiatrie erhoben. In der Folge wurden Gesetze geändert, sodass Zwangsmaßnahmen nur als Ultima Ratio, als letztes Mittel, erlaubt sind.

Wenn zum Beispiel eine Fixierung an Beinen, Armen, Bauch, Brust und Stirn absehbar eine halbe Stunde oder länger dauert, reicht eine ärztliche Anordnung laut eines Urteils des Bundesverfassungsgerichts von 2018 nicht aus. Wird eine Fixierung in der Nacht vorgenommen, muss spätestens am nächsten Morgen eine richterliche Anordnung eingeholt werden. Zwei Patienten aus Bayern und Baden-Württemberg hatten Verfassungsbeschwerde eingereicht. Sie wurden auf Anweisung von Ärzten an Armen, Beinen und Oberkörper am Bett fixiert. Der Mann aus Baden-Württemberg wurde auf ärztliche Anweisung gegen seinen Willen über mehrere Tage zeitweise an Bauch, Beinen und Armen festgebunden, nachdem er mit Gegenständen geworfen hatte. Der Mann aus Bayern wurde zusätzlich auch an der Stirn fixiert, sodass er seinen Kopf nicht mehr bewegen konnte. Er war stark alkoholisiert und wegen Suizidgefahr zwölf Stunden in der Klinik behalten worden, acht Stunden davon an sieben Körperstellen fixiert. Dadurch erlitt er Schürfwunden und Blutergüsse. Laut einer Umfrage der Dienstleistungsgewerkschaft Ver.di würden PatientInnen in Kliniken häufig auch aufgrund von Personalengpässen zwangsfixiert. Ver.di hatte 2019 über 2300 Psychiatrie-Beschäftigte in 168 Krankenhäusern in Deutschland befragt. Drei Viertel der Beschäftigten erlebten der Umfrage zufolge pro Monat mindestens eine Zwangsmaßnahme mit. Ein Fünftel der Befragten berichtete, dass sie so eine Zwangsmaßnahme praktisch in jedem Dienst erlebten.[82]

Doch wenn es um die Selbstbestimmung als ein Menschenrecht geht, stellt sich auch die Frage: Hat ein Paranoiker wirklich einen freien Willen, wenn der Wahn nicht freier Wille, sondern nur ein Zeichen von Krankheit ist? Ist Krankheit dann noch Freiheit? Sein Wahn hindert ihn schließlich daran, die Realität zu erkennen.

Auch wenn wir die grundgesetzliche Freiheit zur Krankheit haben – wer kann wirklich entscheiden, ob Patient oder Patientin in der Psychiatrie eigenverantwortliche Subjekte oder behandlungsbedürftige Objekte sind? Der Psychiater, die Richterin? In erster Linie sind auch die EntscheiderInnen nur Menschen, genau wie die Personen, deren Verhalten sie einschätzen sollen. Allein das Vorliegen einer psychischen Erkrankung heißt nicht, dass PatientInnen nicht selbstbestimmt entscheiden können oder dürfen. Was jedoch zu tun ist, wenn psychische Erkrankungen in Einzelfällen tatsächlich die Selbstbestimmungsfähigkeit einschränken, darüber wird seit Jahren gestritten. Wie wird wohl eine Richterin entscheiden, die Risiken vermeiden möchte? Ist Hilfe wider Willen noch Hilfe, und wenn ja, für wen? Hilft Unterbringung wirklich? Es gibt keine Beweise, dass Suizide oder Fremdaggressivität durch Hospitalisierung und medikamentöse Behandlung verhindert oder vermindert werden können. Kliniken, die keine geschlossenen Stationen haben, weisen nicht mehr Gewalt, nicht mehr Suizide und nicht mehr Entweichungen auf als solche mit geschlossenen Stationen (Huber et al 2016). Aber welche Alternative gäbe es bei Intoxikation durch Drogen und Alkohol oder schwerem Wahn mit dem Drang, sich umzubringen? Wie können Menschen wieder an der Gesellschaft teilhaben? Wie kann man die Autonomie von psychisch Erkrankten wiederherstellen oder erhalten? Wie weit kann der freie Wille eines psychisch kranken Menschen gehen, wenn er zur Gefahr wird? Diese Fragen sind – wie viele andere Fragen der Psychiatrie – kaum befriedigend zu beantworten. Und doch sind oft Gerichte gezwungen, Entscheidungen zu treffen.

Maßregelvollzug und forensische Psychiatrie

Hitlers Taten waren abscheulich. Doch der Diktator war nicht psychisch krank. Statistisch gesehen verüben psychisch Kranke sogar weniger Straftaten als Gesunde. Die meisten Menschen, die Straftaten begehen, sind im landläufigen Sinne gesund. Aber Menschen mit kriminellem Verhalten können auch psychisch krank sein – mit oder ohne Beeinträchtigung der Schuldfähigkeit. Und genauso können psychisch Kranke Straftäter sein. Felix B. wurde bekannt als der Axtmörder von Reinbek. Das Landgericht Lübeck sah es als erwiesen an, dass der junge Mann im August 2017 seinen Stiefvater mit einer Axt erschlagen habe. Im Wahn. Man urteilte, der unter paranoider Schizophrenie leidende Mann sei des Mordes schuldig.

Die forensische Psychiatrie beschäftigt sich mit der Schuldfähigkeit von Straftätern, die ihre Tat als Folge einer psychischen Erkrankung begangen haben. Psychiatrische Gutachten bilden die Grundlage für die Entscheidung der Gerichte. Ist jemand schuldfähig, kommt er ins Gefängnis, bei mangelnder Schuldfähigkeit in den Maßregelvollzug einer forensischen Klinik. «Jede Fehleinschätzung kann fatale Folgen haben, etwa die erneute Tat eines Patienten, der mit irrtümlich günstiger Prognose aus dem Maßregelvollzug entlassen wurde», sagt Dr. Iris Hauth, Klinikleiterin und ehemalige Präsidentin der DGPPN. Scheinbare Sicherheit kann zu so manchem Fehlurteil führen. Allerdings werden allenfalls nur drei von 100 schweren Straftaten wegen schwerer psychischer Krankheiten begangen.[83] Bei leichteren Delikten sind es noch weniger. Das muss nicht bedeuten, dass die anderen Täter psychisch gesund sind, aber sie sind auch nicht krank. Liegt im juristischen Sinne ein «Krankheitswert» vor, wird den Kranken zugebilligt, dass sie keine Einsicht über ihr Verhalten haben und ihr Verhalten somit auch nicht steuern, also auch nicht verantwortlich sein können. Die Schuldfähigkeit bei psychischer Krankheit wird nach §§ 20 und 21 STGB geregelt: «Ohne Schuld handelt, wer bei Begehung der Tat wegen einer krankhaften seelischen Störung, wegen einer tiefgreifenden Bewusstseinsstörung oder wegen Schwachsinns oder einer schweren anderen seelischen Abartigkeit unfähig ist, das Unrecht der Tat einzusehen oder nach dieser Einsicht zu handeln.» Verminderte Schuldfähigkeit liegt vor, wenn die Fähigkeit «des Täters, das Unrecht der Tat einzusehen oder nach dieser Einsicht zu handeln, aus einem der in § 20 bezeichneten Gründe bei Begehung der Tat erheblich vermindert» ist. Eine forensisch-psychiatrische Beurteilung gilt allerdings nur für die jeweilige Tat und deren Zeitpunkt, und sie ist vage und unsicher.

Erziehungsfähigkeit psychisch kranker Mütter

Die Klinik für Psychiatrie und Psychotherapie der Charité am Campus Benjamin Franklin verfügt über eine eigene Gutachtenstelle. Hier werden fachpsychiatrische Begutachtungen zu sozialrechtlichen Fragestellungen wie zum Beispiel Arbeits-, Berufs- und Dienstunfähigkeit durchgeführt. Es geht aber auch um zivilrechtliche Beurteilungen zum Thema Geschäftsunfähigkeit, Testierunfähigkeit und Betreuungsrecht.

Letzteres ist ein sensibles Thema in der psychiatrischen Mutter-Kind-Einheit hier im Benjamin Franklin Klinikum. Die Frauen, die hier aufgenommen werden, hatten zum Teil schon *vor* ihrer Schwangerschaft psychische Probleme. Und es kommen Mütter, die postpartal, also im Zusammenhang mit der Geburt ihres Kindes, psychisch erkranken. Es kann so weit kommen, dass eine Mutter, die an Schizophrenie leidet und nichts mehr isst, weil sie das Essen für vergiftet hält und auch ihrem Kind vorenthalten möchte, ihr Kind durch ihre Erkrankung ganz konkret beeinträchtigt, wenn sie sich nicht behandeln lässt. Ist es also gefährlich für das Kind, wenn die Mutter schizophren ist?

«Generell sollte man bei psychischen Erkrankungen im Kontext mit Gewalt, Aggressivität oder suizidalen Handlungen immer wissen, um welche Erkrankung es sich handelt und ob der Mensch in Behandlung ist», erklärt Prof. Dettling, der Leiter der psychiatrischen Mutter-Kind-Einheit. «Wenn sie unbehandelt schizophrenen Symptomen ausgesetzt sind, wie Stimmen hören, Verfolgungsideen, neigen sie irgendwann zu aggressivem Verhalten, weil sie sich wehren müssen. Der Regelfall ist aber, dass ein Mensch mit einer behandelten schizophrenen Erkrankung nicht mehr oder weniger zu aggressiven Durchbrüchen neigt als jeder andere auch.»

Auch eine Borderline-Persönlichkeitsstörung kann die Erziehungsfähigkeit stark einschränken. Mütter mit Borderline wollen ihrem Kind viel Liebe geben, erwarten aber vom Kind selbst viel emotionale positive Zuwendung. Wenn das Kind in der Trotzphase seine Grenzen prüft oder sich aggressiv verhält, kann es für die Mutter schwierig werden, ihre eigenen Bedürfnisse zurückzustecken beziehungsweise auf die Bedürfnisse ihres Kindes einzugehen.

Prof. Dettling arbeitet eng mit dem Jugendamt sowie mit Mutter-Kind-Einrichtungen und Sozialdiensten zusammen. Er erstellt auch Gutachten, denn es geht manchmal ums Ganze: ums Sorgerecht oder um die Erziehungsfähigkeit. Zur Fähigkeit, ein Kind großzuziehen, gehören fünf Kompetenzen: die Fähigkeit, als Bindungsperson für das Kind zu fungieren, die Bedürfnisse des Kindes zu erkennen und angemessen zu reagieren, Regeln zu vermitteln, dem Kind Wertschätzung entgegenzubringen sowie Kontinuität in Erziehung, Beziehung und Umfeld zu sichern. Ein offizielles Gutachten wird im Auftrag der Kindes- und Erwachsenenschutzbehörde (KESB) oder von Gerichten erstellt und beinhaltet Aktenstudium, Einzelgespräche mit Eltern und Kindern, Eltern-Kind-Gespräche sowie Interaktionsbeobachtungen. Je nach Fall werden auch Hausbesuche durchgeführt. Die Erstellung eines Gutachtens dauert im Durchschnitt etwa drei bis vier Monate.

«Wir machen das jetzt sechs bis sieben Jahre, und bei all den Patientinnen hatten wir zwei Fälle, bei denen wir zu der Entscheidung kamen, dass die Erziehungsfähigkeit nicht gegeben ist: dass es besser ist, wenn die Erziehung überwacht, supervidiert wird. Zwei Fälle von vielleicht 150 ist vergleichsweise wenig», betont Dettling. Meist funktioniert es also. Auch Mütter mit schweren psychischen Erkrankungen können Kinder kriegen und großziehen. Eventuell mit entsprechender Hilfe. Psychische Erkrankungen kann man schließlich behandeln.

GENERATION PSY – PSYCHE & PSYCHIATRIE DER ZUKUNFT

«Heute war damals Zukunft.»

1985 sollten Schüler einer 9. Klasse aus Magdeburg einen Aufsatz darüber schreiben, wie sie sich ihr Leben im Jahr 2010 vorstellen. In den Texten ging es um das meistgewünschte Auto, einen Mercedes, oder den Job als Sekretärin bei einem Multimillionär. Der Regisseur Gunther Scholz hat die Kinder von damals 40 Jahre später besucht. «Heute war damals Zukunft» heißt der daraus entstandene Dokumentarfilm. Das Heimatland, die DDR, kam in den Niederschriften der Kinder von damals kaum vor. Heute existiert es nicht mehr. Wer weiß also, was uns die Zukunft bringt? Durch Wandel, Mobilität von Menschen und Daten verlieren Orte ihre bindende Kraft, der Geburtsort muss nicht das Zuhause bleiben, Heimat wird relativ. Mobilsein ist Pflicht und Lifestyle zugleich. «Die Zeit vergeht nicht schneller als früher, aber wir laufen eiliger an ihr vorbei.» Dieser Satz wird Autor George Orwell zugeschrieben.

Vor 200 Jahren gab es keine Depression, wie wir sie heute kennen. Melancholie war schick und hatte nicht unbedingt einen Krankheitswert. Neblig trübe Landschaftsmalerei war romantisch. Der Eremit wiederum war nicht unbedingt jemand mit sozialer Phobie. Und wer Stimmen hörte, konnte vielleicht einfach gut mit dem Diesseits kommunizieren. Dafür gab es das Krankheitsbild der Hysterie als Folge der sexuellen Unterdrückung der Frau. Homosexualität galt in der Psychiatrie der USA bis 1980 als psychische Krankheit, doch Geschlechter- und Rollenbilder verändern sich (Gender Shift). Der Mensch und mit ihm sein Wissen verändern sich. Früher haben wir uns Sorgen gemacht, wir könnten am Rand der Erdscheibe hinunter ins Universum fallen. Später feierten wir die Industrialisierung, bis wir keine Luft mehr kriegten. Heute gilt es, dem Klimawandel entgegenzuwirken. Mit Energiewende und Plastikverordnung – wir leben unter Green Pressure im Zeitalter der Neo-Ökologie. Dazu wird der schlaue Mensch auch immer älter; wir leben in einer Silver Society. Damit nimmt auch die Zahl der Demenz-PatientInnen weiter zu. Und: Wir streben in die Städte. Die Urbanisierung ist stark wie nie. «In Berlin bin ich einer von 3 Millionen! In Brandenburg kann ich bald alleine wohnen», singt Kabarettist Rainald Grebe in seinem Lied «Brandenburg». Wir erleben wirtschaftliche Kraft und kulturelle Stärke einer Großstadt auf der einen und «Stress and the City» auf der anderen Seite. Das machte sich im Covid-Jahr 2020 bemerkbar, als plötzlich eine neue Zeitrechnung begann und das Coronavirus unser soziales Miteinander in einer nie zuvor erahnten Weise erschütterte. Plötzlich scheinen Soziophobie oder zwanghaftes Händewaschen nützlich. Ist Social Distancing auch in Zukunft nötig? New Work heißt das Zauberwort. Wir bewegen uns weg von einer Industrie- hin zu einer kreativen Wissensgesellschaft mit neuen, freieren Arbeitsmodellen im Homeoffice. Digitalisierung und Individualisierung galore! Das ist doch jetzt gut – oder nicht…?

Die Frage ist: Was machen die Megatrends der Zukunft mit uns? Wie beeinflussen diese gesellschaftlichen Entwicklungen unsere psychische Gesundheit? Und wie muss oder kann die Psychiatrie darauf reagieren? Schließlich ist die Psychiatrie ein Spiegel der Gesellschaft. In diesem Kapitel geht es darum, wie sich gesellschaftliche Lesarten, Krankheitsbilder und Therapieansätze durch Forschung und Fortschritt in Zukunft verändern werden und welches die damit verbundenen Aufgaben und Chancen der Psychiatrie der Zukunft sind.

Gesellschaftliche Individualisierung und personalisierte Medizin

Die *Individualisierung* ist ein vorherrschendes Zeitgeistphänomen, das uns sicherlich auch in der Zukunft begleitet. Im soziologischen Sinne handelt es sich dabei um die Ausdifferenzierung unserer Lebenskonzepte. Ein einfaches Beispiel ist der Individualtourismus. Während ältere Generationen ihren Urlaub von Flug, Transfer über Hotel, Verpflegung, Animation bis hin zu Ausflügen und Versicherung komplett im Reisebüro gebucht haben, stellt man sich heute alles einzeln und selbst im Internet oder vor Ort zusammen. Man macht keine Gruppenreise, sondern geht auf eigene Faust auf Entdeckungsreise. Die bewusste Form des Alleinreisens ist Selbstbestätigung und Leistungsbeweis, dass man sich auch ohne Hilfe zurechtfindet.

Geprägt wurde der Begriff Individualisierung in den 80er-Jahren vom Soziologen Ulrich Beck. Waren Identitäten früher vorwiegend klassenkulturell und konventionell geprägt, kann der Einzelne durch größere soziale Sicherheit und verbesserte Lebensstandards heute mehr und mehr Verantwortung für seine eigene Biografie übernehmen und sich aus tradierten Mustern lösen. Individualisierung ist also auch ein Stück Entstrukturierung. Selbstdefinition, Selbstbestimmung und Selbstverwirklichung führen zur Ablösung von typischen gesellschaftlichen Lebensformen. Neben geradlinigen «Normalbiografien» sind sogenannte «Wahlbiografien» möglich. Aus der Freiheit, den eigenen Lebenslauf und die eigene Rolle immer wieder aktiv zu formen, kann aber auch «biografischer Gestaltungsdruck» entstehen, wie es in der Soziologie heißt. Wir können kaleidoskopartig wechselnde Identitäten annehmen. Der Psychologe Heiner Keupp spricht von Patchwork-Identitäten. Der französische Soziologe Jean-Claude Kaufmann nennt es «proteische Persönlichkeit» nach dem griechischen Meeresgott Proteus, der seine Gestalt jederzeit ändern konnte und nie zu sich selbst fand.

Was bedeutet es also, wenn uns unser Lebensweg von Schule, Ausbildung über Arbeit bis zum Ruhestand nicht mehr bis ins kleinste Detail vorgegeben wird? Wir müssen längst nicht mehr den Beruf der Eltern fortführen. Schon die unzähligen Bildungswege und -möglichkeiten mit Praktika, Auslandsaufenthalten und sozialem oder ökologischem Jahr sind Selbstfindungstrip und Glatteis zugleich. Gängige Karrieremodelle lösen sich endgültig auf. New Work beschreibt den Megatrend weg von der rationalen Leistungsgesellschaft hin zu Potenzialentfaltung, Talentismus und Kreativökonomie. Wir können Patente anmelden, Ich-AGs oder Start-ups gründen und uns Jobs selbst erschaffen, die wir als digitale Nomaden ortsunabhängig ausüben, indem wir irgendwo auf der Welt seinen Laptop aufklappen. So verschwimmen auch Arbeit und Freizeit – nach Work-Life-Balance kommt Work-Life-Blending. Auch die Grenzen der Geschlechtsidentitäten sind fließend. Inzwischen unterscheidet die Politik nicht mehr nur zwischen Mann und Frau, auch divers darf man inzwischen sein, obgleich es aus biologischer Sicht noch weit komplexere Variationen geben dürfte. Gender Shift bedeutet (zumindest in Großstädten wie Berlin): You are leaving the heteronormative sector. Auch wenn die Industrie noch auf einer Ordnung mit rosa oder hellblauen Produkten besteht, verliert das Geschlecht an gesellschaftlicher Verbindlichkeit. Dies hat Einfluss auf Sexualität, Beziehungen, Partnerschaft, Ehe und Familie und ermöglicht es vielen Individuen, glücklich zu leben.

Jedoch kann die Individualisierung der Gesellschaft mit ihren unzähligen Wahlmöglichkeiten und Chancen auch verunsichern, hemmen oder gar Angst machen und überfordern. Auf der anderen Seite fördert eine getroffene Entscheidung oder Wahl beim Individuum Selbstvertrauen und Willensfähigkeit.

Einen Individualisierungstrend gibt es auch im Bereich der Gesundheit, und zwar in Form von *personalisierter Medizin* – denn warum sollten wir uns alle über einen Kamm scheren lassen? Die

Krux mit uns individuellen Menschen ist nämlich: Was hilft, hilft noch längst nicht jedem. Antidepressiva schlagen zum Beispiel nicht bei allen Menschen mit Depressionen an, denn Krankheitsbilder sind nicht immer heterogen. Das gilt besonders für psychische Erkrankungen, die äußerlich betrachtet vielleicht einem bestimmten Störungsbild zugeordnet werden können und möglicherweise dennoch unterschiedliche Ursachen haben.

In der Forschung sucht man deshalb nach sogenannten Biomarkern. Biomarker sind biologische Merkmale, die gemessen und bewertet können. Die Körpertemperatur ist zum Beispiel ein Biomarker für Fieber und der Blutzuckerspiegel relevant für Diabetiker. Biomarker sind sozusagen molekulare Whistleblower des Körpers. Durch ein immer besseres Verständnis von Erkrankungen stehen uns heute viel mehr solcher Biomarker zur Verfügung. In der Onkologie zum Beispiel hat man schon einige Krebs- oder Tumormarker identifiziert, welche für eine bestimmte Eigenschaft, Veränderung beziehungsweise Mutation des Tumors stehen. Deswegen hat man es in der Krebsforschung bereits geschafft, die Behandlung komplexer Krebsarten so weit zu personalisieren, dass man ein Tumorgewebe herausnimmt und dann individuell guckt, wie es in der Petrischale reagiert. Die Erkennung charakteristischer Biomarker kann einen Aufschluss darüber geben, was der Erkrankung im Einzelfall zugrunde liegt, und eine individuelle, zielgerichtete Behandlung ermöglichen. Man spricht auch von *Präzisionsmedizin,* die dann bei denjenigen PatientInnen wirkt, die diese bestimmte Biosignatur aufweisen. Mit verlässlichen Biomarkern könnte man vorhandene Medikamente verbessern und in Zukunft auch neue, spezifischer wirkende Arzneimittel entwickeln.

Das Problem bei psychischen Erkrankungen: Man hat bisher noch keine verlässlichen Biomarker entdeckt. PsychiaterInnen sind darauf angewiesen, auf Basis der Schilderungen ihrer PatientInnen zu diagnostizieren. Im Gegensatz zu anderen ÄrztInnen können sie nicht auf Röntgenaufnahmen zurückgreifen oder Blut-

und Fieberwerte messen, um die Diagnose zu validieren. Die Diagnosen sind daher meist subjektiv und ungenau, vor allem, weil es nicht DIE Depression oder DIE Schizophrenie gibt. Die Erkrankungen sind bei jedem Betroffenen unterschiedlich ausgeprägt. Ein diagnostisches Gespräch bietet weder Hinweise auf den Mechanismus der jeweiligen Krankheit, noch hilft es bei der Wahl des richtigen Medikaments oder einer Prognose.

Als Uniklinik hat die Charité den gesellschaftlichen Auftrag, neben der Patientenversorgung auch Forschung zu betreiben und die Wirksamkeit von Behandlungen durch Ursachen- und Therapieforschung zu verbessern. Prof. Malek Bajbouj beschäftigt sich als Leiter des Bereichs Affektive Neurowissenschaften am Benjamin Franklin Klinikum unter anderem mit der Entwicklung von Therapien gegen Depressionen. Er erklärt mir: «Wären Sie meine Patientin, dann würde ich Sie jetzt zu Ihren Symptomen befragen, zum Beispiel nach Ihrer sozialen Interaktion im vergangenen Monat. Dann sagen Sie mir als depressiver Mensch: ‹Katastrophe!› Dann schreibe ich in eine Skala von null bis drei ‹wenig soziale Interaktion› und frage weiter: ‹Wie ist Ihr Antrieb gewesen?› Dann sagen Sie mir: ‹Ganz schlecht, ich konnte kaum was machen.› Dann schreibe ich ‹schwer ausgeprägte Antriebslosigkeit›. Und das ist superoberflächlich, ein ungenaues Bild, was wir von unseren Patienten haben!»

Um PatientInnen gezielter zu behandeln und nicht nur auf Basis ihrer Symptome, muss besser diagnostiziert werden können. Dazu braucht es biologische Parameter, wie eben in der Onkologie. Es wird nach objektiv messbaren Werten gesucht, die Aussagen über psychische Störungen liefern können. Indikatoren für psychische Erkrankungen können zum Beispiel genetische und epigenetische Informationen sein, bestimmte Hirnprozesse, molekulare Marker im Blut, neuropsychologische Merkmale (Gedächtnisleistung, Aufmerksamkeit, kognitive Flexibilität) oder physiologische Merkmale (Hautleitfähigkeit, Blickbewegung, Pupillometrie bei Lichtreiz). Fände man individuelle biologische Merkmale, könnte man Therapien effektiver ausrichten. Ein Beispiel: Der depressive Patient A braucht vielleicht eine aktivierende Verhaltenstherapie, Patient B aber hilft das nicht, er benötigt eine Ketaminbehandlung und Patient C eine Elektrokrampftherapie. Patient D wiederum könnte es helfen, das Cortisol im Blut zu senken, bei Patient E ist es vielleicht wichtiger, sich auf Adrenalin und Noradrenalin zu konzentrieren. Und die Patienten F–Z brauchen etwas ganz anderes! Könnte man anhand von Biomarkern schon im Vorfeld ablesen, welche Therapieform einen Erfolg verspricht, sparte man sich viele frustrane Therapieversuche.

Einige Ansätze gibt es bereits. Fast alle verfügbaren Medikamente zielen auf die Serotonin-, Noradrenalin- oder Dopamin-Signalübertragung ab. Aber nicht nur die Bedeutung der Botenstoffe, auch die einer überaktiven Stress-Hormon-Achse (HPA-Achse) wird in Bezug auf psychische Erkrankungen immer wieder diskutiert. HPA ist die Abkürzung für «Hypothalamic-Pituitary-Adrenal Axis», zu Deutsch «Hypothalamus-Hypophysen-Nebennierenrinden-Achse». Wenn wir Stress haben, wird sie aktiviert. Der Hypothalamus im Zwischenhirn bildet CRH (Corticotropin-releasing Hormone). Dieses Hormon wiederum wirkt auf die Hypophyse, die erbsenförmige Hirnanhangsdrüse. Sie bildet dann ACTH (Adrenocorticotropes Hormon), das auf die Nebennierenrinde wirkt, die am Ende das Stresshormon Cortisol bildet und ausschüttet.

Die Folge ist nicht nur, dass unser Körper in Alarmbereitschaft versetzt wird. Ist das Cortisol-Level anhaltend erhöht, können Synapsen im Hippocampus und im Frontalhirn zerstört und dadurch die Denkfähigkeit beeinträchtigt werden. Puh. Stress ist eine komplizierte und schädliche Angelegenheit.

PatientInnen, die unter einer stressbedingten psychischen Störung leiden und eine Überaktivität der HPA-Achse aufweisen, könnten von einer spezifischen Behandlung, die auf die Stress-Hormon-Achse abzielt, profitieren. Daher muss Präzisionsmedizin eingesetzt werden, um das spezifische Antidepressivum an die zugrunde liegende biologische Veränderung und den einzelnen Patienten anzupassen. Derzeit gibt es jedoch keine spezifischen Arzneimittelkomponenten für die HPA-Achse und keinen Test, der routinemäßig im klinischen Umfeld angewendet wird, um Patienten für eine solche spezifische Behandlung zu identifizieren.

Ein weiterer möglicher Anhaltspunkt bei depressiven PatientInnen sind Entzündungswerte im Blut. Entzündungen scheinen psychische Störungen zu verursachen, während psychische Probleme wiederum selbst Entzündungen hervorrufen können. Charles Raison, Psychiater an der Universität von Wisconsin-Madison, schrieb 2018 in einem Fachartikel[84], Entzündungen erwiesen sich als gemeinsamer Nenner und wahrscheinlicher Risikofaktor für jede Art von psychiatrischer Störung, von Schizophrenie bis zu Zwangsstörungen, von Manie bis Depression. Depression wird oft mit erhöhten Spiegeln entzündungsfördernder Zytokine und anderer Entzündungsmarker in Verbindung gebracht, selbst wenn keine Autoimmun- oder Entzündungskrankheiten wie Arthritis, Asthma oder Allergien vorliegen, die diese Werte erklären würden. Der genaue Zusammenhang zwischen Entzündungswerten und Depression ist allerdings noch unklar. Die Theorie ist: Eine Infektion führt zum Anstieg der Zytokin-Level, wodurch das Immunsystem im Gehirn ebenfalls zur Bildung von Zytokinen angeregt wird. Dies führt zu einer Veränderung der neuronalen Funktionen und schließlich zum Krankheitsverhalten mit gedrückter Stimmung, Antriebslosigkeit, Müdigkeit, Rückzug. Wird dieses sogenannte Sickness Behavior nach Abklingen der Infektion nicht korrekt beendet, kann eine Depression entstehen. Darüber hinaus kann laut Forschern des Londoner King's College eine Entzündung die Wirkung von Antidepressiva sabotieren. Wenn eine Person also einen hohen Gehalt an entzündungsfördernden Molekülen aufweist, kann ein entzündungshemmendes Arzneimittel helfen[85]. Kann man sich also in Zukunft gegen Depression oder andere entzündungsbedingte psychische Störungen impfen lassen oder einfach ein Antibiotikum einnehmen? In einer Reihe von Studien haben

Tierversuche gezeigt, dass ein bestimmtes Bodenbakterium (Mycobacterium vaccae) Entzündungen und die damit verbundenen störenden Verhaltenssymptome reduzieren kann. Die Vaccae-Bakterie, die ursprünglich aus dem Boden eines Gebiets in Uganda isoliert wurde, hat das Potenzial für die Prävention und Behandlung von trauma- und stressbedingten psychiatrischen Störungen[86].

Wir brauchen Bakterien nicht nur für die Verdauung. Die Zusammensetzung des Mikrobioms der Darmflora ist maßgeblich an unserem emotionalen Wohlbefinden beteiligt und scheint bei depressiven Patienten verändert zu sein. Den genauen Zusammenhang zwischen Darmflora und Depression erforschte auch die Leiterin der Psychiatrie am Klinikum Benjamin Franklin Prof. Isabella Heuser gemeinsam mit KollegInnen in ganz Deutschland, und zwar anhand des Mikrobioms bei Laborratten. Ängstliche Tiere mit behandlungsresistentem Depressionsverhalten hatten eine andere Zusammensetzung des Darm-Mikrobioms als ihre normalen, nicht ängstlichen Artgenossen. Behandelte man die Ratten mit dem Antibiotikum Minocyclin, wurde die Darmflora erwartungsgemäß stark verändert und: Die Tiere zeigten weniger depressionsähnliches Verhalten, denn insbesondere Bakterienfamilien, die kurzkettige Fettsäuren produzieren, wurden häufiger. Diese gelangen in die Blutbahn und können so auch Einfluss auf das Gehirn nehmen. Eine dieser Substanzen (Butyrat) kann im Gehirn entzündungshemmend wirken; der antidepressive Effekt von Minocyclin ist daher wahrscheinlich auf diese Wirkung zurückzuführen. Ein Antibiotikum, das die Zusammensetzung der Darmflora verändert und dadurch einen «Entzündungsprozess» im Gehirn hemmt, vermindert also Depressions-Verhalten. Zumindest erst mal bei Laborratten.

Individualismus ist das neue Wir und Präzisionsmedizin die Abkehr vom «Einheitsantidepressivum». Die Psychiatrie der Zukunft muss die genetischen und neurobiologischen Ursachen psychischer Störungen definieren, um Therapien so individuell wie möglich auszurichten. Bis jedoch personalisierte Therapien, gestützt auf die individuelle Biosignatur des Patienten, etabliert werden, übt sich Prof. Malek Bajbouj als Leiter des Bereichs Affektive Neurowissenschaften in Geduld. «Gegenwärtig müssen wir die verschiedenen Forschungsansätze einfach testweise mit großen Fallzahlen laufen lassen und gucken, welche am sinnvollsten sind, um sie dann klug zu kombinieren. Ähnlich wie in der Onkologie. Es gehört aber auch dazu, dass man sich nicht verbeißt in Kleinigkeiten, die nur wenigen helfen. Man muss sich bewusst sein, dass das Gesundheitssystem teuer ist. In Deutschland sind es rund 10 Prozent des Bruttoinlandsproduktes.»

Stimulationsverfahren: Technik, die begeistert?

Eine personalisierte Behandlung kann sich schneller auszahlen, wenn sich die Forschung direkt auf das interessierende Organ konzentriert. Im Falle der Psychiatrie ist es – tadaa – das Gehirn! Die Therapie von Depressionen umfasst im klinischen Bereich auch sogenannte Hirnstimulationsverfahren wie die *Elektrokrampftherapie* (EKT). Sie ist eine der ältesten Behandlungen im psychiatrischen Bereich und gehört zu den wirkungsvollsten Behandlungen gegen Depression. Es handelt sich dabei um eine Behandlung unter Vollnarkose, der ich im Rahmen meiner Recherche als Zuschauerin beiwohnen darf. Bei der Elektrokrampftherapie wird das Gehirn, wie der Namen schon sagt, mit Strom stimuliert. Mithilfe von zwei Elektroden an den Schläfen gibt man für ein bis acht Sekunden einen Stromimpuls im niederen Voltbereich. Das Hirn funktioniert schließlich auch mit Strom. Der künstliche Impuls führt für 20 bis 40 Sekunden zu einer Überaktivität des Gehirns. Es wird quasi absichtlich ein epileptischer Anfall ausgelöst, von dem der Patient dank Vollnarkose nichts merkt. Zudem wird ein muskelentspannendes Medikament gegeben, sodass auch von außen, bis auf eine einmalige Kontraktion im Kieferbereich, nichts von dem «Krampf» sichtbar ist. Die Krampfaktivität wird per Elektroenzephalografie (kurz EEG; zur Messung elektrischer Aktivität des Gehirns) und Elektromyografie (kurz EMG; zur Messung elektrischer Aktivität von Muskelfasern) überwacht.

Im Vorbereitungsraum treffe ich einen Patienten vor seiner bereits sechsten EKT-Behandlung. Er war Personalchef, hat aber aufgrund seiner Depression starke kognitive Einbußen: «Mein Personengedächtnis ist dahin. Ich gehe auf die Straße, sehe Menschen, die ich kennen müsste, aber kriege das nicht zusammen. Ich nahm insgesamt weit über 20 verschiedene Psychopharmaka, hatte verschiedene Psychotherapien. Es gab Dinge, die haben partiell geholfen. Aber ich hatte immer wieder Schübe. Ich bin im Augenblick in einer Phase, wo gar nichts mehr hilft.» Deswegen schrecken ihn auch martialisch anmutende Behandlungen wie die EKT nicht ab. «Es geht ja nicht nur darum, dass das Leben noch munterer wird, sondern es geht darum, dass der überwiegende Teil meines Lebens sich in einem emotional negativen Zustand abspielt. Ich liebe mein Leben, und trotzdem erwischen mich immer wieder Phasen von Suizidalität. Das macht keinen Spaß, wenn man innerlich all seine Energie darauf verwendet zu überleben. Das hätte ich gerne weg...»

PatientInnen, bei denen Antidepressiva oder Psychotherapien nicht anschlagen, werden hier in der Klinik circa dreimal pro Woche für eine Dauer von insgesamt etwa zwölf Behandlungen einer EKT unterzogen. Von der Vorbereitung des Patienten mit Narkose bis zum Aufwachen dauert die Prozedur 30 bis 40 Minuten. Mindestens zwei Mediziner und eine Pflegekraft sind anwesend. Das alles für ein paar Sekunden und ein paar Volt ins Hirn. Es ist also eine langwierige und aufwendige Prozedur, die mich trotz aller Aufklärung doch etwas abschreckt. Die Narkoseärztin rät mir, mich hinzusetzen, falls mir schlecht werden sollte. Wird mir nicht. Mir wird schwindlig. Wahrscheinlich wegen meiner Erwartungshaltung oder der angespannten Konzentration im Raum höre ich auf einmal einen Piepton im Ohr, und es wird mir fast schwarz vor Augen. Bevor ich ohnmächtig werde, lasse ich mich auf den Hocker hinter mir plumpsen und atme tief durch. Obwohl weiter wirklich nichts passiert, als dass der narkotisierte Patient die Elektroden an den Kopf bekommt, der Arzt einmal auf den Knopf mit dem Strom drückt und der Patient kurz zuckt. Die StudentInnen der Uniklinik sind angeblich meist enttäuscht, weil es so harmlos aussieht. Hätte ich mal gefrühstückt. Aber Hauptsache ist, dass es dem Patienten hilft. Prof. Bajbouj ist überzeugt. «Man sieht, dass die Verbindungen zwischen Gehirnregionen effektiver werden, man sieht Wachstumsfaktoren, man sieht, dass Neurotransmitter ausgeschüttet werden und dass der Negativ normalisiert – dass also Dinge weniger negativ gesehen werden. Aber was das Agens, also das Treibende ist, das weiß man nicht.» Natürlich kann so eine Behandlung auch Nebenwirkungen haben. Eine Patientin, die ich auf der Station kennengelernt habe, kann sich nach ihrer EKT-Behandlung nicht mehr an mich erinnern, obwohl wir zuvor mehrere längere Gespräche geführt haben. An ihre ehemalige Zimmernachbarin erinnert sie sich zwar, aber nicht daran, dass sie diese auch mal zu Hause besucht hat. Die Patientin weiß auch nicht mehr, als was ihr Sohn sich zum Fasching verkleidet hat. Sogar die Erinnerung an ihre Hochzeit fehlt ihr. Doch auch wenn solche Erinnerungslücken nur vorübergehend sind, gehört der Mut der Verzweiflung dazu, solche Nebenwirkungen in Kauf zu nehmen.

Dennoch gilt die Elektrokrampftherapie als sehr wirkungsvoll, obwohl man nur vermuten kann, wie sie wirkt. Man geht davon aus, dass es nicht der Impuls selbst ist, sondern die Gegenreaktion des Gehirns. Die Neurogenese, also die Neubildung von Nervenzellen, wird stark anregt, sodass die neuen Nervenzellen, wieder mit neuronalen Netzwerken Kontakt aufnehmen. Diesen Prozess untersucht man mithilfe von bildgebenden Verfahren (siehe dazu auch S. 254).

Andere Stimulationsverfahren sind *neuro-elektrische Stimulation* (NES), *transkranielle Magnetstimulation* (TMS), *Temporally-inter-fering-Technik* (TI), *Vagusnervstimulation* (VNS) und auch die *tiefe Hirnstimulation* (THS). Bei der *neuro-elektrischen Stimulation* beziehungsweise *neuro-elektrischen Therapie* (NET) zur Behandlung von Angststörungen, Depressionen, Schlafstörungen und vor allem Abhängigkeitserkrankungen wird in circa 20-minütigen Sitzungen über Klebeelektroden hinter dem Ohr eine niedrige Spannung von sechs bis neun Volt induziert. Die schottische Ärztin Dr. Margaret Patterson machte bei ihrer Tätigkeit im Hongkong der 70er-Jahre die Erfahrung, dass opiatabhängige PatientInnen nicht so sehr unter Entzugserscheinungen litten, wenn sie zuvor zum Zweck einer Narkose oder Schmerzbehandlung im Rahmen einer OP eine Elektro-Akupunktur bekommen hatten. Diese PatientInnen verspürten kein Verlangen nach der Droge mehr. Im Verlauf ihrer Karriere erforschte Patterson die reduzierende Wirkung der NET auf Heroin- und Opium-Entzugssymptome und gründete eine eigene Entzugsklinik[87]. In den USA ist die neuro-elektrische Therapie wesentlich präsenter, in Deutschland wird diese Therapieform bisher nur sehr selten eingesetzt.

Man kann das Gehirn aber auch durch Magnetimpulse stimulieren. Die *transkranielle Magnetstimulation* (TMS) ist eine weitere nicht invasive Behandlung der Depression. Auch dieses Verfahren soll gezielt die Hirnaktivität wieder in Balance bringen. Zu diesem Zweck wird eine Magnetspule am Kopf angelegt, und die Nervenzellen des Gehirns werden durch Magnetimpulse stimuliert. Das führt zur Anregung beziehungsweise Regulierung der Zellaktivität. Im Verlauf der zwei- bis sechswöchigen Behandlung mit einer täglichen, 15-minütigen Sitzung kommt es häufig zu einer spürbaren Verbesserung der Stimmung und Leistungsfähigkeit. Je früher der Zeitpunkt einer TMS-Behandlung, desto besser die Wirkung. Man muss also nicht erst schwerst depressiv und therapieresistent sein, um von der Therapie zu profitieren. Es gibt mehrere Studien, die die Wirksamkeit der TMS in der Depressionsbehandlung belegen[88]. Aber auch diese Therapieform kann keine Depression heilen oder Suizide verhindern, sondern nur die klassischen medikamentösen und psychotherapeutischen Behandlungen ergänzen. Die gesetzlichen Krankenversicherungen erstatten die Kosten nicht, jedoch die meisten privaten Versicherer.

Derweil arbeitet man an einer weiteren Methode, die Neuronen im Gehirn effektiv anzuregen, ohne Elektroden implantieren zu müssen. Die sogenannte *Temporally-interfering-Technik* (TI) wurde am Massachusetts Institute of Technology (MIT) an Mäusen untersucht[89]. Bisherige nicht invasive Verfahren erreichen im Gehirn nur oberflächliche Neuronen. Um von außen auch tiefer liegende Regionen zu stimulieren, macht man sich eine biophysikalische Eigenschaft von Neuronen zu eigen. «Neuronen werden nur erregt, wenn die Frequenz nicht zu hoch ist. Hochfrequente Stimuli können das Nervennetzwerk daher passieren, ohne auf ihrem Weg in tiefere Hirnregionen viele Neuronen anzuregen», heißt es im Deutschen Ärzteblatt. «Schickt man zwei hochfrequente elektrische Impulse gleichzeitig von zwei Seiten des Kopfes los, treffen diese in einer tiefer gelegenen Hirnregion aufeinander. Dabei kommt es zu einer Interferenz, die aus zwei hochfrequenten Stimuli von 2,01 Kilohertz und 2,00 Kilohertz ein niedrigfrequentes Signal von 10 Hertz resultieren lässt. Dieser elektrische Impuls kann dann am Ort der Interferenz die Neuronen anregen.»

Die ForscherInnen können die TI-Stimulation zwar exakt steuern, sodass Mäuse eine Pfote, ihre Schnurrhaare und das Ohr nacheinander bewegen – aber den Wirkmechanismus vollständig zu erklären, ist noch nicht möglich. Und bis zu einem eventuellen Ersatz der THS beispielsweise bei Parkinsonpatienten muss freilich noch geforscht werden. Die Methode sei jedoch vielversprechend und verursache keine Schäden im Gehirn, heißt es.

Für weitere Stimulationsverfahren sind Operationen nötig. Bei der *Vagusnervstimulation* (VNS) wird über einen Schrittmacher der – wie der Name schon sagt – Vagusnerv gereizt. Dieser paarige, zehnte Hirnnerv hat seinen Namen vom Wort «vagari», Latein für «umherschweifen», denn seine Besonderheit ist, dass er als einziger der zwölf Hirnnerven auch in Brust und Bauchraum führt. Der Vagus ist der größte Nerv des parasympathischen Nervensystems und beeinflusst Atmung, Verdauung und Herzfrequenz. Sind wir im Stress, soll der Vagusnerv Psyche und Körper ins Gleichgewicht bringen. Er wird deshalb auch manchmal als «Entspannungs-», «Selbstheilungs-» oder gar «Wundernerv» bezeichnet und füllt ganze Bücher. Bei der VNS wird nun der linke Vagusnerv im Halsbereich stimuliert. Ein in der Nähe des Schlüsselbeins verpflanzter Stimulator gibt über ein subkutanes Kabel mit Elektrode alle drei bis fünf Minuten einen dreißigsekündigen Impuls an den Nerv ab. In den USA und auch in der EU ist die VNS als ergänzende Behandlungsmethode bei chronischen oder therapieresistenten Depressionen zugelassen. Bei einer Studie in den USA sprachen im Laufe von fünf Jahren zwei Drittel der PatientInnen auf die Behandlung an – bei konventioneller Therapie waren es nur 41 Prozent. Obwohl die Personen in der VNS-Gruppe schwerer krank waren, ging es ihnen schneller und häufiger besser[90]. Allerdings stiegen in der Kontrollgruppe mehr PatientInnen aus der Studie aus. Das könnte das Resultat zugunsten der VNS verzerrt haben.[91] Und: Auch diese Behandlungsmethode verhindert keine Selbsttötungen. In beiden Gruppen ereigneten sich jeweils zwei Suizide. Wieder einmal zeigt sich also, wie tückisch eine Depression sein kann, denn so oder so sprechen nicht alle PatientInnen auf diese Behandlung an. Und wie bei so vielen anderen Behandlungsmethoden auch gibt es Nebenwirkungen. Eine chronische Stimulation des Vagusnervs kann zu Heiserkeit, Veränderung der Stimme und Husten führen. Dazu sind alle Komplikationen einer Operation unter Vollnarkose (einschließlich späterer Wundkomplikationen) möglich.

Eine weitere invasive Methode ist die *tiefe Hirnstimulation* (THS). Sie hat laut einer Studie der Universitätsklinik Bonn bei PatientInnen mit schweren Depressionen einen positiven Langzeiteffekt. Menschen, die auf keine andere Therapie ansprechen, wird dabei in einer circa sechsstündigen Operation eine Art Hirnschrittmacher eingesetzt, der bestimmte Areale des Gehirns permanent im Hintergrund stimuliert. Die THS ist eigentlich eine Methode der Neurologie beziehungsweise Neurochirurgie, um das Muskelzittern bei ParkinsonpatientInnen zu behandeln. Als Nebenwirkung wurde eine Stimmungsaufhellung bemerkt – daher die Idee, die Anwendung auch bei Depression zu erforschen. Zwei beidseitig in das Gehirn implantierte Elektroden sind über Drähte unter der Haut mit einem Schrittmacher verbunden, der mit schwachen, nicht spürbaren elektrischen Impulsen das Belohnungssystem im Gehirn stimuliert, den Nucleus accumbens. Dadurch versucht man, die gestörten neuronalen Verbindungen wieder zum Kommunizieren zu bringen.

Die WissenschaftlerInnen untersuchten über zwei bis fünf Jahre insgesamt elf ProbandInnen. Bei knapp der Hälfte der Personen wurde nachhaltig eine Reduktion der Symptome um mehr als 50 Prozent nachgewiesen. Bereits nach kurzer Zeit nahm die Intensität der Angstsymptome ab, und der Antrieb verbesserte sich. Nach vielen Jahren können einige der PatientInnen sogar wieder arbeiten. Schwerwiegende Nebenwirkungen der Therapie waren nicht zu verzeichnen. Der Effekt der THS hält jahrelang konstant an, während es bei der Psychotherapie oder medikamentöser Behandlung immer wieder zu Rückfällen kommen kann. Manche der ProbandInnen hatten bis zu 60 vergebliche Behandlungen mit Psychotherapie, Medikamenten und Elektrokrampftherapie hinter sich[92].

Doch auch wenn die depressiven Symptome langfristig gelindert werden, ist dies noch keine Heilung. Und die THS ist ebenso wenig wie Antidepressiva in der Lage, Suizide zu verhindern. Ein Patient nahm sich im Lauf der Studie das Leben. Auch was die Wirkweise der THS angeht, besteht in Zukunft weiter Forschungsbedarf. Zwar wurde mit bildgebenden Verfahren nachgewiesen, dass die Elektroden den Nucleus accumbens tatsächlich aktivieren, aber wie genau, ist noch nicht bekannt.

Hirnschrittmacher werden seit etwa zehn Jahren auch für die Therapie von Zwangserkrankungen eingesetzt. Und die technischen Möglichkeiten werden immer besser. Anfang 2020 bekam eine Patientin mit Zwangsstörung am Universitätsklinikum Regensburg weltweit erstmals ein neuartigen Hirnschrittmacher eingesetzt, der nicht nur Signale senden, sondern auch die Gehirnaktivität messen und gezielt reagieren kann. Ein erster Erfolg zeigte sich sogar schon vor dem ersten Stromimpuls. Offenbar bewirkt das bloße Einsetzen der Elektroden in den Nucleus striae terminalis (kleines Faserbündel, das Amygdala mit Hypothalamus verbindet) eine lokale Veränderung und eine Besserung der Symptome. Per Smartphone-App vermerkt die Patientin regelmäßig ihre momentane psychische Verfassung, und der Schrittmacher zeichnet die entsprechende Gehirnaktivität auf. Nach Auswertung der Daten kann das Gerät so eingestellt werden, dass die elektrischen Impulse möglichst genau die Nervenaktivität des Gehirns durchbrechen, die mit den Zwangsgedanken einhergeht.[93]

Solche Therapieverfahren stecken teilweise noch in den Kinderschuhen und stehen nur wenigen Patienten im Rahmen von Studien zur Verfügung. Bis die THS bei Depressionen, Angst- oder Abhängigkeitserkrankungen zur Standardanwendung wird, ist es noch ein weiter Weg, wenngleich es zahlreiche bemerkenswerte Studien zu Hirnstimulationsverfahren gibt. Eine THS zum Beispiel vermindert das Sturzrisiko und verzögert das Auftreten von Psychosen bei Parkinson-PatientInnen[94], erhöht bei Anorexie nicht nur das Körpergewicht, sondern bessert auch begleitende Depression und Angststörungen[95]. Außerdem kann ein Hirnschrittmacher nebenbei offenbar auch noch Typ-2-Diabetes lindern: Die Implantation bei einem Patienten mit Zwangsstörungen hatte den überraschenden Nebeneffekt, dass der Mann, der außerdem an Typ-2-Diabetes litt, seine Insulindosis reduzieren konnte[96]. Die Tatsache, dass man mit solchen Stimulationsverfahren aber auch die Stimmung oder die Denk- und Leistungsfähigkeit verbessern kann, wirft natürlich die Frage auf, ob man in Zukunft mit immer weiter ausgereiften Methoden nicht jeden Menschen an ein hirnstimulierendes Gerät anschließen könnte. Science-Fiction oder Zukunft? Prof. Bajbouj erklärt die ethischen Bedenken: «So weit sind wir noch nicht. Und selbst wenn wir so weit wären, dass man äußere Stimulationen dazu verwenden könnte, um irgendwelche Fähigkeiten zu verbessern, stößt das eine Diskussion an, ob wir das möchten. Gäbe es ein Verfahren, mit dem ich besser Vokabeln lernen könnte, würden viele sagen, das schadet nicht. Bekommen es in einer Klasse zehn Kinder, wird ein gesellschaftlicher Druck aufgebaut. Es ist noch ein Gedankenexperiment.»

Und auch schon heute stellen sich Fragen bezüglich der Kosten und der Verteilung. Rund 30 000 Euro kostet beispielsweise die Implantierung eines Hirnschrittmachers. Zwar übernimmt die Kasse die Leistung, aber es gibt nur eine begrenzte Anzahl von Zentren, die dieses Verfahren durchführen. «Meine persönliche Erfahrung ist, dass tiefe Hirnstimulation nur ein paar wenigen hilft, vielen aber auch nicht», so Prof. Bajbouj.

CT, MRT, fMRT, PET ... Warum wir uns ein Bild machen müssen

Bildgebende Verfahren werden in der Diagnostik von psychiatrischen Störungen angewendet, um zunächst einmal organische Erkrankungen des Gehirns wie Durchblutungsstörungen oder Entzündungen auszuschließen. Bildgebung hilft aber auch dabei, einen positiven Befund gezielt behandeln zu können. Da man bestimmte psychische Erkrankungen speziellen Gehirnarealen zuordnen kann, macht es Sinn, diese Bereiche mithilfe von Röntgenstrahlen, Magnetwellen und/oder verschiedenen Markern abzubilden, um so Strukturen und Funktionen des Gehirns bildlich darzustellen. Man ist in der Lage, einige neuronale Aktivitätsmuster zu identifizieren und systematisch zu untersuchen, wie sie bei einer entsprechenden Erkrankung verändert sind. Die Neurologin Helen Mayberg fand heraus, dass bei der Depression insbesondere zwei Knotenpunkte im Gehirn von Bedeutung sind: der Cortex cingularis subcallosus und die rechte vordere Inselrinde[97]. Das sogenannte Cortexareal 25 ist Knotenpunkt von Bewegungssteuerung, Antrieb und Denken. Dort werden besonders viele Serotonintransporter produziert. Diese Transporter sind bei depressiven Menschen sehr aktiv und mit dafür verantwortlich, dass die Serotoninkonzentration im Areal 25 absinkt. Die rechte vordere Inselrinde empfängt Informationen über den Zustand unseres Körpers und erzeugt Emotionen. Arbeiten solche Hirnbereiche nicht richtig, führt das zu den diversen emotionalen und kognitiven Symptomen einer affektiven Störung. Wenn man die Aktivität dieser Areale sichtbar macht, gibt das Aufschluss über deren Funktionieren. So hat man im Aufbau des Gehirns mehrere Veränderungen entdeckt, die für bestimmte Symptome verantwortlich sein können, zum Beispiel eine erhöhte Aktivität der Amygdala, die bei der Depression, der bipolaren Störung sowie bei Angststörungen möglicherweise für eine niedergedrückte Stimmung verantwortlich ist. Darüber hinaus konnte man mit Bildgebung zeigen, dass bei vielen psychischen Störungen die Anzahl der Synapsen im Hippocampus verringert ist. Bei längeren depressiven Episoden kann sogar das Volumen des Hippocampus verringert sein. Mayberg hat gezeigt, wo welche Schaltkreise unterbrochen sind, und so erklärt, warum eine Depression unter anderem körperliche Empfindungen mit sich bringt, die man selbst nicht beeinflussen kann. Scans geben uns also Informationen über die Funktion oder Dysfunktion unseres Gehirn. Ziel ist ein besseres Verständnis der zugrunde liegenden Hirnfunktionen und die Überprüfung und

Weiterentwicklung hirnstimulierender Verfahren und anderer Therapieansätze.

Zu den gängigsten Neuroimaging-Verfahren gehören die *Computertomografie* (CT) und *Magnetresonanztomografie* (MRT) des Kopfes. Beide Verfahren ermöglichen eine schmerzfreie, sehr genaue Untersuchung der Struktur des Gehirns. Während einer circa 15-minütigen Computertomografie wird mithilfe von Röntgenstrahlen eine Serie von Querschnittaufnahmen des Gehirns gemacht. Anschließend errechnet der Computer aus den Einzelaufnahmen ein Gesamtbild.

Eine Magnetresonanztomografie hat gegenüber einer CT den Vorteil, dass die PatientInnen während der circa 20- bis 30-minütigen Untersuchung keiner Strahlenbelastung ausgesetzt sind. Die MRT funktioniert mit Magnetfeldern und Hochfrequenzenergie. Hierbei macht man sich die magnetischen Eigenschaften der Wasserstoff-Kerne (Protonen) zunutze. Protonen sind die im menschlichen Körper am häufigsten vorkommenden Atome. Sie reagieren bei der MRT ihrerseits mit der Emission von Energie. Aus dieser abgegebenen Energie konstruiert der Computer ein hochauflösendes Bild, auf dem mehr Details erkennbar sind.

Bei der funktionellen *Magnetresonanztomografie* (fMRT) kann man, je nachdem was der Patient macht, Gehirnbereiche verschiedenen Funktionen wie Sprechen, Gedächtnis oder Bewegungen zuordnen. Man kann also dem Gehirn beim Arbeiten zugucken. Dabei macht man sich den sogenannten BOLD-Effekt zunutze, um Veränderungen im Blutfluss festzustellen. BOLD steht für Blood-Oxygenation-Level Dependent. Sauerstoffhaltiges und sauerstoffarmes Blut haben unterschiedliche magnetische Eigenschaften. Dieser Unterschied ist messbar. Das Blut fungiert quasi als körpereigenes «Kontrastmittel». Da aktive Hirnzellen mehr sauerstoffreiches Blut benötigen, weiten sich in aktiven Hirnbereichen die Blutgefäße. Die sichtbar gemachten Durchblutungsänderungen nutzt man für Rückschlüsse auf Stoffwechselvorgänge, die wiederum mit neuronaler Aktivität in Zusammenhang stehen. Bei emotionalen und kognitiven Beeinträchtigungen psychisch Erkrankter hat die fMRT unser Wissen und Verständnis erheblich verbessert. So wurden bei Schizophrenie-PatientInnen wiederholt Struktur- und Aktivitätsveränderungen besonders im frontalen Bereich des Gehirns nachgewiesen, zum Beispiel ein vermindertes Volumen von grauer und weißer Substanz oder eine verringerte metabolische Aktivität. Man hofft, dass diese Methode zu einem tauglichen Diagnostikum oder gar Therapeutikum zum Beispiel bei Schizophrenie wird.

Die spektakulärsten, buntesten Bilder liefert die *Positronenemissionstomografie* (PET). PatientInnen bekommen eine radioaktive Substanz injiziert, diese Substanz emittiert Positronen. Kollidieren diese mit Geweben, werden Gammastrahlen ausgesendet. Die PET-Kamera misst die aus dem Körper abstrahlende Radioaktivität und setzt die Informationen zu einem Bild des zerebralen Blutflusses zusammen. Die Verteilungsmuster lassen auf Stoffwechselvorgänge, die Anhäufung bestimmter Proteine, Neurorezeptordichte und schließlich auf die Wirkung von Medikamenten schließen. Allerdings ist diese Untersuchung mit einer, wenn auch geringen, radioaktiven Strahlenbelastung verbunden.

In der Diagnostik der Alzheimer-Demenz wird die PET eingesetzt, um die für die Erkrankung typischen Eiweißablagerungen (β-Amyloid-Plaques) im Gehirn sichtbar zu machen. Dafür wird den PatientInnen zum Beispiel schwach radioaktives Florbetaben injiziert. Diese Substanz lagert sich an den Plaques an und wird im PET-Scan sichtbar. Werden keine Plaques gefunden, kann eine Alzheimer-Erkrankung ausgeschlossen werden.

Man erhofft sich, mit diesen Bildgebungsverfahren eines Tages auch den Therapieerfolg einer Behandlung von Depressionen vorhersagen zu können beziehungsweise die richtige Behandlungsmethode zu finden. Untersuchungen des Glukosestoffwechsels per Positronenemissionstomografie können offenbar Hinweise geben, ob Medikamente oder eine Psychotherapie einen besseren Therapieerfolg versprechen. Liegt in der Hirnregion des Insellappens ein gesteigerter Glukosestoffwechsel vor, sind die Erfolgschancen einer medikamentösen Behandlung höher als die einer Psychotherapie. Umgekehrt assoziiert man einen eingeschränkten Glukosemetabolismus im Bereich des Insellappens mit weniger gutem Ansprechen auf Antidepressiva[98].

Doch welche Chancen bieten Hirnstimulations- und bildgebende Verfahren wirklich? Ein großes Problem ist, dass viele Veränderungen in der Gehirnstruktur und -funktion nicht unbedingt krankheitsspezifisch sind. Viele Befunde zur Verringerung der grauen und weißen Substanz im Gehirn werden sowohl bei PatientInnen mit Schizophrenie als auch mit bipolarer Störung, Depression oder Zwangserkrankung gemacht. Wie gehen wir mit diesen Überschneidungen um? Müssen wir anerkennen, dass eine veränderte Hirnstruktur beziehungsweise -funktion zum Beispiel bei einer Psychose für sich allein noch kein nützlicher Biomarker ist? Man kann zwar die möglichen Zusammenhänge im Gehirn abbilden, aber nicht die Ursachen «abfotografieren».

Wir wissen, dass jeder Mensch, jedes Gehirn, alle Vernetzungen individuell sind. Wie und was können wir daraus schließen, wenn zum Beispiel die Durchblutung an einer Stelle des Gehirns besonders hoch ist? Wenn ein fMRT die verstärkte neuronale Aktivität abbildet, indem es erweiterte Blutgefäße ergo erhöhten Blutfluss ergo erhöhten Sauerstoffverbrauch als bunte Flecken auf dem Scan abbildet, ist es nichts anderes als das Ergebnis mathematischer Berechnungen, also ein letztlich künstliches Bild. Paradox ist auch, dass verstärkte Aktivität ebenfalls zu einer Verengung der Blutgefäße führen kann[99]. Die ungültige Annahme, dass Korrelation Kausalität bedeutet, gehört möglicherweise zu den zwei bis drei schwersten und am weitesten verbreiteten Irrtümern der menschlichen Vernunft (Gould 1996). Ist die Psychiatrie eine objektive Wissenschaft? Ich frage Prof. Bajbouj am Klinikum

Benjamin Franklin, wie aufschlussreich bildgebende Verfahren wirklich sind. «Das ist eine kluge Frage und schwierig zu beantworten. Einer der Hauptkritikpunkte an der Bildgebung ist, dass man quasi permanent pseudogenau Pseudo-Korrelationen erstellt. Aber nichtsdestotrotz gibt es in der Medizin manchmal oberflächliche Erscheinungsbilder, die auch eine Konsequenz haben. Das banalste Beispiel ist jemand mit roten Haaren und blauen Augen. Diese Person hat eine höhere Wahrscheinlichkeit, einen Sonnenbrand zu bekommen, als eine Person mit dunklen Haaren und Augen. Natürlich sind die roten Haare nicht ursächlich für einen Sonnenbrand, aber eine Konsequenz von besonders wenig Melatonin. Und genau das ist gleichzeitig verantwortlich für die erhöhte Neigung. So ähnlich ist es mit der Bildgebung auch im Laufe unserer Entwicklung. Wir kommen mit einem Gehirn auf die Welt, das durch Erfahrungen geprägt wird. Wir sehen tagtäglich auf unserer psychiatrischen Mutter-Kind-Station, wie Kinder unter Stress groß werden. Das hat Einfluss auf die Hirnentwicklung. Wir haben in Studien gesehen, was bei frühkindlichen Traumatisierungen passiert. Bei diesen Kindern ist die Architektur des Gehirns im Vergleich zu Kindern ohne Trauma komplett verändert. Das kann eine sinnvolle Erkenntnis sein, um bestimmte Menschen zu identifizieren, die ein hohes Maß an Labilität haben, die dann vielleicht ganz anders behandelt werden müssen als andere.»

Was aber bringen all diese Bildgebungsverfahren und die damit verbundenen Forschungsansätze den PatientInnen in der Gegenwart? Die Ergebnisse dieser Verfahren haben in der Psychiatrie noch keine klinische Anwendung gefunden. Es wird geschätzt, dass nur circa 14 Prozent aller neuen Entwicklungen im Gesundheitsbereich in der Routineversorgung ankommen, und das im Schnitt auch erst nach 17 Jahren.[100] Um psychische Erkrankungen früher zu erkennen und gezielter behandeln zu können, müssen wir sie zunächst verstehen. Das setzt voraus, dass wir zuallererst die Funktionsweise des Gehirns entschlüsseln, um die komplexen

Zusammenhänge zwischen psychischen Störungen und neurobiologischen Befunden herzustellen. Doch eine vollständige Kartierung psychopathologischer Symptome und kognitiv emotionaler Dysfunktionen ist bisher noch Zukunftsmusik. Die neuronalen Prozesse sind nur in Ansätzen verstanden. Dies gilt als größte Herausforderung der Psychiatrie. Doch zumindest können wir uns wortwörtlich ein Bild vom Gehirn machen und schlussfolgern, was passiert, auch wenn wir es noch nicht ausreichend verstehen.

Bis es so weit ist, liegt eine andere große Hoffnung bei der Prävention psychischer Erkrankungen auf der Digitalisierung. Neue Technologien versprechen, Menschen früher in die Behandlung zu bekommen.

Von E-Mental-Health über Big Data bis KI

Digitalisierung und *Sicherheit* sind gesellschaftliche Aspekte, die immer mehr an Bedeutung gewinnen. Alles, was mit «Cyber» beginnt, hört nicht unbedingt mit «Security» auf. Doch was unsere Daten betrifft, könnte die Medizin und mit ihr die Psychiatrie davon profitieren, dass Gesundheit nicht mehr nur ein Zustand, sondern sogar Lebenssinn zu sein scheint. Die Psychiatrie könnte vom Sammeln großer gesundheitsbezogener Datenmengen profitieren. Prof. Bajbouj erklärt mir: «Wenn wir zum Beispiel das Kommunikationsverhalten anhand von Smartphones auslesen und nutzen könnten, würde das wirklich helfen. Mal angenommen, Sie haben ein Netzwerk von normalerweise 30 Leuten. Sie interagieren hin und zurück, doch vor vier Wochen wurde die Kommunikation weniger, einseitiger. Sie haben Nachrichten bekommen, auf die Sie nicht geantwortet haben. Vielleicht sind Sie dann der Typus ‹Fassade hält vier Wochen›, und dann bricht es zusammen, oder Sie sind Typus ‹Fassade hält die ganze Zeit›. Währenddessen sieht man aber an Ihrem Bewegungsprofil, dass Sie nicht mehr 10 000, sondern nur noch 7000 Schritte pro Tag machen, sich in viel kleineren Kreisen bewegen und sich sozial zurückziehen!» Wenn ich also den Paketboten vor meiner Tür nach wie vor anlächle, meine Bewegungsdaten aber zeigen, dass ich nicht mehr das Haus verlasse, sondern mich nur noch vom Bett ins Badezimmer bewege und nur noch sporadisch mit meinen Freunden Kontakt halte, kann das ein Hinweis auf eine depressive Episode sein. Wenn hingegen die Daten eines Patienten mit bipolarer Störung zeigen, dass er weniger oder gar nicht schläft, dafür aber mehr Geld ausgibt, als er hat, und größenwahnsinnige Ideen twittert, kann das einen Hinweis auf eine manische Phase geben.

Es gibt verschiedene Untersuchungen, ob und welche erhobenen Daten einen Aufschluss darüber geben könnten, wie sich unser Verhalten und Befinden ändern. Wann am Tag wird welche App gestartet oder beendet? Ich bestelle in depressiven Episoden zum Beispiel mit Vorliebe nachts um zwei Uhr Unmengen von Büchern über Amazon, während ich in gesunden Phasen wenig kaufe und wenn, dann eher in der Buchhandlung. Interessant im Hinblick auf das Sozialverhalten wäre es zu wissen, mit wie vielen Personen man innerhalb der letzten Stunde kommuniziert hat. Wie viele Buchstaben enthalten ausgehende Textnachrichten? Oder wie viele Negationswörter («nie», «niemals») und absolutistische Wörter («alles», «immer»), die auf ein depressionsbedingtes negatives Schwarz-Weiß-Denken schließen lassen? Wie lange brauche ich, um Nachrichten zu beantworten? Welche Emojis werden verwendet? Schon heute gibt es spezielle «Seelenwächter»-Apps, deren Stimmungstagebuch-Funktion regelmäßig fragt, wie es einem geht (zum Beispiel Moodpath, Stimmungstagebuch-BETA, EnkeApp, BackToJob). Die Daten, die dadurch erhoben werden, könnten gebündelt eine Art Frühwarnsystem bilden. Das ist eine Chance, denn je eher man psychische Erkrankungen erkennt, desto besser kann man sie behandeln und einer Chronifizierung vorbeugen. Aber noch können unser Tipp- und Scrollverhalten psychische

Erkrankungen nicht sicher vorhersagen. Die Beobachtungszeit-
räume sind in vielen Studien noch zu kurz beziehungsweise die
eingesetzte Sensorik zu ungenau, um Verhaltensänderungen im
Kontext affektiver Episoden valide zu erfassen[101].

Für die einen scheint Big Data die Psychiatrie revolutionieren zu
können. Datenschützer wiederum scheuen die Totalüberwachung.
Der amerikanische Psychiater und ehemalige Direktor des US-
amerikanischen National Institute of Mental Health Thomas Insel
plädiert für kontinuierliche Überwachung statt Stippvisite. «Wir
können Daten auf neue Art analysieren und bedeutsame Signale
auch dort entdecken, wo bisher nur Rauschen war.» Die Geschäfts-
idee seines 2017 gegründeten Start-ups Mindstrong ist «messende
Vorsorge». Statt Selbsteinschätzung und subjektiver Bewertungen
des Gefühlszustands in der Praxis geht es Insel um objektive Daten.
Kritiker des «Digital Phenotyping» bemängeln, dass die PatientInnen bei der Interpretation ihrer Leiden nicht aktiv beteiligt seien.
Stattdessen mache man Menschen zu reinen Datenobjekten, man
betrachte sozusagen den Schatten des Menschen, aber nicht den
Menschen selbst.

Aber eine Datenerhebung schließt ja die gemeinsame Analyse
und Interpretation durch Arzt und Patient nicht aus – wenn man
zum Beispiel nicht nur untersucht, wie wir tippen, sondern auch
was wir tippen oder klicken. Das kann etwas darüber aussagen,
was wir denken oder wie wir fühlen. Prof. Bajbouj hält es sogar
für möglich, Suizide zu verhindern, wenn alle Daten frei verfügbar
wären.

«Ich könnte anhand von Instagram-Bildern oder Tweets problemlos riesige Populationen analysieren, ob ihre Stimmung düs-
terer wird oder nicht. Das ist ja in der Psychiatrie eine der kniff-
ligsten Sachen: Risikoprofile zu erstellen und dann präventiv tätig
werden zu können. Die Leute kommen zu uns in die Klinik, da ist
schon das Kind in den Brunnen gefallen. Ich habe eine Patientin
mit Depression hier gehabt, die hatte vor einem Jahr eine Bezie-

hungskrise, Stress im Job, dann kamen Schlafstörungen dazu, Konzentrationsstörungen und sozialer Rückzug. Was ist, wenn man den Menschen genau in dieser Phase auffängt und sagt ‹Du bist gefährdet, such einen Psychologen auf›? Nehmen Sie die Analogie Sicherheit. Am Bahnhof Berlin-Südkreuz wurde zur Sicherheitsüberwachung testweise eine Gesichtserkennungssoftware installiert. Wenn ein gewisses Maß an Daten zur Verfügung stünde, glaube ich schon, dass man das typische Muster, das depressive Patienten haben, viel früher erkennen und präventiv tätig werden kann. Das ist etwas, was man gesellschaftlich aushandeln muss.»

Vom Gesichtsausdruck her beurteilt, müsste ganz Berlin depressiv sein … aber das ist ein anderes Thema. Doch bei Alzheimer-PatientInnen soll eine Früherkennung in Zukunft möglich sein. Ein Team der University of East Anglia in Großbritannien entwickelte das Handy-Spiel «Sea Hero Quest», das Hinweise auf ein Demenz-Risiko geben soll. Im Spiel besteht die Aufgabe darin, seinen Weg durch ein Ozean-Labyrinth aus Inseln und Eisbergen zu finden. Die ForscherInnen wollen dadurch genetische Risiken für Alzheimer sowie subtile Defizite in der Orientierung aufdecken, die schon lange vor den ersten Gedächtnisschwächen auftreten.

Eine andere App, die Aufschluss über den frühen Verlauf einer Alzheimer-Demenz geben soll, heißt «Neotiv» und wurde in Magdeburg entwickelt. Dabei wird dem Nutzer ein Bild eines Raumes mit zwei Gegenständen gezeigt. Im nächsten Bild sind die Gegenstände weg, und die App fragt, welches Objekt an einer bestimmten Stelle fehlt. Da Ergebnisse der Alzheimerforschung zeigen, dass es darauf ankommt, ob jemand etwas auch noch nach 24 Stunden weiß, erfolgt der zweite Teil der Aufgabe zeitversetzt. Es wird wieder der leere Raum gezeigt, und der Nutzer muss sich erneut erinnern. Die App soll normale Vergesslichkeit von alzheimerspezifischen Symptomen unterscheiden und den aufwendigen und belastenden Liquortest ersetzen, bei dem Hirnflüssigkeit entnommen und untersucht werden muss.

Schließlich ist bei solchen Anwendungen immer noch zu klären, welche Faktoren die Ergebnisse verzerren könnten. Prof. Bajbouj hat zusammen mit anderen Psychiatern, Psychologen und Wissenschaftlern die Balsam-App entwickelt, die Migranten und Geflüchteten bei der Bewältigung von psychischem Stress helfen soll: «Diese App läuft im Hintergrund und versucht permanent, Risiken zu identifizieren. Ich habe es selbst getestet. Im Urlaub habe ich das Handy in den Safe getan. Das System hat daraus gefolgert, ‹er bewegt sich nicht, irgendwas stimmt nicht›. Das ist ähnlich wie bei Amazon, wenn Sie unpassende Produktempfehlungen bekommen. Wenn sich meine Tochter am Computer Reitartikel anschaut und mir dann anschließend Reitstiefel vorgeschlagen werden, kann ich drüber schmunzeln. Im Gesundheitsbereich ist es die Kunst und die Schwierigkeit, dass Fehlinterpretationen nicht im kritischen Bereich liegen, zum Beispiel, wenn man Suizidalität nicht oder falsch identifiziert.»

In zwanzig Jahren stellt sich dann freilich die Frage, was zu tun ist, wenn wir gar keine Smartphones mehr nutzen. (Ja, die depressive Autorin findet immer ein Haar in der Suppe.) Doch es gibt mittlerweile schon ausgefeilte Sensorik, die so fein ist, dass man sie schlucken oder auf der Haut tragen kann, um unter anderem Schlafqualität, Blutdruck, Alkoholpegel, aber auch Geräuschpegel, Umweltverschmutzung und vieles mehr zu messen. Zum Beispiel wurde mit «PSYCHE» ein personalisiertes tragbares Überwachungssystem entwickelt, das das Monitoring von Patienten mit psychischen Störungen und insbesondere bipolaren Störungen ermöglichen soll. Es handelt sich um ein T-Shirt mit eingebetteten Sensoren, die die Herzfrequenzvariabilität überwachen. Dadurch sollen Übergänge von pathologischen Stimmungszuständen erfolgreich beurteilt werden können[102]. Was noch möglich ist, zeigt die Meditations-App «Wildflowers Mindfulness», die die Variabilität der Herzfrequenz mithilfe von Selfie-Videos und photoplethysmografischer Bildgebung errechnet. Die digitale Photoplethysmografie misst mit Infrarotlicht die Blutfüllung in den oberflächlichen Hautvenen und Kapillaren. Da die Variabilität der Herzfrequenz negativ mit kognitivem Stress korreliert, soll diese Technologie Stress objektiv quantifizieren, indem die Herzfrequenz vor und nach einer Meditation berechnet wird. (Das depressive Haar in der Suppe: Man könnte am Handgelenk auch selbst den Puls vor und nach einer Meditation messen.)

Eine Chance für die Psychiatrie ist, durch Big Data möglichst unterschiedliche Daten zu erheben, um einen Algorithmus zu finden, der auch an der Heterogenität psychischer Erkrankungen nicht scheitert. Wird damit kognitiver Abbau objektiv messbar und berechenbar werden, und wenn ja, gibt diese Information Aufschluss darüber, ob eine Alzheimer-Erkrankung, Schizophrenie oder Depression vorliegt? Wird man mit Big Data in Zukunft zwischen einer leichten und einer schweren Form von Depression unterscheiden oder ihr sogar vorbeugen können? Noch ist es nicht möglich, die Forschung lechzt nach noch mehr Daten – am besten kämen Angehörige gleich noch mit ins Monitoring. Doch was ist mit Datenschutz und Persönlichkeitsrechten? Dürfen wir es nicht verteufeln, wenn unsere Gesundheitsdaten in alle Welt verteilt werden? Prof. Bajbouj nimmt es sportlich beziehungsweise wissenschaftlich: «Mein kleiner Sohn sitzt manchmal im Schneidersitz und atmet langsam ein, weil seine Uhr es ihm sagt. Aus medizinischer Sicht gibt es die Notwendigkeit, dass man Zugriff auf diese Millionen von gesammelten Datensätzen hat. Wenn man das weiterdenkt, das wäre sehr vielversprechend.» Er glaubt, man könne viel Zeit, Frust und überflüssige Behandlungen einsparen: «Mithilfe von gesammelten Daten zur Medikamenteneinnahme zum Beispiel könnten wir die Vogelperspektive einnehmen und uns einen viel besseren Überblick verschaffen. Wir verschreiben Patienten Medikamente, nachdem andere vielleicht gar nicht geholfen haben. Oder wir verschreiben etwas, wovon wir nicht wussten, dass es vorher eventuell schon mal gegeben wurde, aber starke

Nebenwirkungen verursacht hat. Wir haben putzige Interaktionen zwischen Arzt und Patient, wo man gemeinsam anhand von ungenauen Erinnerungen an die Verpackung im Internet versucht herauszufinden, wie ein spezielles Medikament wohl geheißen hat.»

Doch ein gewisses Maß an Daten ist ja bereits da. Unser Leben ist vernetzt, und das Wissen könnte es auch sein. Allerdings hilft es den PatientInnen reichlich wenig zu wissen, dass das Gehirn komplex ist und dessen Erforschung eine Menge an Daten benötigt. Ich lege erneut Prof. Bajbouj den Finger in die Wunde: Was also ist der nächste Schritt, der Ansatz der psychiatrischen Forschung? «Dieser Schritt fehlt in der Psychiatrie schlicht. Wir wissen nicht, ob man anhand des Smartphones in Ihrer Hosentasche, welches soziale Interaktionen oder Kommunikations- und Bewegungsverhalten aufzeichnet ein Risiko einer psychischen Erkrankung identifizieren wird. Oder ob man Sie in den Scanner schieben muss. Ist es der richtige Schritt, dass man Blut abnimmt und nach Entzündungswerten guckt, oder muss man das alles kombinieren?»

Bei der Beantwortung dieser Frage könnte das Motto «Think big» ein Ansatz sein. Der ehemalige Präsident der Freien Universität Berlin hat einen Big Data Club gegründet. Das Erstaunliche daran: WissenschaftlerInnen der unterschiedlichsten Disziplinen – Archäologen genauso wie Neurowissenschaftler, Meteorologen oder Informatiker – verwenden immer wieder die gleichen Ansätze. Sie suchen nach Mustern. Archäologen versuchen, an Ausgrabungsstätten mithilfe von Satellitenbildern Muster zu identifizieren. Literaturwissenschaftler suchen nach Mustern in Texten. Durch das Internet und die wachsende Konnektivität entstehen immer neue Formen des Zusammenarbeitens. Für Prof. Bajbouj ist klar, dass sich beim Lösen von Problemen verschiedene Disziplinen wechselseitig extrem befruchten könnten. Er wünscht sich, dass global laufende Studien einander besser informieren und vernetzt werden. Es braucht quasi eine Metaanalysen-Fee. «Wenn wir alle Ergebnisse der gegenwärtigen Untersuchungen bündeln, hätte man plötzlich ein unfassbares Wissen. Man könnte digitale Phänotypen mit metabolischen Werten und Ergebnissen aus Bildgebungsverfahren vergleichen – ergänzt um das Wissen über Erfolg und Misserfolg von verschiedenen Behandlungen. Dann würde man vor allem in Sachen Individualisierung von Behandlungen drei, vier Schritte weiter sein.»

Aber noch denken wir in Kategorien wie krank und gesund. Die Psychiatrie vermisst menschliches Erleben nach ICD-10 oder DSM-5 – subjektives, seelisches Leidensempfinden wird kategorisiert, in Symptomschubladen gesteckt, Zusammenhänge werden konstruiert und vermeintliche Krankheitseinheiten gebildet, zum Beispiel die Gruppe der affektiven Störungen. Die Psychiatrie ist dazu verdonnert, das Gleichgewicht zwischen Individuum und Gesellschaft herzustellen, basiert aber gleichzeitig auf diagnostischen Einteilungen und Bewertungen. Wie kann Psychiatrieforschung, die auf ungenauen, differierenden Diagnosekriterien und -kategorien beruht, valide Ergebnisse liefern? Wie sollen Forscher bei zwanzig PatientInnen, die offensichtlich unterschiedlich sind, homogene Entitäten entwickeln?

Es gibt Bereiche, die bei unterschiedlichen Erkrankungen eine Rolle spielen. Arbeitsgedächtnisstörungen werden zum Beispiel bei AlzheimerpatientInnen wie auch bei Depressiven beobachtet. Erkennt man, wenn man bei diesen Personen die gleichen Untersuchungen machte, plötzlich ein wiederkehrendes Muster, welches möglicherweise viel besser behandelbar ist, weil man viel mehr verstünde, als wenn man nur eine Variante untersuchte? Prof. Bajbouj erklärt es so: «Wenn man es umdreht, so gibt es depressive Patienten, die haben schwere Gedächtnisstörungen, andere gar nicht. Manche sind geprägt von Suizidalität. Dritte sind wahnhaft. Was das Arbeitsgedächtnis angeht, ergibt sich ein komisches, gemischtes Bild. Wenn das ordnende Prinzip die Arbeitsgedächtnisstörung ist, bekomme ich plötzlich viel homogenere Erkenntnisse. Wir machen das aus verschiedenen Perspektiven. Nicht nur Bildgebung, sondern auch genetische Testung und so weiter. Daraus entstehende Cluster ermöglichen es, bestimmte Phänomene besser zu verstehen. Und das ist ein Ansatz über Diagnosen hinweg. Da bewegen wir uns permanent jenseits der typischen Kategorien. Aber das ist noch nicht Leitlinie. Meine Zukunftsvision ist, dass wir in zehn bis fünfzehn Jahren diagnostisch breiter arbeiten.»

Durch Digitalisierung und moderne Technologien sind aber schon ganz andere Dinge möglich. Die *künstliche Intelligenz* hält auch in der Psychiatrie Einzug. In Zusammenarbeit zwischen Charité und dem Karlsruher Institut für Technologie werden computergestützte Psychotests entwickelt. Prof. Bajbouj erklärt: «Solch ein Test dauert normalerweise eine Stunde. Es sind immer die gleichen Fragen zu Depressionen, Angststörungen und so weiter. Je nach Antwort werden die nächsten entsprechenden Fragen gestellt. Das haben wir jetzt automatisiert, sodass der Computer die Antwort erkennt und entsprechend die nächste Frage stellt. Ich als Arzt spare eine Stunde des Fragenstellens und könnte in der Zwischenzeit andere behandeln. Im Idealfall würde ein Patient nach solch einem Test mit einem ausgefüllten Profil zu mir kommen, und wir könnten in aller Ausführlichkeit über die wirklich pathologischen Aspekte sprechen. Die Gefahr ist natürlich, dass man ein ganz, ganz anderes Gespräch führt. Wann haben Sie sich zum Beispiel zum letzten Mal bei Google den Treffer Nummer 15 angeschaut? Das macht kein Mensch – das ist so etwas wie Artensterben von Information. Es wird immer monotoner. Auf die Profile durch computergestützte Psychotests bezogen, bedeutet das im schlimmsten Fall, ich fokussiere mich vielleicht über Gebühr prospektiv auf Depressionen und übersehe etwas anderes. Vielleicht schlummert da doch eine Abhängigkeitserkrankung? Ein Test kann nur ein Anhaltspunkt sein.»

Doch künstliche Intelligenz eröffnet noch ganz andere Möglichkeiten. Sie soll dabei helfen, neurologische und psychische Erkrankungen anhand von Neurobildgebungsdaten zu diagnostizieren und im Verlauf zu charakterisieren. Bisherige Computerprogramme nutzen vor allem Marker wie zum Beispiel das Volumen bestimmter Hirnbereiche für die Charakterisierung einer Erkrankung. Möglicherweise sind aber neuartige Deep-Learning-Verfahren geeignet, auch subtile Unterschiede in der Neurobildgebung von psychisch Erkrankten aufzudecken. Das Ziel ist eine Charakterisierung mentaler Gesundheit unabhängig von Krankheitskategorien wie Depression oder Schizophrenie.

Nicht nur bei der Diagnostik, auch bei der Therapie könnte KI helfen, zum Beispiel eine Avatar-Therapie für Psychose-PatientInnen mit akustischen Halluzinationen. Die Betroffenen hören oft böse Stimmen, die ihnen Befehle erteilen, und konfigurieren deshalb am Computer eine virtuelle Figur, die in Aussehen und Stimmlage ihrer Halluzination gleicht. Das Ziel besteht darin, dass der Patient in einer Art Rollenspiel langsam den Avatar dominiert und ihm beispielsweise mitteilt, dass er ihm nicht länger zuhört. Ein Dialog mit diesem persönlichen Avatar soll den PatientInnen besser helfen können als ein unterstützendes Gespräch mit dem Therapeuten[103]. Wobei die Behandelnden den Verlauf des Gesprächs lenken und die Antworten des Avatars bestimmen.

Das Projekt «ERIK» des Fraunhofer-Instituts entwickelt eine Therapie mit Robotern für autistische Kinder. Für Menschen mit Autismus-Spektrum-Störungen sind soziale Situationen wie Psychotherapien stressbeladen. Für die PatientInnen ist es schwierig, Blickkontakt zu halten und Tonalität oder Gefühle ihrer Gesprächspartner zu deuten. Gleichzeitig ist es ihnen bewusst und unangenehm. Diese eingeschränkten sozioemotionalen Fähigkeiten sollen mit süßen, kleinen Robotern trainiert werden. Laut Fraunhofer-Institut kann dieses Therapiekonzept auch an die Bedürfnisse von Demenzpatienten angepasst werden.

Für PatientInnen mit Depression, Angst- oder Essstörung gibt es bereits Online-Therapien wie «Selfapy» mit interaktiven Übungen oder den virtuellen «Woebot». Dieser Kummer-Chatbot ist ein von Experten für kognitive Verhaltenstherapie entwickeltes System, demgegenüber man seine Gefühle ausdrücken soll. Im Gegenzug gibt Woebot Tipps, wie man mit seinen Emotionen am besten umgeht, und verspricht: «Ich bin rund um die Uhr für Sie da. Keine Sofas, keine Medikamente, keine Sachen aus der Kindheit. Nur Strategien, um Ihre Stimmung zu verbessern. Und gelegentlich ein bekloppter Witz.» Eine Studie mit 70 ProbandInnen hat gezeigt: Woebot kann Symptome von Angst oder Depression lindern, ähnlich wie auch die Therapie-App «Tess».[104]

Ein möglicher Vorteil solcher Bots ist, dass ein Algorithmus unvoreingenommener fragt und nicht (ver-)urteilt und die PatientInnen offener antworten. Das kann laut Prof. Bajbouj insbesondere bei Geflüchteten eine Rolle spielen. «In der arabischen Population sind psychiatrische Erkrankungen hoch stigmatisiert, und es ist einfacher, einem Computer Rede und Antwort zu stehen.» So kann man auch Menschen erreichen, die nicht in eine Praxis oder Klinik gehen würden. Ein weiterer Pluspunkt internetgestützter Interventionen ist die schnelle, zeit- und ortsunabhängig Hilfe. Deswegen sieht das geplante Gesetz zur Digitalisierung im Gesundheitswesen vor, dass auch Gesundheits-Apps vom Arzt verschrieben und die Kosten von den Krankenkassen erstattet werden können. In den USA wurde bereits 2018 die reSET-O-App als verschreibungspflichtige kognitive Verhaltenstherapie zugelassen. Es handelt sich dabei um eine begleitende Intervention für Abhängigkeitserkrankte mit Opioidkonsumstörung. Die App wird in Verbindung mit der Behandlung durch medizinisches Fachpersonal angewendet. Die Deutsche Gesellschaft für Psychiatrie und Psychotherapie, Psychosomatik und Nervenheilkunde (DGPPN) und die Deutsche Gesellschaft für Psychologie (DGPs) fordern: «Der Patient muss gute und gesundheitsfördernde Apps erkennen können. Es muss für ihn transparent sein, welche Onlineangebote nur reine Lifestyle-Apps sind und welche Hilfe bei schwerwiegenden Erkrankungen bieten können. Wesentlich für die Qualität einer Gesundheitsanwendung ist beispielsweise, ob sie von Fach-experten entwickelt wurde, ob der Datenschutz gesichert ist und ob weiterführende Hilfen angeboten werden.»

Die Frage bleibt: Ist künstliche Intelligenz in der Psychiatrie Chance oder Risiko? Manche Forscher gehen davon aus, dass eine KI zum Beispiel eine Depression oder Schizophrenie schneller und besser feststellen kann als der Mensch. Nachgewiesen ist all das allerdings noch nicht. Aber maschinelles Lernen bietet die Möglichkeit, die verschiedenen Dimensionen einer Symptomatik vorherzusagen, die ein Patient möglicherweise erlebt. Außerdem könnten solche Technologien helfen, die Aktivitäten der Patien-tenInnen zur seelischen Selbstpflege zu überwachen[105]. Zu den Vorteilen gehören ferner die Entwicklung von KI-Chats für die Psychotherapie und eine personalisierte Behandlung von De-pressionen[106], und zwar durch die Verarbeitung hochdimensiona-ler Daten, die Verwaltung fehlender Daten sowie Erstellung von Abstraktionen und Clustern. Die große Hoffnung bei der Entwick-lung digitaler Therapeutika ist die Erzeugung einer «Big Data Loop» – einer nahtlosen Schleife aus Echtzeit-Datenerfassung und -analyse sowie gleichzeitiger Verfeinerung der Therapie. Vielleicht ist sogar das Konzept der psychiatrischen Diagnose irgendwann überholt, weil es nicht mehr erforderlich sein wird, PatientInnen mit heterogenen Krankheitsbildern streng zu kategorisieren. Ein integratives KI-Modell könnte genetische Schwachstellen, neuro-biologische Zustände, die klinische Darstellung der persönlichen Lebensverläufe und die Interaktionen jedes Patienten mit anderen erfassen und somit eine gezielte Behandlung ermöglichen. Mit einem System, das auf Funktionalität und Lebensqualität basiert und den Bedürfnissen und Anliegen der PatientInnen besser ent-spricht, müsste man Erkrankten keinen Diagnose-Stempel mehr aufdrücken. Aber noch bleibt abzuwarten, ob die Verwendung von Big Data und maschinellem Lernen zur klinischen Wirksamkeit beiträgt. Ein für die künstliche Intelligenz typisches Problem ist:

Algorithmen sind nur so gut wie die Daten, mit denen sie gefüttert werden. Wenn Maschinen anhand von Diagnosen und Therapieauswahl menschlicher Ärzte lernen, könnten sich Systeme durch verzerrte «Trainingsdaten» ungewollt Falsches aneignen. Dann ist Irren nicht mehr nur menschlich. Um sogenannte Bias zu vermeiden, muss viel Wert auf Qualität und Quantität der verwendeten Daten gelegt werden. Darüber hinaus macht das Fehlen von Biomarkern für psychische Erkrankungen die Daten im Vergleich zu anderen Gesundheitszuständen im Allgemeinen weniger quantifizierbar. Jules Angst, emeritierter Professor und wesentlich verantwortlich für die heutige Unterscheidung zwischen bipolarer Störung, Depression und schizoaffektiver Störung, sagt: «Das heutige Wissen ist der aktuelle Stand des Irrtums.» Man müsse im Denken sowohl flexibel als auch kritisch bleiben. Die Frage bei allem technologischen Fortschritt bleibt, welche ethischen Implikationen zu berücksichtigen sind. Schließlich ist kein anderes medizinisches Fachgebiet so sehr von einer vertrauensvollen Arzt-Patienten-Beziehung geprägt wie Psychiatrie und Psychotherapie. Wie kann KI Empathie und Übertragung ersetzen? Was, wenn Menschen zu ihrem KI-Therapeuten eine emotionale Abhängigkeitsbeziehung entwickeln? Können solche Systeme an die gleichen ethischen Auflagen gebunden werden wie menschliche Therapeuten, die eine Art Warn-Protokoll oder Überweisungs-Protokoll haben?

Für Prof. Bajbouj von der Charité ist all die Technologie nur Assistenzsystem. Er sagt: «Als Mensch und aufmerksamer Psychiater habe ich ein gewisses Gefühl, eine ärztliche Intuition und kann mit dem Patienten reden. Das ist dann vielleicht auch das Plus der Psychiatrie, die bei aller Entwicklung auf dem technischen Sektor menschlich bleiben muss.»

WOCHE 4: ZURÜCK INS LEBEN

«Was haben Sie am Wochenende vor?»

Eine einfache Frage, die die Psychologin in der Depressionsbewältigungsgruppe stellt. Die Seidentuch-Patientin hat in der Ergotherapie schon drei Schals gebatikt, will aber insgesamt fünf fertigen. Allerdings muss sie am Wochenende ihre Krankenakten sortieren. Das Anfangen fällt ihr jedoch schwer, sagt sie. Lästige To-do-Listen: Da geht's den Menschen wie den Leuten. Loriotgleich beschreibt die Patientin, was sie alles erledigen muss, um ihr Ziel zu erreichen. Zuerst Ordner kaufen. Bei Lidl gab es letzte Woche welche im Angebot. Doch die sind möglicherweise schon weg, befürchtet sie. Also lieber gleich zum Schreibwarenladen am Tempelhofer Damm? Dort könne sie mit dem Auto aber nicht halten. Vielleicht doch online einkaufen? Und am besten gleich 20 Ordner, ihre Krankengeschichte sei lang. Eigentlich brauche sie einen Ordner für jeden Zwang. Die Gruppe lacht und kriegt sich nicht mehr ein. Die Patientin lacht selbst. Dabei will die junge Psychologin weitermachen und mit uns die SMART-Technik besprechen. Die soll bei der Planung von Aktivitäten helfen, wenn man als Depressiver keinen Antrieb hat und nicht weiß, wohin mit sich.

«S» steht für «spezifisch». Ziele müssen konkret formuliert sein. Also in etwa «Heute nehme ich ein heißes Bad mit Lavendel-Badesalz» anstatt einem vagen «Heute tue ich mir was Gutes». «M» bedeutet, Ziele müssen «messbar» sein. Ob man tatsächlich gebadet hat, ist leicht feststellbar. Ob man sich etwas Gutes getan hat, ist schwieriger zu überprüfen. «A» steht für «aktivierend / angenehm»: Die Aktivität sollte über das hinausgehen, was man bislang in der depressiven Phase macht. Sie sollte vor der Depression einmal Spaß gemacht haben. Vielleicht war baden früher angenehm, aber in den letzten Wochen einfach zu anstrengend – nur ist es sicher angenehmer, als das Bad zu putzen. «R» meint «realistisch»: Ziele sollten herausfordern, aber nicht überfordern, sondern der aktuellen Situation angemessen sein. Realistisch ist, das Bad zu Hause zu nehmen, wo Badewanne und Badesalz warten. Ein Besuch in einem Thermalbad mit vielen anderen Menschen kann Stress bedeuten. «T» steht für «terminiert»: Ziele sollten sich auf einen konkreten Zeitraum beziehen. Also nicht: «Irgendwann am Wochenende finde ich vielleicht Zeit zu baden», sondern: «Am Samstag um 19 Uhr habe ich Zeit!»

Irgendwie komisch, wie viele Hürden vermeintlich einfache Aufgaben bergen. Aufgaben – ob ursprünglich angenehme Lieblingsaktivitäten oder Pflichten, die erledigt werden müssen – stehen in einer Depression wie ein monumentaler Berg vor einem. Sie in kleine, niedrigschwellige Schritte zu unterteilen, hilft.

Die Gruppe kichert immer noch. Ein wortkarger älterer Patient kommt verspätet dazu und kann der Situation rein gar nichts Lustiges abgewinnen. Sofort überprüfen wir seinen Wochenendplan auf Smartheit. Er möchte mit seiner Frau Brennholz vom Anhänger abladen und zum Trocknen stapeln. Ist das realistisch? Ja, wenn seine Frau mache, was er sage. Nun lacht auch er. Loriot hätte seine wahre Freude an unserer Gruppe gehabt.

Doch was nutzt diese smarte Planung von Aktivitäten «draußen» in der «realen Welt»?

«Ich hatte gerade eine Panikattacke», sagt meine Freundin Vanessa, die ich hier in der Klinik kennengelernt habe mit schwacher Stimme am Telefon zu mir. Wir sind zum Schwimmen am See verabredet. Sie ist seit einer Woche raus aus der stationären Behandlung und versucht, den Übergang in den Alltag mit dem Besuch der Tagesklinik am Benjamin Franklin zu bewältigen. Montag bis Freitag zwischen 8 und 16 Uhr. Dort gibt es drei Mahlzeiten am Tag und wie auf der Station jede Menge Therapieangebote. Also alles wie bei der stationären Behandlung – mit dem einzigen Unterschied, dass Vanessa wieder jede Nacht zu Hause schläft. Doch das macht ihr offenbar zu schaffen. Schon bei ihrem Antritt in der Tagesklinik schreibt sie mir eine Nachricht:

«Puh, es ist gerade noch echt schwer anzukommen. Die kennen sich hier halt schon seit Wochen. Fühl mich gerade so 'n bisschen verloren.»

Als wir zum Schwimmen verabredet sind und sie mich mit einer Panikattacke anruft, ist Wochenende, und die Angst sitzt ihr gleich morgens auf der Brust. Dabei wirkte Vanessa auf mich zuletzt so gesund wie schon lange nicht mehr. Und trotzdem scheint der Übergang zurück ins Alltagsleben schwierig. «Wir achten darauf, wie der Patient im Alltag zurechtkommt. Wir machen vor der Entlassung ein soziales Belastungstraining, um zu sehen, wie zum Beispiel das Wochenende allein zu Hause läuft», erklärt mir die leitende Oberärztin Frau Dr. Francesca Regen. «Das ist tatsächlich belastend und für die Patienten erst mal verstörend. Wir sagen immer ‹Seien Sie nicht enttäuscht, wenn Sie sich allein zu Hause in Ihrer üblichen Umgebung, so schön es auch zu Hause ist, erst mal unwohl fühlen›.»

Ein solches soziales Belastungstraining dient als Probelauf für den Alltag zu Hause, als Training für die Realität außerhalb des klinischen Schutzraums. Doch Frau Dr. Regen schickt gleich hinterher, dass die wenigsten, die die Klinik verlassen, komplett geheilt sind. «Perfekt geht's einem selten, wenn man hier geht, aber zumindest so gut, dass man das Gefühl hat, den Rest des Weges schafft man auch ambulant.»

Doch ab wann ist man denn dann eigentlich gesund? Ab dem Zeitpunkt, an dem man akzeptiert, dass man es nie wirklich sein wird, weil Erkrankungen wie zum Beispiel die Depression episodisch immer wieder auftreten können? Kann man außerhalb der Klinik dann überhaupt irgendwann wieder ein «normales» Leben führen? Und was ist das eigentlich – normal? Im Duden steht unter *Nor·ma·li·tät: Substantiv, feminin [die]*

1. normaler Zustand, normale Beschaffenheit; 2. Vorschriftsmäßigkeit; Normalität bezeichnet in der Soziologie das Selbstver-

ständliche in einer Gesellschaft, das nicht mehr erklärt und über das nicht mehr entschieden werden muss.

Der Psychiater, Soziologe und Publizist Prof. Dr. Asmus Finzen geht der Frage auf den Grund, ob die Kategorie des Normalen dazu führt, dass wir das Vielseitige unserer Gesellschaft nicht mehr sehen. Bei psychischen Erkrankungen fehle uns die Objektivität, auf die sich die somatischen Fächer zumindest meistens beziehen können. Psychiater seien laut Finzen allenfalls «Experten für das Unnormale, das Pathologische, das Kranke.» Dabei kann gerade das für die Betroffenen ganz «normal» sein. Für Vanessa ist es «normal», dass sie auch nach ihrer Entlassung mit Panikattacken lebt. Das Normale, das Gesunde kann also keine allgemeingültige Norm sein, niemand ist Normalitäts-Experte. Dazu sind wir alle zu verschieden. Wir, die «PatientInnen», sollten uns aber als ExpertInnen unserer «Erkrankung» sehen und anerkannt werden. Außenstehende sollten fragen, wenn sie etwas nicht verstehen, denn die Grauzone zwischen psychisch krank oder seelisch gesund ist ein nicht näher definiertes Vakuum. Gesundheit und Krankheit der Seele hängen vom subjektiven Empfinden und der sozialen Einbettung und Teilhabe am gesellschaftlichen Leben ab. Gesundheit oder Krankheit haben auch immer etwas mit Integration zu tun.

Für Prof. Finzen bewegen wir uns bei der Abgrenzung von Krankheit und Gesundheit «immer wieder in einer Grauzone zwischen pathologischer Eindeutigkeit, klinischer ‹Auffälligkeit› und soziokultureller Bewertung. (...) Auch Krankheit gehört in das Kategoriensystem der sozialen Normalität.»

Meine Freundin Vanessa hat es erst mal wieder geschafft. Sie ist zumindest so gesund, dass sie entlassen wurde. Alter Psychiatrie-Witz zwischen uns beiden ist es übrigens, dass wir – anders als im Arbeitskontext – auf Entlassungen anstoßen. Also Prost, Entlassung! Mal wieder. Vanessa resümiert, für sie persönlich seien Therapien eher störungsorientiert statt präventiv nützlich. Doch was ihr in der Klinik jedes Mal helfe, sei der Zusammenhalt zwischen den PatientInnen. Zusammen mit ihrer Bettnachbarin habe sie «das Leben neu entdeckt», erklärt sie. Auch die persönliche Zuwendung durch das Pflegepersonal fehlt zu Hause natürlich und das «einfach Sitzen, Teetrinken und Quatschen» in der Ergotherapie. Die Gespräche, in denen es nicht um Krankheit geht, sondern ums einfach Da-Sein.

«Nirgends sind die Menschen so nett wie in der Psychiatrie. Die Leute – sie haben mir am meisten geholfen!», sagt Vanessa. Und die richtige medikamentöse Einstellung: Bei ihrer Entlassung nimmt sie keine Benzodiazepine mehr, nur noch zwei verschiedene Antidepressiva. In der Einzeltherapie hat sie viel gelernt, zum Beispiel einzuschätzen, was geht und was nicht.

2020 war Vanessa mit kurzer Unterbrechung insgesamt circa fünf Monate in der Klinik und hat auch viele «Stationsleichen» gesehen, wie sie die Menschen nennt, die immer «nur darauf warten, dass irgendwas hilft. Ein Medikament, ein Arzt oder die Therapie.» Doch gesund werden muss man am Ende doch irgendwie allein, so scheint es. «Der Motor wird gestartet, aber lenken musst du selbst. Zu Hause mache ich es nun wie in der Klinik. Ich strukturiere meinen Tag. Waschen, anziehen, Medikamente einnehmen, Kaffee trinken. Eins nach dem anderen. Die Krise hat mir gezeigt, dass etwas nicht stimmt in meinem Leben. Andere haben vielleicht Kinder, ein Haus und ein Auto. Es ist eine fucking Scheißkrankheit. Wie ein gebrochener Fuß. Man will loslaufen, aber es geht nicht. Man muss sich mit dem Gips arrangieren. Ich muss viele Umwege in Kauf nehmen, aber ich komme trotzdem an. Ich habe durch meine Klinikaufenthalte viele gute Freunde gewonnen, die mich ‹hochziehen›. Die Freundschaften sind viel intensiver. Ich brauche die Spiegelung von außen, dass man mir sagt, ‹Oh, das ist vielleicht gerade etwas viel›. Man muss gut zu sich sein und darf sich nicht ständig fragen: ‹Was mache ich falsch?› Oder ‹Ist die Krankheit eine Bestrafung?›»

Oberärztin Frau Dr. Regen sieht eine Krise auch als Chance: «Es gibt diese psychische Erkrankung – was mache ich jetzt daraus? Das ist ein Moment des Innehaltens und des Umschauens.»

Das ist natürlich eine romantische Vorstellung von Erkrankungen, diese als Chance zu begreifen. Aber was bleibt uns anderes übrig? Halte ich an alten Problemen, an der Vergangenheit fest, oder schaue ich in die Zukunft? Die Vergangenheit kann man nicht verändern. Aber wir können unsere Gegenwart und Zukunft gestalten.

Teilhabe: Raus aus der Klinik, rein in die Gesellschaft

«Eine psychische Krankheit wirkt wie eine Handgranate im Lebenslauf.»
Jana Simon, Autorin

Psychische Erkrankungen können einen enormen Einfluss auf unsere Leistungs- und Arbeitsfähigkeit haben, damit auch auf die Karriere, das Einkommen, die Wohnsituation und letztlich auf die Teilhabe an unserer Gesellschaft. Ein Klinik-Patient mit Depression berichtet mir von dem Moment, ab dem er nicht mehr arbeitsfähig war. «Mein Chef hat mich zur Seite genommen und mir geraten, in die Klinik zu gehen – er hat gemerkt, dass ich nicht mehr so gut arbeite. Ich bin tageweise zu Hause geblieben, und wenn ich auf Arbeit war, war ich unkonzentriert, habe nicht mehr so viel geschafft, nicht mehr in der Qualität. Ich habe seit meinem ersten Klinikaufenthalt nie wieder das Niveau von früher erreicht. Und das werde ich auch nicht mehr.» Als sich die vierteljährlichen Klinikaufenthalte häufen, sagt der Arbeitgeber des depressiven Beamten, man müsse eine Überprüfung der Dienstfähigkeit vornehmen. Man bescheinigt dem depressiven Mann eine fünfzigprozentige Dienstfähigkeit, also gleichzeitig eine fünfzigprozentige Dienstunfähigkeit. Das bedeutet in Folge dann auch nur noch die Hälfte der Bezahlung.

Hier kommt am Klinikum Benjamin Franklin Karin Neumann ins Spiel. Sie ist gelernte Gesundheits- und Krankenpflegerin. Nach einem Studium der Gesundheitswissenschaft leitet sie seit fast 15 Jahren das Jobconsulting, ein Beratungsangebot für PatientInnen der psychiatrischen Klinik zur beruflichen Integration und Reintegration. Das beinhaltet Qualifizierung, Vermittlung in Praktika, Teilzeit- und Vollzeitarbeit sowie in geringfügige Beschäftigung. Denn Arbeitslosigkeit beziehungsweise Ängste, seinen Arbeitsplatz zu verlieren, sind per se destabilisierende Faktoren, die psychische Erkrankungen sogar möglicherweise mit verursachen können.

Karin Neumann betont, dass PatientInnen nach ihrer Entlassung nicht nur wieder arbeiten wollen und müssen, um ihren Lebensunterhalt zu finanzieren, sondern auch, um psychisch gesund zu bleiben. «Es ist wissenschaftlich belegt, dass Arbeit, Tätigkeit, Schule oder Studium für Menschen mit psychiatrischen Erkrankungen ganz wichtig sind. Es ist notwendig, dass diese Personen eben nicht zu Hause sitzen, damit sich kein Drehtür-Effekt entwickelt.» Arbeit gibt Struktur, ermöglicht Identifikation und das Erleben von Effizienz, Anerkennung sowie Wertschätzung. Darüber hinaus ermöglicht arbeiten den Austausch mit anderen und ist notwendig für ein sinnvoll erlebtes Leben[107]. Die Weltgesundheitsorganisation WHO betont: Arbeit ist ein existenzielles Bedürfnis und ein Recht aller – auch psychisch kranker – Menschen. Im Bundesteilhabegesetz heißt es sinngemäß, Menschen mit Behinderung sollen nicht nur versorgt werden. Sie sollen besser am Leben in der Gesellschaft teilhaben können. «Behinderung» ist in der Sozialgesetzgebung definiert als eine voraussichtlich länger als sechs Monate dauernde Abweichung von dem für das Lebensalter typischen Zustand mit der Folge, dass die Teilhabe am Leben der Gesellschaft beeinträchtigt ist. In Deutschland besteht nach § 10 Sozialgesetzbuch (SGB) I unabhängig von der Ursache der Behinderung ein Rechtsanspruch auf Rehabilitation. Das beinhaltet auch die berufliche Rehabilitation.

Arbeit ist eben nicht nur Geldverdienen. Einkommenslosigkeit ist für viele Menschen gleichbedeutend mit Sinnlosigkeit und sozialem Ausschluss. Arbeit wiederum ist ein Schlüssel für gesellschaftliche Teilhabe. Das heißt, es muss versucht werden, PatientInnen wieder in den ersten Arbeitsmarkt zu vermitteln und dort auch zu betreuen. PatientInnen wissen jedoch oft nicht, welche Möglichkeiten es gibt. Die Deutsche Gesellschaft für Psychiatrie und Psychotherapie, Psychosomatik und Nervenheilkunde hat deshalb in einem Teilhabekompass umfassende Informationen herausgegeben (www.teilhabekompass.de).

Der Patient sollte trotz Erkrankung die Klinik als ein vollwertiges Mitglied der Gesellschaft verlassen – mit würdiger, angemessener beruflicher und sozialer Lebensperspektive. Deswegen begleitet Frau Neumann die PatientInnen auch zur Jobagentur oder zur Rentenversicherung. Allerdings stößt sie dabei häufig auf taube Ohren. Sie wird oft gefragt, ob jemand mit einer psychischen Erkrankung überhaupt arbeiten könne. Ihre Standardantwort lautet: «Warum denn nicht? Wenn jemand zwei gesunde Arme und Beine hat – warum soll er nicht arbeiten?»

Doch das funktioniert nicht immer. Einem 22-jährigen Mann mit einer Erkrankung aus dem schizophrenen Formenkreis konnte sie nicht helfen. Aus klinischer Sicht ist er arbeitsfähig. Man stellte einen Antrag auf Teilhabe am Arbeitsleben. «Dieser Antrag wurde allerdings ohne unser Wissen umgewandelt in einen Antrag auf Erwerbsminderungsrente», erinnert sich Frau Neumann. «Das dürfen die machen, da kann man wenig Einspruch erheben, weil sonst eben die Leistungen gestrichen werden. Und dieser junge Mann ist jetzt auf Rente bis zu seiner Regelaltersrente. Das ist natürlich eine Katastrophe! Es gibt für Menschen auf Erwerbsminderungsrente zwar die Möglichkeit eines Zuverdienstes. Das sind drei Stunden am Tag, meist für 1,50 Euro pro Stunde. Das ist nicht erfüllend für einen jungen Menschen, der etwas lernen möchte.» Verdammt zum Nichtstun?

Meine Freundin Vanessa ist als Sonderpädagogin Angestellte des

Berliner Senats und hofft, dass sie irgendwann wieder langsam anfangen kann zu arbeiten. Auch wenn sie Angst hat, vor eine Klasse zu treten. Sie hofft auf das Hamburger Modell oder Innendienst. Mit ihren gerade mal 40 Jahren ist sie seit über anderthalb Jahren krankgeschrieben. Die Krankenkasse zahlt längst nicht mehr. Vanessa lebt vom sogenannten Nahtlosigkeits-Arbeitslosengeld nach § 145 SGB III. Bei länger anhaltender Arbeitsunfähigkeit können Versicherte auf diese Weise bestimmte Zeiträume finanziell überbrücken – wenn zum Beispiel die Höchst-Anspruchsdauer für Krankengeld ausgereizt ist, aber der Rentenversicherungsträger noch nicht über den Anspruch auf eine Erwerbsminderungsrente entschieden hat beziehungsweise noch gar kein Rentenantrag gestellt wurde. Wer zum Zeitpunkt eines Krankheitsausbruchs jedoch noch keine Rentenansprüche erworben hat, weil Student oder Azubi, ist meist völlig auf Familie, Grundsicherung oder ALG II (Hartz IV) angewiesen, falls er oder sie dem Arbeitsmarkt trotz Erkrankung überhaupt noch zur Verfügung stehen kann. Nur ein Viertel der psychisch Erkrankten im arbeitsfähigen Alter ist beruflich auf dem ersten Arbeitsmarkt integriert[108].

Für den Großteil der Menschen mit schweren psychischen Störungen endet die berufliche Wiedereingliederung an einem Dauerarbeitsplatz in einer Werkstatt für behinderte Menschen oder in der Arbeitslosigkeit. Traditionelle Rehabilitationsmaßnahmen scheinen nicht zielführend. Hoffnung liegt in neueren Wiedereingliederungsmodellen wie dem in den USA entwickelten Supported Employment-Modell. Hier gilt das Prinzip «Erst platzieren, dann trainieren» statt des bisherigen «Erst trainieren, dann platzieren». Die ArbeitnehmerInnen arbeiten mindestens zwanzig Stunden pro Woche unter Wettbewerbsbedingungen des ersten Arbeitsmarkts und erhalten dafür zumindest den gesetzlich vorgeschriebenen Mindestlohn. Mittendrin statt außen vor. In einem zeitlich unbefristeten Arbeitsverhältnis werden die beeinträchtigten ArbeitnehmerInnen und ihre Vorgesetzten so lange wie nötig durch einen Jobcoach begleitet.

Allerdings ist Rehabilitation und damit Teilhabe in Deutschland über viele unterschiedliche Sozialgesetzbücher verteilt geregelt. Außerdem gibt es eine unübersichtliche Vielfalt von Trägern und Einrichtungen. Die Angebote zur beruflichen Rehabilitation oder Teilhabe am Arbeitsleben sind im SGB IX unter §§ 33 ff. geregelt. Es handelt sich dabei um Leistungen zur Erhaltung oder Erlangung eines Arbeitsplatzes, Berufsvorbereitung, berufliche Anpassung, Fort- und Ausbildung, Umschulung, Arbeits- und Berufsförderung auch im Eingangsverfahren und im Arbeitstrainingsbereich einer anerkannten Werkstatt für behinderte Menschen. In Deutschland stehen dafür viele Einrichtungen zur Verfügung. Neben den Werkstätten für behinderte Menschen (WfbM) sind das berufliche Trainingszentren (BTZ), Berufsförderungswerke (BFW), Berufsbildungswerke (BBW) oder Rehabilitationseinrichtungen für psychisch Kranke (RPK), um nur einige zu nennen. Dazu kommt, dass die Steuerung der psychiatrischen Versorgung im Wesentlichen Ländersache ist beziehungsweise in Händen von überörtlichen Trägern der Sozialhilfe. Die Zergliederung der Finanzierung über mehrere Sozialgesetzbücher hinweg hat dazu geführt, dass es in Deutschland, zugespitzt formuliert, 371 verschiedene Versorgungssysteme gibt, entsprechend der Zahl der kommunalen Gebietskörperschaften. Das bedingt, dass Menschen mit schweren psychischen Erkrankungen meist sehr spät, kaum individuell oder bedarfsorientiert unterstützt werden. Die Folge sind frühzeitige Erwerbsminderung, Wohnungslosigkeit und soziale Isolation.

Ich persönlich hatte das Glück, nach dreimonatiger Arbeitsunfähigkeit meinen Job als Radiomoderatorin wieder aufzunehmen, wenn auch mit anfänglichen Schwierigkeiten. Die Arbeit im lauten, unübersichtlichen und manchmal chaotischen Großraumbüro überfordert mich nach wie vor. Doch mein Chef und meine KollegInnen ermöglichen es mir, einen Großteil meiner Arbeit, nämlich die Sendungsvorbereitung, im Homeoffice zu erledigen, sodass ich erst zu Beginn der Livesendung ins Funkhaus muss. Für diese Möglichkeit bin ich allen Beteiligten sehr dankbar!

Doch nicht alle Betroffenen können ihre Arbeit so flexibel gestalten wie ich. Und: Teilhabe endet auch nicht am Arbeitsplatz. Auch Wohnen ist Teilhabe. Die von Deutschland ratifizierte UN-Behindertenrechtskonvention (UN-BRK) garantiert in Artikel 19 das Recht auf eine unabhängige Lebensführung. Unter anderem muss gewährleistet sein, selbst entscheiden zu können, wo und mit wem man leben möchte. Doch leider ist die Freizügigkeit in der Praxis nicht immer gegeben. Jemand mit einer Psychose und entsprechend kognitiven Einschränkungen hat nicht einfach die Möglichkeit, zum Beispiel von Süddeutschland nach Bremen umzuziehen, wenn der Kostenträger in Bremen nicht mal die eigenen Leute versorgen kann.

Die UN-Behindertenrechtskonvention besagt auch, dass Menschen mit Behinderung nicht verpflichtet sind, in besonderen Wohnformen zu leben. Das bedeutet die «Entpflichtung» vom «Zwangswohnen», also das Ende von Unterbringungen gegen den Willen von Betroffenen in Heimen oder heimähnlichen Settings. Denn die Wahlfreiheit über das Ausmaß der Betreuung im Wohnsetting ist hochrelevant für die mentale Gesundheit[109]. Die Selbstbestimmung des Aufenthaltsorts erhöht die Lebensqualität von Menschen mit psychischen Störungen[110] und vermindert psychopathologische Symptomatiken[111]. Eine Alternative zur Heimunterbringung sind Krisenwohnungen, Akutfamilienpflege, Intensiv Betreute Wohnformen (IBW) mit eigenem Mietvertrag und einer der stationären Betreuung vergleichbaren Leistungsintensität – oder Soteria-Einrichtungen. Letztere bieten Menschen in psychotischen Krisen ein entspannendes, reizgeschütztes und familienähnliches Wohnmilieu, in dem die Betroffenen mit möglichst geringer neuroleptischer Medikation durch ihre Psychose begleitet werden.

Psychiatrische Kliniken sind nur komplementär zur ambulanten Versorgung zu sehen und nicht umgekehrt. Wir brauchen die Psychiatrien für Kriseninterventionen, die auch mal längere Zeit in Anspruch nehmen. Aber das Lebensumfeld des Patienten ist im Leben, in der Gesellschaft. Die Rehabilitation muss deshalb schon bei der Aufnahme ins Krankenhaus beginnen. Die BehandlerInnen sollten schon zu Beginn eines stationären Aufenthalts klären: Woher kommt der/die PatientIn? Hat er/sie einen sicheren Wohnplatz? Oder droht eine Kündigung? Wo kann im Bereich der Arbeit unterstützt werden? Bei der Entlassung heißt es dann: «Hoffentlich sehen wir uns nicht wieder!» Doch für viele PatientInnen bleibt es nicht bei einem Klinikaufenthalt. Bei Vanessa waren es insgesamt schon fünf stationäre Aufenthalte in verschiedenen Psychiatrien. Doch was tun gegen Hospitalisierung? Der Internist und Psychiater Wilhelm Griesinger (1817–1868), ein Vorreiter der sozialen Reformpsychiatrie, setzte sich dafür ein, akute psychiatrische Fälle in «Stadtasylen» temporär unterzubringen. Außerdem forderte er eine enge Vernetzung dieser Einrichtungen mit Krankenhäusern, den behandelnden Ärzten und dem sozialen Umfeld der PatientInnen. Ein fortschrittlicher Ansatz für die damalige Zeit unter dem Motto: so wenig Anstalt wie möglich. Doch wie sieht die Realität der Behandlung psychisch kranker Menschen heute aus? Es gibt kein Bezahlsystem nach Heilung, nach Erfolg. Verdient wird an den Kranken, die lange und oft in der Klinik untergebracht sind. Der Psychiater und Psychotherapeut Stefan Weinmann sieht die Psychiatrie als Reparaturbetrieb psychischer Folgen. Die nach Hilfe und Erklärung suchende Gesellschaft habe mit der Psychiatrie eine professionelle Instanz gefunden, an die sie einen Teil der Last delegieren kann. Ist die Psychiatrie in Wirklichkeit also eine Resterampe der Gesellschaft für das, was die Gemeinschaft nicht anders bewältigen kann oder will? Die Klinik ist ein Schutzraum, nicht aber die Lebensrealität. Chronifizierte sind vom Versorgungssystem abhängig. Wie wirkt man dem entgegen? Weinmann fordert eine Entbiologisierung, Entpsychologisierung und Entinstitutionalisierung der Psychiatrie.

Doch wie schafft man Anreize für eine positive Lebensgestaltung trotz Symptomen? Und wie kann ein Wandel oder Paradigmenwechsel herbeigeführt werden? Dafür müssten die ForscherInnen an Unikliniken die Regeln des eigenen Fachgebiets infrage stellen.

Doch sie sind auf Forschungsgelder angewiesen. Liegt es also in der Hand der PatientInnen, Angehörigen und BehandlerInnen, die Versorgung zu verbessern? In Bezug auf Betroffenenkontrolle in Behandlung und Forschung und Einbezug von Psychiatrieerfahrenen in die Hilfesysteme ist noch viel Luft nach oben. Wir wissen um den Einfluss von Beziehungsdynamiken sogar bis runter auf eine biologisch epigenetische Ebene. Was in Zukunft eine immer größere Rolle spielen wird, ist Home-Treatment im sozialen Umfeld psychisch Erkrankter, Peer-to-Peer-Ansätze und der Ausbau der Gemeindepsychiatrie. Denn bei einem komplexen Hilfebedarf sind mehrere Bereiche betroffen – nicht nur der Bereich der Therapie, sondern viele Teilhabebereiche, wie Wohnen und Arbeit, sodass es nötig ist, die PatientInnen mit all ihren Facetten wahrzunehmen.

Gemeindepsychiatrie und Peer-to-Peer: Wege aus der Hospitalisierung?

Unter Gemeindepsychiatrie versteht man die Psychiatrie außerhalb der Klinik, also alle ambulanten Hilfsangebote. Das sind zum Beispiel niedergelassene BehandlerInnen, Institutsambulanzen, betreute Wohneinrichtungen, Werkstätten für Menschen mit Behinderung, Telefonseelsorge-Angebote oder auch die Seelsorge der Kirchen. SeelsorgerInnen stehen Menschen in Krisen oder in Zeiten einer Lebenswende wie Geburt, Tod oder Verlust bei. Alltägliche Lebenshilfe, Zuspruch, Zuwendung, Menschlichkeit, Gemeinschaft und ein Zugehörigkeitsgefühl – nicht nur im kirchlichen Kontext – sind besonders für die mentale Gesundheit älterer oder alleinstehender Menschen wichtig. Für Christian Ott, Diplom-Theologe und DGSv-Lehrbeauftragter für Pastoralpsychologie im Erzbistum Köln, ist Seelsorge ähnlich wie eine Psychotherapie die Sorge um oder für das Leben. «Weder kann man Psychotherapie durch Seelsorge ersetzen noch umgekehrt Seelsorge durch Psychotherapie; beide können sich aber sehr sinnvoll ergänzen, wenn die Anlässe und die jeweiligen Grenzen beachtet werden», so Ott.

Die Bindung an eine Gemeinschaft und die damit verbundene soziale Unterstützung fungieren wie eine ganzheitliche Begleitung. Kirche hat zwar kein Copyright mehr auf Seelsorge, aber Spiritualität wird zunehmend als Ressource angesehen. Die Deutsche Forschungsgemeinschaft fördert das interdisziplinäre Forschungsprojekt «Resilienz in Religion und Spiritualität» mit 2,5 Millionen Euro. Bis 2022 will das Forscherteam die Widerstandskräfte positiven Glaubens verstehen und in das Gesundheitssystem mit einbeziehen.

Die flexibelste Einheit der Gemeindepsychiatrie, die auf Krisen sehr schnell reagieren kann, ist aber sicherlich der sozialpsychiatrische Dienst. Als aufsuchende Instanz können die MitarbeiterInnen des sozialpsychiatrischen Dienstes auf Zuruf, ohne Überweisung oder vorherige Diagnose tätig werden. Dieser Dienst bildet also ein niedrigschwelliges Angebot, das entweder durch die PatientInnen selbst oder deren Angehörige schnell in Anspruch genommen werden kann, wenn man zeitnah keine medizinische oder psychotherapeutische Hilfe bekommt. Wenn es Eltern zum Beispiel nicht schaffen, einen jungen Patienten mit einer Psychose zum Arzt zu bringen, kommt der sozialpsychiatrische Dienst nach Hause, um Gesprächsangebote zu machen. Öffnet der Patient nicht die Tür, werden zur Not auch mal Zettel unter der Tür durchgeschoben.

Aber nicht nur SeelsorgerInnen, PsychiaterInnen, PsychologInnen, TherapeutInnen oder SozialarbeiterInnen können Menschen in psychischen Krisen beistehen; Fachleute lehren uns, was sie wissen oder was die Forschung vermutet, aber «kein Menschenleben ist lang genug, dass irgendein Kliniker mit Fug und Recht behaupten könnte, er oder sie habe wirklich die Bedeutung irgendeiner ‹Störung› erfasst, sei es manisch-depressiv, paranoid oder schizophren. Was wir jedoch tun können, ist weiterzugeben, was wir gelernt zu haben glauben (…)», schreibt der Psychotherapeut

Christopher Bollas in seinem Buch «Wenn die Sonne zerbricht – Das Rätsel der Schizophrenie». Deswegen werden zunehmend Psychiatrieerfahrene in die Behandlung miteinbezogen. Beim Peer-Counseling beziehungsweise Peer-Support fungieren ehemalige PatientInnen, die ihre psychische Erkrankung überwunden haben, als ExpertInnen, die anderen PatientInnen beistehen und sie auf ihrem Genesungsweg begleiten. Diese Unterstützung durch Beteiligung erfahrener, gleichrangiger Menschen nennt man auch «Experienced Involvement» – kurz EX-IN. In einem EU-Projekt wurden Curricula, Lehrmaterialien sowie Lehr- und Lernstrategien entwickelt, um Menschen, die eine schwere psychische Krise durchlebt haben, als DozentInnen oder MitarbeiterInnen für psychosoziale Dienste zu qualifizieren. Die Aufgabe ausgebildeter GenesungsbegleiterInnen ist das Herstellen einer Verbindung zwischen PatientInnen und Fachleuten. Sie werden quasi zu DolmetscherInnen «zwischen den Welten». Sie können aufgrund ihrer eigenen Erfahrungen Vertrauen erwecken und authentisch über Erlebnisse statt über Symptome reden. Sie sind Rollenvorbilder, die die Hoffnung und Motivation anderer stärken und dadurch selbst auch Empowerment erfahren. Eine Win-win-Situation. Notwendig sind allerdings nach wie vor eine Berufsanerkennung, ein gerechtes Entlohnungssystem sowie verbindliche Kriterien. EX-IN Deutschland e. V. hat bereits Qualitätsstandards verabschiedet, die Voraussetzung für die Anerkennung von EX-IN-Ausbildungskursen sind. Schließlich schreibt die UN-Konvention über die Rechte von Menschen mit Behinderungen (UN-BRK) die Einbeziehung von Personen mit gelebter Erfahrung zumindest auf allen Planungs- und Entscheidungsebenen gesetzlich vor.

Doch manchmal hilft schon der einfache Austausch der PatientInnen untereinander, wie mir Prof. Bajbouj im Klinikum Benjamin Franklin berichtet. Er erzählt mir von einer Patientin, die eine EKT-Behandlung strikt ablehnte. Er konnte mit noch so vielen positiven Fallzahlen und Evidenzen argumentieren. Die Patientin sagte stets, das überzeuge sie alles nicht. Doch eine Woche später, nachdem sie eine Mitpatientin kennengelernt hatte, der die Behandlung geholfen hatte, stimmte sie einer EKT-Behandlung zu.

Wie besagt ein chinesisches Sprichwort so schön: Willst du etwas wissen, so frage keinen Gelehrten, sondern einen Erfahrenen. PatientInnen sind also nicht nur als ExpertInnen in eigener Sache, sondern auch als hilfreich für andere anzusehen.

Vorbeugen ist besser als Nachsorgen

Ziel nach einer jeden stationären Behandlung muss das Ende der Reha-Kette sein. Frau Dr. Thi-Minh-Tam Ta leitet die Psychiatrische Institutsambulanz am Klinikum Benjamin Franklin und versucht, mit den Menschen eine Brücke zurück ins Leben zu bauen, damit die PatientInnen irgendwie wieder im Alltag ankommen. Sie spricht richtiggehend von Resozialisierung und Wiederherstellung und versteht die Brücke auch als etwas Zwischenmenschliches, das in Zeiten akuter psychischer Krankheitsphasen manchmal vollends abbricht, wenn sich zum Beispiel Depressive immer mehr aus ihrem sozialen Umfeld zurückziehen oder schizophrene PatientInnen in einer ganz eigenen Welt leben.

«Deswegen ist es wichtig, diese Brücke wieder aufzubauen», betont Dr. Ta. «Ambulant funktioniert das bei uns so, dass die PatientInnen weiterarbeiten und ihr gewohntes Leben führen. Nur ein- bis zweimal pro Monat haben sie einen Termin bei uns. Die PatientInnen sind also weiterhin in ihrem Umfeld, denn das Krankenhaus ist nicht der Alltag. Unser Ziel ist es, Patienten wieder in ihre Umwelt, in ihren Alltag zu integrieren.»

Doch ist es nicht besser, erst gar nicht aus seinem Alltag herausgerissen zu werden? Denn psychische Erkrankungen und eine erschwerte Teilhabe am gesellschaftlichen Leben bergen nicht nur persönliche Folgen für jeden Einzelnen, sondern auch eine finanzielle Last für die Gemeinschaft. Die direkten Kosten, die im Gesundheitssektor unmittelbar aufgrund psychischer Erkrankungen entstehen, liegen in Deutschland bei rund 44,4 Milliarden Euro pro Jahr[112]. Die Gesamtkosten aufgrund psychischer Erkrankungen inklusive direkter Kosten für die medizinische Versorgung und indirekter Kosten zum Beispiel durch Produktivitätseinbußen, werden innerhalb der Europäischen Union auf mehr als 600 Milliarden Euro pro Jahr geschätzt.[113] Auch deswegen muss Prävention in der Psychiatrie, Psychotherapie und vor allem in der Gesellschaft der Zukunft eine immer größere Rolle spielen. Prävention kann vieles bedeuten: Vorbeugung, Wiederherstellung und Vermeidung von Wiedererkrankung sowie Vermeidung von Verschlechterung. Aber wie? Während die Versorgung der letzten 40 Jahre eher defizitorientiert war, soll heute recoveryorientiert betreut werden, also die persönlichen Ressourcen eines jeden Patienten mehr betont und gefördert werden. Man setzt im Sinne der Gesundung auf Teilhabe und Resilienz des Menschen in seinem individuellen Lebensraum. Neben Integration spielen Stressbewältigung und Selbstertüchtigung (Empowerment) eine wichtige Rolle – generell also die Kompetenzentwicklung durch Aufklärung und Gesundheitserziehung. Auch die Unterstützung von Risikogruppen (zum Beispiel Helferberufe) ist Prävention. Bessere Kinderbetreuung, Schulbildung, größerer Wohnraum, stressärmere Arbeit, sichere Beziehungen sind weitere Maßnahmen, die jedoch wie eine Utopie klingen. Immerhin hat die Weltgesundheitsorganisation WHO die Prävention psychischer Erkrankungen zu einem der wichtigsten Ziele der nächsten Jahre und Jahrzehnte erklärt.

ANGEHÖRIGE – DER KUMMER DER KÜMMERER

> Wohltuend ist allein die Nähe derer, die uns auch dann
> verstehen, wenn wir gar nichts mehr sagen, wenn unsere
> Augen nicht einmal mehr den Ausdruck des Flehens zeigen
> und aus unserem Körper die Muskeln herausgeschnitten
> zu sein scheinen, auch wenn uns die innere Spannung zu
> zerreißen droht.
> *David Althaus, Holger Reiners, Ulrich Hegerl,*
> *Das Rätsel der Depression*

«Eigentlich hat es sich am Anfang angefühlt, als hättest du – was
für dich ungewöhnlich war – schlechte Laune, Stimmungsschwankungen. Das war so ein bisschen unerklärlich ...», sagt meine
Frau über den Beginn meiner zweiten depressiven Episode. «Es
war komisch, weil das nicht deiner Natur entsprochen hat.» Wir
redeten viel über das Unbeschreibbare. Ich sagte: «Heute ist irgendwie ein schlechter Tag.» Wir hatten Urlaub, wir waren am
See, alles war schön. Sommer. Doch vorsichtig bahnte sich etwas
in mir an. Konnte es wieder so etwas sein? Etwas, wofür es keine
Erklärung gab? Ich stand jeden Morgen auf mit dem Gedanken:
«Mal gucken, wie es heute ist.» Doch ich erkannte die Tragweite
nicht. Ich erkannte nicht, dass vielleicht wieder eine Depression
im Anmarsch war. Es begann mit einer körperlichen Schwere und
Müdigkeit, nicht so sehr gefühlsmäßig. Irgendwann jedoch kamen
Stimmungsschwankungen und eine für mich untypische Gereiztheit hinzu, die meine Frau sehr wohl wahrnahm – im Gegensatz
zu mir. «War ich unfair zu dir?», frage ich sie später. Meine Frau
verneint, «aber irgendwie launisch. Ich hatte das Gefühl, dass die
Liebe irgendwie weg ist. Dass du das nicht mehr so empfinden,
annehmen und auch nicht selber geben kannst. Von dir ging eine

Emotionslosigkeit aus. Und eigentlich habe ich gar nichts gemacht oder getan, dass man jetzt sagen könnte, ich war schuld daran, dass irgendwas vorgefallen ist!»

Ich erinnere mich an besonders schlimme Tage, als ich nur noch auf der Couch lag und mich nicht mehr bewegen konnte. Wenn mich meine Frau umarmte, konnte ich sie nicht zurück umarmen. Doch ein Teil in mir wusste: «Ich muss doch einfach nur auch meine Arme um sie legen!» Aber ich spürte es nicht und ich tat es nicht, konnte nicht. Als sei eine Verbindung gekappt. «Nimm es nicht persönlich, ich weiß nicht, was es ist!» Meine Entschuldigungsversuche für dieses distanzierte Verhalten.

Als ich später plante, einen Podcast darüber zu veröffentlichen, fragte ich meine Frau, ob sie etwas dagegen habe, wenn ich Persönliches preisgäbe. Sie war einverstanden, weil viele Angst haben, darüber zu sprechen: «Es gibt große Berührungsängste. Dabei ist es nichts, womit man sich verstecken muss. Es ist halt eine Krankheit, die man heilen oder therapieren kann. Eine Erkrankung, die unter Behandlung zumindest erträglicher wird oder gar ganz wieder verschwindet, je nachdem wie schlimm es ist. Deswegen finde ich es gut, wenn man darüber spricht, weil es vielleicht auch ein bisschen die Berührungsängste nimmt.»

Eine tolle Frau – das merken Sie selbst, oder!? Sie begeistert sich für viele sonderbare Dinge, zum Beispiel für die Musik von Helene Fischer. Und für mich. Doch nicht die Worte meiner Partnerin halfen mir. Sonst könnte man sich ja mit Worten am eigenen Schopf aus dem Sumpf ziehen, indem man in der Depression mantraartig wiederholt, dass alles gut wird. Vielmehr half mir die bloße Anwesenheit dieser geliebten Person, so wie die meiner zwei «Therapiekatzen». Tiere machen in Gegenwart von Depressiven instinktiv alles richtig, weil sie nicht anders können, als einfach da zu sein. Tiere unterscheiden nicht zwischen kranken und gesunden Menschen.

Währenddessen brachte mir meine Frau ihre lösungsorientierte Besonnenheit entgegen sowie Unmengen von Zuversicht, Wärme,

Mitgefühl und Verständnis. Auch wenn ihre Augen mich oft fragend anblickten ob meiner schwer zu erklärenden Gefühle. Wenn ich mich gedanklich und emotional zu sehr von der Realität entfernte, zog mich meine Frau sanft zurück, wie ein sicherer, verlässlicher Magnet.

Doch auch an ihr ging meine Erkrankung nicht spurlos vorbei. Wir suchten zum ersten Mal einen Paartherapeuten auf, nachdem mir meine Frau erzählte, sie fühle sich überfordert von der Situation und sei sich ihrer Gefühle mir gegenüber nicht mehr sicher. Ich wusste, sie brauchte ihren Freiraum, um wieder Kraft tanken zu können – für sich, für mich, für uns. Schließlich war ich durch die Depression eine Last für die Beziehung. Ich gab mir die Schuld. An allem. Wer liebt schon solch ein neurotisches Nervenbündel?

Ich hatte große Verlustängste und ein gesteigertes Bedürfnis nach Geborgenheit. Ich befürchtete, sie würde mich früher oder später betrügen. Ein Teufelskreis: So traute ich mich noch weniger, krank zu sein, aus Angst, sie zu verlieren. In der Folge versuchte ich zu verbergen, wie es mir wirklich ging. Denn woher sollte ich wissen, ob diese Gefühle «echt» und «richtig» waren oder ob mir die Depression nur vorgaukelte, nichts wert und eine Belastung zu sein? Ich versuchte, mir immer wieder vor Augen zu führen, dass Schuld- und Minderwertigkeitsgefühle ein Symptom sind. Ich hielt mich für nicht attraktiv und nicht liebenswert. Ich las nach, das könne bis zu Selbsthass oder Ekel vor dem eigenen Körper führen. Oft träten auch Versagensängste auf. Aber immerhin fühlte ich irgendetwas. Wenn auch nur Zweifel und Ängste.

Jedoch konnte ich diese Emotionen nicht verständlich ausdrücken. Schließlich ist Sprache schon im gesunden Zustand begrenzt. «Mehr und mehr erscheint mir meine eigene Sprache wie ein Schleier, der zerrissen werden muss, um heranzukommen an die Dinge (oder das Nichts) dahinter.» So formulierte es Schriftsteller Samuel Beckett 1937 in einem Brief an seinen Freund Axel Kaun. Oder wie Ludwig Wittgenstein es beschreibt: «Die Grenzen meiner Sprache bedeuten die Grenzen meiner Welt.»

Selbst die Beschreibung jeglicher Symptome einer psychischen Erkrankung vermag es nicht, den zugrunde liegenden subjektiven Leidensdruck der Betroffenen wirklich zu verdeutlichen oder verstehbar zu machen. Trotz oder gerade wegen des Leidens kann ich das Kranksein nicht vermitteln. Das ruft bei Außenstehenden vermeintliche Unglaubwürdigkeit hervor und beim Betroffenen das Gefühl, sich ständig beweisen und erklären zu müssen. Doch Schilderung und Empfindung sind niemals deckungsgleich. Wie soll man auch verständlich machen, dass man sich selbst nicht versteht und das wiederum nicht begreift?

«So wie die Erde eine Kugel und keine Scheibe ist, ist die Depression keine Laune, sondern eine Krankheit (...)», heißt es. Doch selbst ein theoretisches Verstehen einer psychischen Erkrankung führt nicht zwangsläufig zu einem praktischen Verstehen im Alltag. Die US-amerikanische Psychologin, Psychiatrieprofessorin und Autorin Dr. Kay Redfield Jamison ist bipolar und beschreibt die Störung als keine Erkrankung, die leicht Empathie hervorruft: «Wenn Unruhe oder Gereiztheit in Wut oder Aggression oder eine Psychose umschlägt, dann fällt es (...) den meisten Menschen sehr schwer, mich als krank anzusehen und nicht als eigensinnig, wütend, irrational oder einfach anstrengend. Was ich als etwas erlebe, das sich meiner Kontrolle entzieht, kann (...) wie böse Absicht wirken, die (...) erschreckt.»

Meine Frau blieb unerschrocken. Zunächst. Selbst als ich ihr meine Befürchtungen mitteilte, sie verlieren zu können, oder schlimmer noch: als ich ihr von meinen unwillkürlichen, quälenden Selbstmordgedanken erzählte. Sie sagte stets, es sei alles in Ordnung. Aber wer würde etwas Gegenteiliges gegenüber einer kranken, leidenden Person schon zugeben? Ich hatte das Gefühl, selbst die Depression zu sein. Vielleicht nur noch ein klitzekleiner rationaler Teil in mir wusste, dass diese Ängste und Sorgen durch die Depression bedingt waren, aber ich fühlte dieses Wissen nicht.

Ich spürte mich selbst neben der Traurigkeit nicht mehr. Oder ich verlor mich völlig in einem Gefühl der Gleichgültigkeit. Alles egal. Als würde ich das Bewusstsein verlieren und in einer Ohnmacht dahinvegetieren.

In anderen Phasen spürte ich nicht mal das. Dann war da nur Leere. In diesen Momenten verabschiedete sich auch der letzte rationale Teil in mir. Als hätte mich die Krankheit von innen ausgehöhlt, wie einen Kürbis. Doch jeder Mensch braucht ein Bewusstsein, um zu fühlen. Sich und andere. Es war, als spürte ich durch die zunehmende Entfremdung von mir selbst eine Entfremdung von meiner Frau oder sie zu mir. Und ich wusste nicht, ob das eingebildet oder real war.

Eine Forschergruppe der Harvard Universität hat über 72 Jahre lang 268 Menschen auf ihrem Lebensweg begleitet, um herauszufinden, von welchen Faktoren persönliches Glück abhängt. Es sind Beziehungen! Aber ich wusste nicht, ob ich meine Beziehung retten konnte ... Denn zu einer Beziehung gehört auch ein gesundes Maß an Differenzierung. Ich wusste, ich konnte mich nicht an meine Frau klammern, und sie wusste, sie könnte mich nicht durch Fürsorglichkeit und Zuneigung retten. Gleichzeitig fehlte in unserer Beziehungsdynamik auf einmal die Energie, die ich normalerweise als treibender Motor einbrachte. Die gute Nachricht: Mich, also den depressiven Part in einer Beziehung, eine psychische Erkrankung, kann man behandeln. Es gibt Hilfe beim Psychiater oder der Therapeutin.

Doch wer kümmert sich um die Kümmerer? Wer hilft den PartnerInnen, Angehörigen, FreundInnen oder KollegInnen von psychisch kranken Menschen, mit dieser enormen Belastung umzugehen? Wer hilft unseren Lieben, die immer mit betroffen sind?

Für solche Fragen war während der Depression natürlich kein Platz in meinem Kopf. Wohl aber für die Frage: Wie lange hält das unsere Beziehung noch aus? Vor allem, weil im Bett schon lange nichts mehr ging ...

Was geht, wenn nichts steht – Depression und Sex

«Hüpf höher, liebe Depression, ein Weltrekord
ist geil auf dich.»
Martin Walser

Was, wenn außer der Depression nichts mehr hüpft, geil ist oder gar steht? Die Wechselwirkungen zwischen Depression und sexuellen Störungen sind vielfältig. Sexualstörungen sind nicht nur ein sehr häufiges Symptom, sondern in einigen Fällen sogar das erste Anzeichen einer Depression. Außerdem können sexuelle Probleme zu Depressionen führen oder diese verstärken. Auch meine Frau und ich hatten seit sehr langer Zeit keinen Sex mehr. Meine Libido kam durch die Depression völlig zum Erliegen. Als würde die Erkrankung versuchen, auf allen Ebenen meine Beziehung zu sabotieren. Das depressive Hauptsymptom, die verminderte Appetenz – also Interessen- und Freudlosigkeit –, betrifft nämlich auch den Bereich der Sexualität. Vermindertes sexuelles Verlangen gehört zu den häufigsten depressiven Symptomen überhaupt. Männer leiden dabei außerdem oft unter Potenzproblemen, wie Ejakulations- beziehungsweise Orgasmusstörungen oder Schmerzen beim Sex.

Ein gesteigertes sexuelles Verlangen während einer Depression ist eher die Ausnahme, während es in der manischen Phase einer bipolaren Störung häufig vorkommt. Für ManikerInnen kann jeder wildfremde Mensch auf der Straße plötzlich zum Lustobjekt werden. Grenzen wie Alter oder rein platonische Beziehungen scheinen keine Rolle zu spielen. Betroffene verhalten sich mitunter sexuell anzüglich, sogar übergriffig. Während Gefühle wie Scham, Schuldgefühle oder Versagensängste im Größenwahn Fremdwörter sind, kann ein negatives Selbstbild bei depressiven Menschen zur vollständigen Vermeidung von Zärtlichkeit, Nähe und Sexualität führen. Schläft man aus Angst um die Beziehung dennoch miteinander, können die damit verbundenen negativen

Erfahrungen die sexuelle und depressive Symptomatik weiter verstärken, heißt es. Ich probierte es nicht aus. Nichts war mir ferner als sexueller Kontakt.

Was bedeutet das für den gesunden Partner in der Beziehung? Es bedeutet nicht, dass der andere einen nicht mehr liebt oder nicht mehr attraktiv findet. Vermindertes sexuelles Verlangen sollte der Gesunde in einer solchen Situation nicht auf sich persönlich beziehen. Sonst entstehen Gefühle wie Ärger, Wut oder Hilflosigkeit. Der/die gesunde PartnerIn sollte sich immer wieder klarmachen, dass es sich um eine Erkrankung handelt, bei der es nicht hilft, sein Gegenüber zu bedrängen.

Trotzdem belastet es eine Beziehung natürlich ungemein, wenn eine psychische Erkrankung das Sexualleben lahmlegt. Sexuelle Dysfunktionen wiederum können das Selbstwertgefühl beeinträchtigen und depressive Symptome verstärken. Gleichzeitig werden diese Aspekte in der Partnerschaft oft tabuisiert und auch vom Arzt nur selten angesprochen. Wie kommt man aus diesem Teufelskreis raus? Denn es gibt doch bei jedem Menschen zumindest ein Grundbedürfnis nach Berührung und Intimität. Deshalb sollte man sich, auch wenn es schwerfällt, in verbaler Erotik üben und zumindest über Bedürfnisse und Wünsche reden. Austausch bringt in der Regel weniger Schaden als Schweigen, das zu falschen Annahmen und Missverständnissen führt. Es ist den Versuch wert, die Sexualität während der depressiven Phase an die veränderten Bedürfnisse anzupassen, statt sie komplett einschlafen zu lassen. Vielleicht ist es ja gar nicht die fehlende Befriedigung, die so sehr belastet, sondern der Mangel an Geborgenheit, Nähe, Akzeptanz und Vertrauen. Diese Bedürfnisse können auch ohne Sex befriedigt werden. Zumindest vorübergehend. Denn die gute Nachricht ist: Sexuelle Störungen, die im Rahmen einer Depression auftreten, bessern sich in der Regel mit Rückgang der affektiven Störung.

Allerdings können auch Psychopharmaka sexuelle Dysfunktionen verursachen. Das ist besonders dann fatal, wenn sich zum Beispiel durch die Behandlung einer Depression die Appetenz wieder bessert, also Interesse oder Freude zwar langsam zurückkehren, aber gerade dann die physiologischen Reaktionen versagen.

Die Europäische Arzneimittel-Agentur (EMA) weist darauf hin, dass noch Jahre nach Einnahme von Antidepressiva sexuelle Störungen auftreten können. Schon 2012 warnte das niederländische Pharmakovigilanz-Zentrum Lareb vor möglichen Spätfolgen wie dauerhaft verminderter Libido, Orgasmus- und Ejakulationsstörungen sowie Impotenz sowohl bei Männern als auch bei Frauen. Die EMA fordert deshalb, dass Pharmahersteller Warnhinweise zu sexuellen Störungen in die Beipackzettel von Antidepressiva aufnehmen. Die US-amerikanische Gesundheitsbehörde FDA verpflichtete bereits 2011 den Hersteller des Fluoxetin-Präparates Prozac dazu, auf sexuelle Funktionsstörungen auch nach Absetzen des Medikaments hinzuweisen.

Solch eine Störung kann zum Beispiel beim Absetzen eines selektiven Aufnahmehemmers (SSRI/SNRI) als sogenannte Post-SSRI Sexual Dysfunction auftreten (kurz PSSD, zu Deutsch: persistierende sexuelle Funktionsstörung nach Absetzen von SSRI/SNRI). Bereits eine Einnahmedauer von nur wenigen Tagen kann zu diesem Syndrom führen.[114] Symptome, die entweder mit dem Absetzen des SSRI oder über das Absetzen hinaus bestehen bleiben können, sind verminderte oder nicht vorhandene Libido, Impotenz oder reduzierte Vaginalbefeuchtung, Erektionsprobleme, Orgasmusschwierigkeiten, vermindertes Sperma-Volumen und verminderte genitale Empfindlichkeit oder gar Taubheit.[115]

Wie oft PSSD auftritt, ist nicht bekannt – das Syndrom gilt als wissenschaftlich noch nicht bewiesene Hypothese. Bei Ratten jedoch kann die Behandlung mit SSRI zu einer permanenten Beeinträchtigung sexuellen Verhaltens führen.[116] Die Behandlung eines Muttertieres mit Fluoxetin während der Trächtigkeit und der Stillzeit verringert sogar den Sexualtrieb und die Fruchtbarkeit ihrer männlichen Nachkommen.[117]

Aber nicht nur SSRI/SNRI können sexuelle Funktionsstörungen hervorrufen. Das trizyklische Antidepressivum Clomipramin wird wegen seiner ejakulationsverzögernden Wirkung sogar zur Therapie bei vorzeitigem Samenerguss (Ejaculatio praecox) eingesetzt. Auch andere Psychopharmaka, wie zum Beispiel Neuroleptika, können das Sexleben beeinflussen. Sie wirken ebenfalls auf das serotonerge System, vor allem auf die Dopamin-Neurochemie. Die Beeinträchtigung der Sexualität durch Neuroleptika wird auch häufig mit einer Prolaktinerhöhung assoziiert. Ist der Spiegel dieses Hormons erhöht, kann es zu Unfruchtbarkeit kommen. Benzodiazepine wie Alprazolam, Chlordiazepoxid, Diazepam oder Lithium und Carbamazepin als Phasenprophylaktika können die sexuelle Appetenz und Erektionsfähigkeit beeinträchtigen. Psychopharmaka können also einen erheblichen Einfluss auf unsere Sexualität haben. Sexuelle Störungen sind auch häufig der Grund für die Beendigung einer Pharmakotherapie – was dann wiederum ein Rückkehr beziehungsweise eine Verschlechterung der Erkrankung zur Folge haben kann. Hier gilt: Fragen Sie Ihren Arzt oder Apotheker! Eine medikamentöse Umstellung unter ärztlicher Aufsicht kann Abhilfe schaffen. Wurden psychisch, medikamentös oder organisch bedingte Ursachen aber ausgeschlossen, kann eine spezifische Therapie der sexuellen Funktionsstörung oder eines möglichen Partnerschaftskonflikts helfen.

Ein offener Umgang mit dem Thema ist in jedem Fall hilfreich, aber nach meiner Erfahrung viel zu selten und wird auch seitens der BehandlerInnen kaum angesprochen. Einerseits ist es schwierig, die Einflüsse der Krankheit von denen der Medikamente abzugrenzen. Andererseits soll die Compliance der PatientInnen, also die Mitarbeit im Hinblick auf die Medikamenteneinnahme, nicht gefährdet und negative, suggestive (Nocebo-)Effekte vermieden werden. Dabei kann eine gute Aufklärung den sexuellen Leistungsdruck und damit zumindest einen winzigen Teil der Krankheitslast nehmen.

Fun-Fact: Mein Therapeut gab mir den Tipp zu masturbieren. Frei nach dem Motto, der Appetit komme beim Essen. Also immer wieder Sex-Dates mit mir selbst? Hilft «Masturdating» dabei, alte Nervenverbindungen wieder zu reaktivieren und zu trainieren? Probieren Sie es doch mal aus … Und vor allem: Reden Sie! Auch wenn es schwierig ist, weil psychische Erkrankungen und Sexualität jeweils für sich genommen schon stark mit Scham belastete Themen sind. In Kombination können sie ein großes Schweigen hervorrufen. Angehörigen kann ich dabei immer wieder nur raten: Nehmen Sie eine mögliche Flaute im Bett nicht persönlich! Vermindertes sexuelles Interesse ist nicht Ausdruck dessen, dass Sie nicht mehr geliebt werden. Es liegt schlicht daran, dass es eine Erkrankung mitunter unmöglich macht, Sexualität zu leben wie gewohnt. Und auch wenn der Heilungsprozess quälend lang sein kann, ist es wichtig, den anderen nicht zu bedrängen. Vielleicht helfen Umarmungen und Kuscheln dabei, die Vertrautheit und Zuneigung zueinander nicht zu verlieren und die sexuelle Durststrecke zu überstehen. Aber achten Sie bei aller Liebe auch auf sich selbst und nehmen Sie, wenn nötig, psychologische Unterstützung in Anspruch. Denn wenn Sie sich selbst aus den Augen verlieren, können Sie auch auf niemand anderen achtgeben …

Die Rolle der Angehörigen

«Wenn Depressionen sich in einer Beziehung zeigen, kann es sein, dass keiner von beiden wirklich versteht, was vor sich geht.»
Bloggerin JoEllen Notte

Immer wieder beschäftigt mich die Frage, was psychische Erkrankungen mit Beziehungen machen und was Angehörige tun können. Vanessa, die Patientin, die ich zu Beginn meiner Recherche im Klinikum Benjamin Franklin kennengelernt habe, ist inzwischen eine gute Freundin von mir geworden. Sie wird wegen Angststörung und Depression behandelt, hat mehrere Klinikaufenthalte hinter sich und kann seit knapp zwei Jahren nicht mehr als Sonderpädagogin arbeiten. Sie hat eine erfolglose Kinderwunschbehandlung und eine Fehlgeburt hinter sich. Ihre Depression habe ihr gezeigt, dass etwas in ihrer Beziehung nicht stimme. Schließlich sagt ihr Mann, dass er nicht mehr kann. Vanessa liegt zu dieser Zeit nur zu Hause im Bett. «Dir fehlt Disziplin», sagt ihr Mann. Trotzdem oder gerade deswegen erklärt mir Vanessa: «Ich habe da noch eine Eizelle in der Kinderwunschklinik liegen. Entweder finde ich einen neuen Mann oder mache es allein.» Als ich wissen will, wo dieser starke Kinderwunsch herkommt, fragt sie mich zurück: «Woher kommt der Wunsch, Urlaub zu machen? Es ist eine Sehnsucht, die ist einfach da.»

In Gesprächen mit Angehörigen und auch in meiner eigenen Geschichte begegnet mir immer wieder das Problem der Kommunikation – das Intrinsische der Depression, das es nahezu unmöglich macht, sich dem Außen zu erklären. Psychische Erkrankungen sind so unklar, so unsichtbar und so wenig nachvollziehbar, dass Missverständnisse oder Verletzungen im sozialen Umfeld vorprogrammiert sind. Es handelt sich nicht um ein gebrochenes Bein, das operiert wird und dann für alle erkennbar mit einem Gips oder einer Schiene wieder zusammenwächst.

Eine Krankheit im Verborgenen lässt die Angehörigen oft hilf- und orientierungslos zurück. So auch Carla, die in einer Folge meines Podcasts «Kopfsalat» von ihrem depressiven Ex-Freund erzählt: «Er war sehr liebevoll mit mir, und plötzlich nicht mehr. Er wollte sich von einer Minute zur anderen trennen aufgrund seiner Depressionen. Er war einfach nur noch kalt und eine Person, die ich nicht kannte. Plötzlich war er nicht mehr da. Er war ein anderer Mensch. Ich fragte: ‹Möchtest du lieber alleine sein?› Er war gar nicht mehr fähig, irgendwas von mir aufzunehmen – er war wie ein verlorenes Kind. Ich hätte nicht gedacht, dass das ein Anzeichen einer Depression ist, sondern eher, dass er keine Lust mehr auf mich hat. Ich wusste nicht, was gerade passiert. Ich war hilflos. Von meinem Umfeld kamen Ratschläge wie ‹Trenn dich! Er liebt dich nicht›. Da merkt man, wie schwierig es ist, wenn keine klare Diagnose gestellt wurde. Auch wenn man vielleicht nicht genau weiß, was eine Depression ist oder was sie bedeutet, macht allein der Begriff es leichter, zu Freunden zu sagen: ‹Hey, der ist nicht einfach nur schlecht drauf. Er hat eine Krankheit!›»

Podcast-Hörer Achim schreibt mir von der Beziehung zu seiner depressiven Freundin: «Wir haben eine dreijährige Tochter, und viele schaffen es nicht, mit der Depression des Partners, der Partnerin richtig umzugehen. Ich habe oft davon gelesen, wie man depressive Menschen unterstützen kann beziehungsweise was man nicht machen soll. Aber was ich selten lese, ist, dass es für unmittelbare Angehörige auch sehr kräftezehrend ist, einem depressiven Menschen zu helfen, da man die eigenen Bedürfnisse hintanstellen muss. Also zumindest ist es bei mir so mit Tochter, Vollzeit-Job und kranker Freundin.»

Wie also schützt man sich als nahestehende Person? Immer wieder rate ich Angehörigen, es nicht persönlich zu nehmen. Doch das ist natürlich leichter gesagt als getan. Carla begann damit, sich Informationen zu suchen, sich aufklären zu lassen, was eine Depression ist. Es half ihr, das Verhalten ihres Freundes nach der Diagnose tatsächlich auch beim Namen nennen zu können und stark zu bleiben: «Ich bin ein sehr positiver Mensch und der Meinung, dass jeden Tag die Sonne für jeden gleich aufgeht und dass es Hoffnung gibt. Hoffnung, dass alles irgendwann wieder gut sein wird. Was mir auch sehr hilft, ist, an die schönen gemeinsamen Momente zu denken, an schöne Urlaube zum Beispiel, und das Negative einfach abzuschalten. Man muss geduldig sein und an die Beziehung glauben, weil Liebe da ist – auch wenn der Depressive es gerade nicht zeigen kann. Es ist so vieles, das einen zusammenbringt. Das sollte man nicht wegwerfen, weil man gerade eine schwierige Phase durchlebt. Das gehört einfach zum Leben, und es kann jedem passieren.»

Wie wichtig dieser Rückhalt für Betroffene ist, wird auch am Beispiel des Autors Benjamin Maack aus Hamburg deutlich. «Wenn das noch geht, kann es nicht so schlimm sein» heißt sein Buch, das mich tief berührt hat. Im «Kopfsalat»-Interview erzählte er mir, wie sehr ihm seine Frau hilft, wenn er nicht mehr für sich selbst sorgen kann:

«Ich musste meinen anderthalbjährigen Sohn aus der Kita abholen. Und dann stand ich auf einmal zu Hause und konnte nicht mehr! Ich habe eine Flasche Wein genommen, mehr oder weniger auf ex ausgetrunken und angefangen zu weinen. Ich hatte einen Zusammenbruch. (...) Meine Frau und ich haben aber das große Glück, schon seit 18 Jahren zusammen zu sein. Daran gemessen sind ein paar richtig beschissene Monate wenig. Und wir haben einen relativ pragmatischen Umgang mit der Depression gefunden. Meine Frau kümmert sich um alles drum herum, und ich falle halt aus. Was mir überhaupt nicht helfen würde, wäre, wenn wir zusammen das Schicksal beweinen», erklärt er. «Wenn ich nicht schlafen kann und meine Frau neben mir schon, denke ich, ich hätte das alles verdient. Dann versucht man, sich hinzulegen und steif zu bleiben. Und je stiller man liegt, desto wilder werden die Gedanken. Ich wollte nicht diese Falschheit in den Schlaf meiner Frau bringen. Wenn du dann aber das Ehebett verlässt, signalisierst du, dass etwas nicht o. k. ist. Dann fängt die andere Person an zu grübeln. Und man selbst hat ja eh schon das Gefühl, eine krasse Belastung für alle anderen zu sein. Wir haben relativ viel darüber gesprochen. Ich glaube, ein großes Problem bei Depressionen ist, dass vielen Leuten einfach die Worte dafür fehlen. Ich habe meine Frau einfach vollgequatscht mit dem, was gerade so in meinem Kopf vorgeht, weil ich das auch selbst alles gar nicht fassen konnte. Während meiner depressiven Episoden habe ich immer Angst, dass ich meine Mitmenschen, wenn ich es ihnen zu gut erkläre, möglicherweise mit meinen Gedanken anstecke. Meine Gedanken haben dann für mich eine unglaublich hohe Anziehungskraft und Folgerichtigkeit. So, dass ich denke, dass jeder, der damit in Berührung kommt, sofort mit reingezogen wird. Wie eine Himbeere, die im Mixer runtergezogen wird und alles rot färbt.

Ich denke, was in den Angehörigen vorgeht, ist sehr schlimm – sie müssen viel erleiden und mit sich selbst kämpfen. Weil ein Depressiver in der Regel körperlich so gesund wirkt, schwingt ein Subtext mit. Das Unausgesprochene. Im Untertitel der Beziehung steht: ‹Du lässt mich allein›, ‹Ich hänge hier mit der ganzen Scheiße›, ‹Du machst dir ein paar ruhige Wochen in der Klinik, während ich hier alles zusammenhalten muss, mit Job, mit Kindern›. Wenn ich im Krankenhaus bin, haben meine Frau und ich immer tagelang den schlimmsten Krieg miteinander. Es liegt so richtig Trennung in der Luft. (...) Es ist eben eine sehr harte Prüfung. Natürlich ist es wichtig, dass der andere seine Gefühle haben darf, dass diese Wut auf diese Krankheit und die Person, die einem das antut, rausdarf. Dass man nicht der Kranke ist, den man nicht anfassen darf. Als Depressiver fasst man sich ja selbst so hart an, dass sich Streit anfühlt wie Samthandschuhe. Meine Frau sagte einmal, ich sei eine sehr angenehme Depressive, weil sich mein ganzer Hass, meine ganze Wut gegen mich selbst richte, nicht gegen andere. Sie ist der Meinung, wenn mir alles andere so schwerfällt und trotzdem liebe ich sie – dann macht das die Liebe noch besser, noch bedeutsamer.»

Ein schöner Gedanke, wie ich finde. Doch Liebe schützt nicht vor Suizidgedanken. Ich hatte gerade in der letzten Episode immer mal wieder Gedankenblitze. Auf einmal ist da diese Möglichkeit in meinem Kopf, einfach von der Brücke zu springen, über die ich gerade laufe. Dabei will ich mich nicht töten. Ich will einfach nur tot sein. Lange ringe ich mit mir, ob ich meiner Frau davon berichten soll. Als ich es schließlich tue, ist sie so geschockt, dass ich es als riesigen Fehler empfinde, mich mitgeteilt zu haben. Auch

Benjamin Maack kennt dieses Gefühl. In seinem Buch schreibt er: «Das Zimmer ist dunkel, Frederike liegt still im Bett, aber ich spüre, dass sie wach ist. ‹Ist alles gut?› ‹Ich hatte Angst, dass du dich umgebracht hast.› Ich höre ihrer Stimme an, dass sie gerade noch geweint hat.» Ich frage Benjamin, ob er es als Fehler empfindet, Angehörige mit den eigenen Suizidgedanken zu belasten:

«Ich glaube, dass es Dinge gibt, die man erzählen muss. Wenn du es niemandem erzählst, wird es immer größer in dir, und irgendwann hängst du am Kronleuchter, und alle wundern sich, wie das nur passieren konnte. Ich frage mich, ob es selbstsüchtig ist, meine Frau damit zu belasten. Zugleich hoffe ich, dass ich, wenn ich ihr davon erzähle, vielleicht einen Witz darüber mache. Oder sie. Dann lachen wir beide. Und plötzlich sind die Gedanken auch nur ein Witz. (…) Ich glaube nicht, dass man jedes Detail seiner Depression ausbreiten muss. Aber ich glaube, dass Suizidgedanken, die sich selber denken und die man niemandem mitteilt, tendenziell größer werden. Deshalb habe ich mich dazu entschieden, ihr das zu erzählen, gerade auch wenn man in einer Beziehung ist und darüber nachdenkt, sich selbst auszulöschen. Das ist nicht einfach eine Entscheidung, die man für sich selbst trifft, sondern auch für den anderen. Deswegen ist es wichtig, solche Gedanken mitzuteilen. Es ist dann aber überhaupt wichtig, insgesamt offener darüber zu reden. Auch mit anderen. Der Partner darf nicht die Endhaltestelle, das Endlager für alle depressiven Gedanken sein und den ganzen Scheiß für sich behalten müssen.

Wir haben einen relativ großen Freundeskreis, und es ist gar nicht so, dass unsere Beziehung, unsere Liebe das Allergrößte in unserem Leben ist. Es gibt Dinge, über die kann ich mit Frederike super reden. Es gibt fast mehr Dinge, über die kann ich mit bestimmten Freunden besser reden. Und natürlich lieben wir uns. Aber es ist eben nicht so, dass das Wir immer der Mittelpunkt ist. Frederike verlagert in schwierigen Zeiten ihren Schwerpunkt auf Freundinnen und Freunde. Und ich bin dann zwar vielleicht trotzdem das Wichtigste, wie sie und die Familie für mich das Wichtigste sind. Aber sie entscheidet dann, wie viel Raum ich in ihrem Leben gerade einnehme.»

Das Schlimmste an einer psychischen Erkrankung ist, dass man so tun muss, als hätte man sie nicht. Wenn man seine Erkrankung gerade noch überspielen kann, hat man vielleicht das Glück «hochfunktional» genannt zu werden. Die Energie, die man für das Überspielen braucht, kann den Nebeneffekt haben, dass man erfolgreich im Job ist, ergo als glücklich gilt. Auch wenn das nicht stimmt und man zu Hause für die Partnerschaft keine Energie mehr hat. Deswegen ist es wichtig, im Dialog zu bleiben, selbst in Momenten, in denen man sich eigentlich gar nicht mehr mitteilen kann.

Multiple Choice mit einem Depressiven
Frage: *Wie geht es dir?*
- ○ Gut. (Meint: Schlecht, aber ich will dich nicht überfordern.)
- ○ Schlecht. (Meint: Schlecht. Geh weg und frag nicht weiter.)
- ○ Ich weiß es nicht. (Meint: ?≨!✗□⊠≩⊗🐾)
- ○ Körperlich / psychisch nicht so, aber sonst ganz gut. (Meint: Was es heißt. Vielleicht.)
- ○ Ohne Depression wäre alles super. (Meint: Man sagt, ich hätte allen Grund glücklich zu sein.)

Neben der Kommunikation ist es wichtig, dass jeder auf sich selbst aufpasst, sich seinen Raum und seine Zeit nimmt. Nur dann hat man genug Kraft, aufeinander aufzupassen. Haben beide Seiten einer Beziehung Erfahrung mit psychischer Krankheit, ist es leichter, damit fertigzuwerden, weil man weiß, was hilft und was nicht. Der Versuch, sich gegenseitig zu «reparieren», jedoch ist einer Beziehung auf Augenhöhe nicht zuträglich. Meine Frau und ich hatten zeitweise eine Paardynamik à la «gesunde Partnerin vs. depressive Partnerin». Das half uns beiden nicht. Ich fühlte mich kränker und sie sich verantwortlicher, als gut für uns war. Niemandem hilft es, wenn man in eine gegenseitige Abhängigkeit gerät. Am Beispiel von Benjamin Maack wird deutlich, wie wichtig es ist, ein Team zu bilden.

Das Gegenteil von gut ist gut gemeint

Individuelles Leiden ist soziales Leiden. Das gilt nicht nur für Paarbeziehungen, sondern für Zwischenmenschliches im Allgemeinen. Die Gemeinschaft hat einen Beitrag oder eine Bedeutung für das Krankwerden – und für das Gesundwerden. Dabei darf man nicht vergessen, dass der größte Teil der Gesellschaft aus medizinischen Laien besteht. Laien, die als vermeintlich kompetente ExpertInnen auftreten, wenn es darum geht zu erklären, wo eine Depression herkommt und was man dagegen tun muss. Immer noch halten viele Menschen psychische Erkrankungen für logische, selbst verschuldete Konsequenzen des Tuns der PatientInnen oder für charakterliche Defizite. Für die Betroffenen gilt dann: «Wenn man bei Schwerem erwischt wird, muss man versuchen, die Überzeugung zu produzieren, das sei einem passiert, ohne dass man es wollte» (Martin Walser).

Die Reaktionen und Ratschläge von Bekannten, Verwandten oder KollegInnen führen oft am Ziel vorbei. Im Internet las ich den Spruch: «In Germany we don't say Depression. We say: Meine Güte, flieg doch einfach mal ein paar Tage all-inclusive in den Süden, dann geht's dir auch wieder besser.»

Sie merken, das Gegenteil von «gut» ist «gut gemeint». Das Satiremagazin «Der Postillon» verdeutlicht das auf sehr anschauliche, ironische Weise. «Sensationeller Durchbruch in der Psychologie! Der Bankangestellte Manuel P. hat seinen seit geraumer Zeit an Depressionen leidenden Freund geheilt. Gelungen ist ihm dies mit dem einfachen Satz ‹Das wird schon wieder›, nachdem der Freund ihm seine Erkrankung gebeichtet hatte. Fachleute sind sich einig, dass die Methode die gesamte Psychotherapie revolutionieren könnte.»

Es ist wichtig, dass im Umfeld von psychisch Erkrankten Geduld, Unterstützung und Verständnis vorherrschen – Verständnis für die Unfähigkeit des Patienten, sich selbst am Schopfe aus dem Morast zu ziehen. Kritik und Vorwürfe machen es nur schlimmer, sind aber aufgrund der Hilflosigkeit des Umfelds verständlich. Deswegen sollten Angehörige stärker in die Therapie mit eingebunden werden! Und wenn nicht, sollten sie es einfordern.

Vor allem Angehörige und andere Vertrauenspersonen von Menschen mit Schizophrenie sollten in psychoedukative Interventionen miteinbezogen werden. In Studien zeigen sich Hinweise, dass Psychoedukation unter Einbeziehung der Angehörigen wirksamer ist als ohne deren Einbeziehung[118].

Es ist für PatientInnen wie für Außenstehende gleichermaßen wichtig, die biologischen Grundlagen einer psychischen Erkrankung zu kennen, um zu verstehen, dass zum Beispiel eine Depression nicht durch Disziplin und Willensstärke heilbar ist. Ein vermindertes Bedürfnis nach Nähe, Zärtlichkeit und Sex sollte nicht als emotionale Abwendung fehlinterpretiert werden. Negativität und Reizbarkeit treten nicht aufgrund von Selbstbezogenheit oder mangelnder Dankbarkeit auf, sondern sind Symptom der Depression. Auch das fordert Verständnis und Geduld. Es ist wichtig, nicht durch gut gemeinte Ratschläge zu überfordern.

Doch wer sagt dem Kaiser «Du hast ja gar nix an»? Nahen Angehörigen kommt zu allem Überfluss oft noch die schwierige Aufgabe zu, den Mitmenschen genau zu beobachten und gegebenenfalls darauf hinzuweisen, dass er oder sie sich verändert hat. Wie befremdlich es sein kann, als Angehöriger die Wesensveränderung eines Menschen mit Schizophrenie mit ansehen zu müssen, beschreibt Christopher Bollas in seinem Buch «Wenn die Sonne zerbricht»:

«Diejenigen, die die Person kennen, werden auffallende Veränderungen in ihrem Verhalten entdecken. Sie kann vollständig verschlossen sein oder kryptische Aussagen machen und manchmal unvermittelt lachen, als amüsiere sie sich über einen Insiderwitz. Ihre körperlichen Gesten werden zum Mittel, Gedanken auszudrücken. Sie bewegt sich möglicherweise anders: zuckt, wie von unsichtbaren Wesen gepackt, oder als versuche sie, ihnen auszuweichen. (...) Womöglich steht sie völlig still, starrt aus dem Fenster, offensichtlich ohne die Anwesenheit anderer wahrzunehmen und zu bemerken, was um sie herum passiert.»

Dem Umfeld kommt hier die Aufgabe eines Beobachters zu, der kleinste Veränderungen, Warnsignale und Symptome möglicherweise frühzeitiger erkennt als die erkrankte Person. Wenn es um die Gründe der Erkrankung geht, machen sich Angehörige oft Selbstvorwürfe.

Der Autor Klaus Gauger schrieb in seinem Buch «Meine Schizophrenie» auch die Gedanken seiner Eltern nieder: «Haben wir etwas falsch gemacht? Irgendetwas, das (...) zu dieser Krankheit führte? Jeder, angefangen mit den Ärzten und den einschlägigen Büchern, die ja ebenfalls meist von Ärzten sind, auch Verwandte und Freunde – jeder versucht, einem dies auszureden. Man versucht es selbst. Es gelingt aber nicht.»

Angehörige drohen auszubrennen. Besonders gefährdet sind Perfektionisten, Idealisten, professionelle Helfer und Kümmerer. Wie viele Haken können Sie machen? Deswegen müssen sich ebenso wie Erkrankte auch Angehörige ihrerseits vor Überforderung schützen, indem sie nicht in eine Art Co-Therapeutenstatus verfallen. «Die ‹normale› soziale Umgebung versucht, abweichendes Verhalten zu ‹normalisieren›, als normal zu interpretieren, denn damit kann sie umgehen. Mit ‹psychisch krankem› Verhalten kann sie das nicht. Irgendwann kommt ein kritischer Punkt, an dem die Grenzen zum krankhaften Verhalten auch für die Laienwelt überschritten werden. Das ist für alle beunruhigend. Und das ist dann die Stunde der Experten (...)», schreibt der Psychiater und Autor Asmus Finzen.

Die Leiterin der Psychiatrie im Klinikum Benjamin Franklin, Prof. Isabella Heuser, rät Angehörigen nachzufragen, wenn auffällt, dass sich am Verhalten etwas ändert: «‹Du bist so still, du bist irgendwie anders, du warst doch immer so fröhlich, unternehmungslustig, was ist denn jetzt los? Da stimmt doch was nicht! Kann ich dir irgendwie helfen?› Wenn die Menschen dann erzählen, ‹Ich kann nicht mehr denken, ich schleppe mich zur Arbeit, mir ist alles egal, ich sage alles ab, und schlafen kann ich auch nicht›, dann sollte man sagen: ‹Geh zum Arzt.›»

Jedoch wollen nicht alle sehen oder hören, dass etwas schiefläuft. Wenn zum Beispiel ein Maniker denkt, er sei der König der Welt ... «Ich habe gerade so einen Fall», gibt Prof. Heuser zu. «Der gibt Geld aus, was er zwar hat, was aber unnötig ist auszugeben. Dann muss man den unangenehmen Schritt gehen und den sozialpsychiatrischen Dienst benachrichtigen. Der macht sich ein Bild und leitet eventuell eine Unterbringung ein. In der Regel gelingt es aber, manische Patienten zum Arzt zu bringen, indem man sagt, ‹Tu es mir zuliebe›. Aber vor allem bei Patienten mit einer Manie oder einer Abhängigkeit ist es schwierig. Wie viel Flehen von Angehörigen habe ich schon gehört – ‹Bitte begib dich in Behandlung, du bist jeden Tag betrunken!› Meistens muss es dann erst eskalieren, bis der Patient willens ist, einen körperlichen Entzug zu machen. Aber es ist nicht so einfach. Deswegen sind gute soziale Beziehungen für unser aller Leben sehr, sehr wichtig. Dass jemand auf uns aufpasst!» Für die bipolare Autorin und Psychiatrieprofessorin Kay Redfield Jamison ist die Unerschütterlichkeit ihres Partners mindestens so viel wert wie 300 mg Lithium am Tag, schreibt sie in «Meine ruhelose Seele».

Auch meine Frau war lange Zeit unerschütterlich. Doch selbstverständlich hatte auch ihre Kraft eine Grenze, die sie mir eines Tages aufzeigt. In einem Brief formuliert sie es so: «Ich will für dich da sein, mit dir lachen und weinen können und gleichzeitig mit dir einen Weg finden, raus aus der jetzigen Situation. Ich weiß, dass ich eine unglaubliche Schwere fühle, wenn ich daran denke, dass ich nicht mehr Teil deines Lebens sein werde und du nicht mehr Teil meines Lebens.» Sie gibt mir zu verstehen, dass sie mich zwar noch auf eine Art liebe, aber nicht mehr verliebt in mich ist. Meine Krankheit hat nicht nur mich ausgesaugt, sondern auch sie. Noch während ich dies hier schreibe, trennt sie sich nach acht Jahren Beziehung schließlich von mir. Dafür war die Depression nicht der Grund, aber mit ein Auslöser. Ich habe mal gelesen, jemanden zu lieben, der Depressionen hat, ist wie London. Es ist die tollste Stadt der Welt, aber es regnet halt jeden Tag. Mir ist klar, dass ich hier und jetzt keine Werbung für depressive Menschen mache, aber wenn ich mich in die Lage meiner Frau versetze – ich hätte auch nicht mit mir zusammen sein wollen. In der Depression ziehe ich alle Liebe von anderen ab und bin nur noch in meinem Inneren mit mir selbst beschäftigt.

Wie weggetreten, irgendwie abgeschnitten. In solchen Momenten fühle ich bei einer Umarmung keine Wärme oder Liebe, sondern nur ein Vakuum von etwas, das mal da war. Und ich weiß zwar, dass das vorübergehend ist, aber manchmal reicht die Kraft oder Liebe eben doch nicht, um es bis zum Ende durchzuhalten. Meine Frau ist weg, obwohl oder gerade weil sie mich so lange getragen und ertragen hat.

Checkliste für Angehörige

Psychiatrie ist Beziehungsmedizin. Sollten Sie Angehörige / r eines psychisch Erkrankten sein, habe ich Ihnen hier eine kleine Checkliste mit Dingen zusammengestellt, die Sie sich immer wieder klarmachen sollten, um sich selbst zu schützen. Die Liste richtet sich vor allem an UnterstützerInnen von depressiven Menschen und erhebt keinen Anspruch auf Vollständigkeit. Wann immer Ihnen eine neue Erkenntnis kommt, notieren Sie sie und halten Sie es sich immer wieder vor Augen.

Der / die Erkrankte wird nicht sagen: Ich bin krank.
Bevor eine Diagnose gestellt wird, ist es an Ihnen, Verhaltensänderungen zu deuten. Denn Erkrankte erkennen oft nicht, was passiert.

SIE sind wichtig!
Leidet eine psychisch erkrankte Person wegen verminderter Leistungsfähigkeit an Scham- und Schuldgefühlen, ist es Ihre Aufgabe, aufmerksam zu sein, nachzufragen und zu ermutigen. ABER:

SIE können die Erkrankung nicht heilen.
Kein Angehöriger kann einen psychisch Kranken retten. Liebe und Zuwendung machen Leid zwar erträglicher, aber ein psychisch Kranker muss sich selber retten wollen. Sie können nur da sein und unterstützen, immer wieder Hilfe anbieten. Allerdings sind die Grenzen zwischen Hilfeleistung und Übergriff fließend. Es ist ein Balanceakt zwischen Unterstützung und Respekt vor der Autonomie des Erkrankten.

Ablehnung ist nicht persönlich gemeint.
Gereiztheit, Rückzug, Missverständnisse – was immer Sie tun, scheint falsch? Ein vermindertes Bedürfnis nach Nähe, Zärtlichkeit und Sex ist keine emotionale Abwendung. Es handelt sich genau wie bei Negativität und Reizbarkeit um Symptome der Depression. Auch Wahnsinn und Misstrauen bringen psychische Erkrankungen mitunter mit sich.

Geduld ist Trumpf.
Wegen der langen Wirklatenz von Therapie und Medikamenten wird Ihre Geduld auf eine harte Probe gestellt. Bis Besserung eintritt, ist es ein langer Prozess des Aushaltens. Versuchen Sie in dieser Phase, Ihre eigenen Interessen und Bedürfnisse zurückzustellen und dem / der Erkrankten Dinge abzunehmen, so gut es eben geht. Gleichzeitig ist es nötig, sich auch selbst Hilfe zu holen, damit Sie nicht kaputtgehen!

Erwarten Sie keine Dankbarkeit.
Aufgrund des Gefühls der Überforderung und der Insichgekehrtheit sind Depressive oft nicht in der Lage, Ihre Kraftaufwendung als Unterstützer wertzuschätzen.

Wissen ist Macht…
und schafft Verständnis gegenüber der Erkrankung und des/der Erkrankten. Suchen Sie sich Infos über Erkrankung und Therapiekonzept (Wirklatenz, Nebenwirkungen, Zeitrahmen) und fordern Sie, auch in die Psychoedukation eingebunden zu werden.

Machen Sie sich immer wieder klar: Es ist eine Krankheit, die wieder vorbeigehen kann, auch wenn der/die Erkrankte das verneint.

Bedürfnisse sind unterschiedlich.
Es ist wichtig, dass PartnerInnen – ob gesund oder nicht – eigene Bedürfnisse und eigene Interessen haben. Deswegen braucht es Zeiten zu zweit und Zeiten allein. Frei nach dem Motto: Distanz schafft Nähe, und Nähe schafft Distanz. Seien Sie mutig, für sich selbst einzustehen und Grenzen zu setzen, auch wenn Sie riskieren, andere zu enttäuschen. Das gilt für Angehörige wie Betroffene gleichermaßen.

GENIE UND WAHNSINN

«So wie die Verrücktheit, in einem höheren Sinn, der Anfang aller Weisheit ist, so ist Schizophrenie der Anfang aller Kunst, aller Fantasie.»

Das schreibt Hermann Hesse in seinem Roman «Der Steppenwolf». Ist an dem Mythos von Genie und Wahnsinn etwas dran? Kann man die Höhen der Kreativität erst voll ausschöpfen, wenn man die Tiefen der Seele erlebt hat? Muss man selbst Seelenqualen erleiden oder mitansehen, um etwas zu erschaffen, das Menschen berührt?

«Eine Verödung, so stark, dass sie sich fast unablässig als ein unbestimmt lastender Gram fühlbar machte – verbunden mit einer unerbittlichen inneren Verpflichtung (…) seine Hinfälligkeit mit allen Mitteln zu verstecken (…) dies hatte bewirkt, dass jedes Wort, jede Bewegung, jede geringste Aktion unter Menschen zu einer anstrengenden und aufreibenden Schauspielerei geworden war.» Diese Worte legt Schriftsteller Thomas Mann seinem Protagonisten Thomas Buddenbrook in den Mund. Die Wahnvorstellungen und Nervenleiden des Christian Buddenbrook wiederum spiegeln die Krankenakte von Thomas Manns Onkel Friedrich wider. Auch Manns ältester Sohn Klaus hatte psychische Probleme. Er war morphinsüchtig, unternahm mehrere Suizidversuche und starb schließlich an einer Überdosis Schlaftabletten. Und trotzdem ist die Mann-Dynastie eine Familie voller Literaten.

Natürlich gab und gibt es auch in Musik, Kunst oder Politik Menschen, deren psychische Probleme sie nicht am Schaffen hinderten. Ludwig van Beethoven war alkoholabhängig, E. T. A. Hoffmann, Charles Baudelaire oder Oscar Wilde verkürzten ihr Leben durch exzessiven Alkohol- oder Drogenkosum. Franz Liszt war depressiv, bei Vincent van Gogh vermutet man eine bipolare oder schizoaffektive Störung, Winston Churchill nannte seine Depression einen «schwarzen Hund». Heinrich von Kleist machte mehreren Frauen das Angebot eines Doppelselbstmords (die unheilbar an Krebs erkrankte Henriette Vogel ging darauf ein). All diese Menschen waren ohne Zweifel schöpferisch tätig.

Dadurch, dass psychische Erkrankungen jeden treffen können, der eine Psyche hat, also jeden von uns, ist es nicht verwunderlich, dass auch kreative Personen des öffentlichen Lebens betroffen sind. Die Frage ist: Machen psychische Erkrankungen kreativ? Schließlich kann eine Hypomanie kreative Einfälle und einen Schaffensrausch mit sich bringen. Oder gilt, je dunkler die Stimmung, umso leuchtender das Werk? Schon Seneca vermutete: Es gibt kein großes Genie ohne eine Beimischung von Wahnsinn. Und andersherum? Macht Kunst gesund? Hilft Musik als therapeutische Ausdrucksform? Und kann man seiner Krankheit am Ende sogar etwas Positives abgewinnen? In diesem Kapitel möchte ich Ihr Augenmerk auf die Ressourcen lenken, die in einem jeden von uns schlummern.

Geniale Wahnsinnige und wahnsinnig Geniale

Menschen mit psychischen Auffälligkeiten gab es schon immer – auch wenn es im Nachhinein nahezu unmöglich ist, korrekte Diagnosen zu stellen. Es handelt sich meist um Ferndiagnosen, die auf zeitgenössischen Beschreibungen und autobiografischen Texten beruhen. Johanna I. von Kastilien (1479–1555) hätte eine der mächtigsten Herrscherinnen ihrer Zeit sein können. Stattdessen nannte man sie Johanna die Wahnsinnige, denn nachdem ihr Gemahl Philipp der Schöne bereits drei Monate begraben lag, befiel Johanna der Gedanke, dass ihr Gatte eigentlich in der Kathedrale von Granada seine letzte Ruhestätte finden wollte. Sie ließ Philipp exhumieren und organisierte einen skurrilen zweijährigen

Leichenzug Richtung Südspanien, den sie begleitete. Diese Prozession machte sich nur nachts auf den Weg. Tagsüber bahrte man den Leichnam in Kirchen und Klöstern auf. Den mitreisenden Soldaten wurde befohlen, alle Frauen vom Sarg fernzuhalten. Philipp der Schöne hatte zu Lebzeiten zahlreiche Affären, und Johannas Eifersucht nahm nach seinem Tod wahnhafte Züge an. Als man in einem Nonnenkloster haltmachen wollte, holte Johanna ihren verwesenden Gatten aus dem Sarg und lagerte ihn auf einer Wiese zwischen. Schließlich stoppte Johannas Vater den Leichenzug. Man entzog der künftigen Königin die Herrschaft und sperrte die verwahrloste, apathische Frau 46 Jahre lang ein – bis zu ihrem Tod. Aufgrund des vorliegenden historischen Materials geht man davon aus, dass Johanna I. von Kastilien schizophren war.

Der Maler Vincent van Gogh (1853–1890), der sich selbst das rechte Ohr abtrennte und dieses, in Zeitungspapier gewickelt, zu einem Mädchen ins Bordell brachte, sah sich von unheimlichen Klängen und Stimmen bedrängt und war außerdem überzeugt, dass ihn jemand vergiften wolle. Nach seinem ersten Suizidversuch unternahm er in der Irrenanstalt von Saint-Rémy einen zweiten Selbsttötungsversuch.

Dennoch malte er mehrere Bilder pro Woche. Als er Südfrankreich schließlich verließ, um nach Paris zu gehen, wurde er noch produktiver und malte bald ein Bild pro Tag. Nach zwei Monaten in Paris jedoch erschoss er sich. Um van Goghs Krankheitsgeschichte ranken sich zahlreiche Spekulationen – von Epilepsie über bipolare Störung mit psychotischer Symptomatik bis zur Schizophrenie. Allerdings passen die Wahninhalte und Halluzinationen wohl eher zu einer schizoaffektiven Störung, aber auch zum exzessiven Absinthkonsum van Goghs. Die im Absinth enthaltenen Thujone könnten die Halluzinationen mitverursacht haben.

Weniger bekannt, aber mindestens ebenso tragisch ist die Geschichte des Handwerkers, Erfinders und Künstlers Gustav Mesmer (1903–1994) aus Süddeutschland. Sein Traum war das Fliegen aus eigener Kraft. Man lachte ihn aus, weil er den Wunsch hegte, von Dorf zu Dorf fliegen zu können. Er lebte sechs Jahre lang als Novize in einem Kloster, wurde aber nicht als Mönch aufgenommen. Daraufhin störte er eine Konfirmationsfeier und wurde 1929 in die Psychiatrie eingewiesen. Bis 1964 blieb er in verschiedenen Heil- und Pflegeanstalten. Immer wieder bat er um Entlassung und versuchte wegzulaufen. 35 Jahre nach seiner Einlieferung wurde Gustav Mesmer in ein Altersheim verlegt. Dort fertigte er Hunderte von Skizzen, baute Musikinstrumente und verfolgte wieder seine Flugideen: Er konstruierte Flugfahrräder, von denen allerdings niemals eines abhob. Doch war er deswegen krank? Oder war er einfach ein enthusiastischer Visionär? Als der «Ikarus vom Lautertal» gilt Mesmer heute als einer der bekanntesten deutschen Künstler der Art brut.

Dem wohl berühmtesten amerikanischen Schriftsteller, Ernest Hemingway (1899–1961), dessen Vater und Bruder sich das Leben nahmen, schreiben einige Autoren eine Depression, andere eine bipolare Störung zu. Es gibt außerdem Belege für Alkoholabhängigkeit, traumatische Hirnverletzungen sowie Borderline- und narzisstische Persönlichkeitsmerkmale. Selbst Aufenthalte und Elektrokrampftherapien in der berühmten Mayo-Klinik konnten Hemingway nicht helfen. Die Helden seiner Werke versuchen, ihr Leben zu meistern und ihr Schicksal mit Fassung zu tragen. Doch der Pulitzer- und Literaturnobelpreisträger selbst erschoss sich wenige Tage nach einem Klinikaufenthalt 1961 in seinem Haus in Idaho. Die Frage ist: Wie konnte er literarische Meisterwerke wie «Der alte Mann und das Meer» verfassen – trotz oder wegen seiner Erkrankung? Oder hat das eine mit dem anderen nichts zu tun?

Auch die britische Schriftstellerin Virginia Woolf (1882–1941), die den Stil des inneren Monologs prägte, war psychisch krank und brachte sich im Alter von 59 Jahren um. Anhand der Gefühlsbeschreibungen in ihren Tagebüchern sagt man Virginia Woolf eine bipolare Störung nach, deren Manien und Depression die Schriftstellerin am Schreiben hinderten. Vielleicht zeigte sie sogar eine schizophrene Symptomatik. «Da war der Augenblick mit der

Pfütze quer über den Weg, als plötzlich alles, ohne jeden erfindlichen Grund, unwirklich wurde; ich schwebte, ich konnte nicht über die Pfütze steigen, ich versuchte, etwas zu berühren ... die ganze Welt wurde unwirklich.» Sie glaubte auch, King Edward stelle ihr nach, und stürzte sich daraufhin einmal aus einem Fenster im ersten Stock. Außerdem wird Virginia Woolfs Verhalten am Totenbett ihrer Mutter als eine sogenannte Affekt-Inadäquatheit interpretiert. Die damals 13-Jährige fing beim Anblick ihrer toten Mutter an zu lachen. Damals unternahm Virginia ihren ersten Selbstmordversuch. Sie sollte aber überleben, bis sie 1941 schließlich mit Steinen in den Manteltaschen in den Fluss Ouse in Yorkshire ging.

Im Abschiedsbrief an ihren Mann heißt es: «Ich spüre genau, dass ich wieder wahnsinnig werde. (...) Ich höre Stimmen, und ich kann mich nicht konzentrieren. Darum tue ich, was mir in dieser Situation das Beste scheint. (...) Ich kann nicht länger dagegen ankämpfen.» Elf Jahre nach dem Tod von Virginia Woolf wurde das erste Neuroleptikum Chlorpromazin entdeckt – ein Medikament, das ihr hätte helfen können.

Auch die Autorin J. K. Rowling litt schon früh an Depressionen. In einem Interview mit Oprah Winfrey erzählte sie: «Es wurde akut, als ich zwischen 25 und 27 war; eine dunkle Zeit. Die Abwesenheit von Gefühlen – mehr noch die Abwesenheit von Hoffnung darauf, dass es wieder besser wird. (...) eine echte Leere.» Noch während der Krise begann sie mit der Arbeit an den Harry Potter-Büchern. In Gestalt der Dementoren, die jegliche Freude und Hoffnung aus den Menschen saugen, verarbeitete sie die Depression.

In Rowlings Geburtsjahr 1965 verstarb ihr Landsmann, der ehemalige britische Premierminister Winston Churchill (1874–1965). Er litt wahrscheinlich an einer bipolaren Störung, zu dessen Bewältigung laut einiger Beobachter auch seine Kreativität beigetragen haben soll. Der Politiker malte nicht nur, er schrieb auch und bekam 1953 den Literaturnobelpreis «für seine Meisterschaft in der historischen und biografischen Darstellung sowie für die glänzende Redekunst, mit welcher er als Verteidiger von höchsten menschlichen Werten hervortritt». Der US-amerikanische Mathematiker John Nash erkrankte mit 30 Jahren an paranoider Schizophrenie und war fest davon überzeugt, Außerirdische würden mit ihm über die «New York Times» kommunizieren. Die Erkrankung hatte Nash jahrzehntelang im Griff. In dieser Zeit veröffentlichte das Genie nichts. Als Nash jedoch in den 90er-Jahren aus seiner Psychose «erwachte», erhielt er für seine Erkenntnisse in der Spieltheorie den Nobelpreis für Wirtschaft. 2001 wurde seine Geschichte im Kinoerfolg «A Beautiful Mind» verfilmt.

Genie und Wahnsinn – ein Zusammenhang?

«Ist es Zufall, dass so viele der Schönen und Reichen offensichtliche seelische Probleme haben?», fragt der Psychiater Borwin Bandelow in seinem Buch «Celebrities». «Sind die Ausschweifungen, Suchtprobleme und menschlichen Tragödien die logische Konsequenz der Kehrseite des Triumphes?»

Aus Bandelows Sicht gibt es einen Zusammenhang zwischen gestörter Persönlichkeit und dem ehrgeizigen Streben nach Erfolg. «Nicht nur trotz, sondern gerade wegen ihrer psychischen Störungen sind sie überragende Künstler geworden.» Das zeige unter anderem die Lebensgeschichte von Sängerin Janis Joplin. Selbstzerstörerische Alkohol- und Drogenabhängigkeit, die Unfähigkeit, dauerhafte Beziehungen aufzubauen, Angst vor dem Alleinsein und provokantes Verhalten gegenüber Menschen, die ihr helfen wollten – nach Bandelows Einschätzung litt Joplin an einer Borderline-Persönlichkeitsstörung. Oder, wie Musiker Eric Burdon einst bemerkte, sie starb an einer Überdosis Janis.

Wer wie ich in Phasen einer Depression in den Spiegel guckt oder sich in der Psychiatrie umschaut, wenn die PatientInnen dort langsam über die Flure schleichen, könnte die Idee vom kreativen «Verrückten» bezweifeln. Wie soll ein kreatives Werk entstehen, wenn man so verwirrt oder antriebslos ist, dass man nicht mal die Dinge des alltäglichen Lebens bewältigen kann? Kommt es auf die jeweilige psychische Erkrankung an? Häufig wird Menschen mit ADHS ein erhöhtes kreatives Leistungspotenzial zugeschrieben. Aber gibt es wirklich einen Zusammenhang zwischen ADHS und Kreativität? Die Studienergebnisse zu dieser Fragestellung sind widersprüchlich: Mit ADHS diagnostizierte Kinder sind nicht kreativer als Kinder ohne Diagnose[119]; Erwachsene mit ADHS schneiden nach einigen Maßstäben zum kreativen Denken besser ab als Erwachsene ohne ADHS[120]; ADHS-Gruppen zeigen signifikant bessere Gesamtleistungen in den Bereichen Humor und emotionale Expressivität zeichnerischer Darstellungen als die Kontrollgruppe[121]. Andere Studien weisen auf die Ähnlichkeiten zwischen den Verhaltensmanifestationen von ADHS und Kreativität hin, die zu Spekulationen über eine gemeinsame Ätiologie führen[122].

Der Arzt und Kabarettist Eckart von Hirschhausen sieht zumindest für sich persönlich deutliche Zusammenhänge zwischen seiner Karriere und seiner ADHS. «Ohne meine sprunghafte Aufmerksamkeit wäre ich nie Komiker geworden. Und viele meiner Komikerkollegen auch nicht. ‹Das Reh springt hoch, das Reh springt weit – warum auch nicht, es hat ja Zeit!› Komik springt um die Ecke. Und um auf so etwas zu kommen, braucht man eine gelockerte Assoziationsfähigkeit. Ist sie viel zu locker, landet man in einer Geschlossenen, ist sie aber nur ein bisschen locker, lockert der Umgang damit andere auf, sie lachen und sind sehr dankbar dafür.»

Stehen dem Einzelnen also bestimmte Ressourcen und Fähigkeiten zur Verfügung, die andere nicht haben? Was ADHS und Kreativität anbelangt gilt: Nichts Genaues weiß man nicht. Wie sieht es aber mit anderen psychischen Erkrankungen aus? In mehreren Studien, Essays und Büchern wird kontrovers diskutiert, inwiefern Kreativität und diverse psychische Erkrankungen miteinander einhergehen. Manche kommen zu dem Schluss, dass Kreativität und psychische Erkrankungen absolut unabhängig voneinander seien oder tief miteinander verwoben. Das Fantasieleben, der freie Gedankenflug, die Verzerrungen der Realität und die gesteigerten Sinne böten eine einzigartige Perspektive auf die Welt. Wissenschaftler vom Stockholmer Karolinska Institutet fanden heraus, dass man nicht alle psychischen Störungen in einen Topf werfen kann. Word! Sie untersuchten bei 300 000 psychisch Kranken, ob diese verstärkt künstlerische oder wissenschaftliche Berufe ausüben.

Das Ergebnis: Menschen mit (unipolarer) Depression hatten keine größere Vorliebe für Kreativ-Berufe als die durchschnittliche Bevölkerung. PatientInnen mit bipolarer Störung wiederum waren überdurchschnittlich oft Künstler oder Wissenschaftler. Unter den Menschen mit Schizophrenie waren ungewöhnlich wenig Forscher, dafür auffällig viele bildende Künstler. Simon Kyaga untersuchte das später noch anhand einer erheblich größeren Stichprobe. Anhand von Daten von fast 1,2 Millionen von PatientInnen wollte er herausfinden, ob Kreativität mit allen psychiatrischen Störungen zusammenhängt oder auf solche mit psychotischen Merkmalen beschränkt ist. Eingeschlossene Diagnosen waren Schizophrenie, schizoaffektive Störung, bipolare Störung, unipolare Depression, Angststörungen, Alkoholmissbrauch, Drogenmissbrauch, Autismus, ADHS, Anorexia nervosa und vollzogener Suizid. Das Ergebnis: Mit Ausnahme der bipolaren Störung litten Personen mit wissenschaftlichen oder künstlerischen Berufen im Allgemeinen nicht häufiger an den untersuchten psychiatrischen Störungen als Kontrollpersonen. Jedoch: Bei AutorInnen war die Wahrscheinlichkeit für Schizophrenie, bipolare Störung, unipolare Depression, Angststörungen, Drogenmissbrauch und Suizid besonders hoch. Darüber hinaus fand man einen Zusammenhang zwischen kreativen Berufen und Verwandten ersten Grades von PatientInnen mit Schizophrenie, bipolarer Störung, Anorexia nervosa und Geschwistern von PatientInnen mit Autismus.

Wenn das stimmt – warum ist das so? Bei der Schizophrenie liefert die Genetik einen Hinweis. Wie man aus Familienstudien weiß, wird das Risiko zur Schizophrenie auch vom Erbgut beeinflusst. 2002 brachte der Neuropathologe Kári Stefánsson das Gen Neuregulin 1 (NRG1) in einen ursächlichen Zusammenhang mit Schizophrenie. Von diesem Gen sind vor allem zwei Varianten verbreitet: C und T. Menschen, die auf beiden Chromosomen-Kopien die T-Variante tragen, haben ein deutlich erhöhtes Risiko für Psychosen. Eine Studie der Semmelweis-Universität in Budapest zeigte: Diese T-Variante steht nicht nur für ein höheres Schizophrenierisiko, sondern auch für Kreativität. Der Wissenschaftler Szabolcs Kéri untersuchte 200 ProbandInnen, welche Genvariationen sie trugen. Dann sollten die TeilnehmerInnen der Studie fantasieren, was passieren würde, wenn Fäden von den Wolken bis zur Erde herabhingen. Viele antworteten, sie würden das Wetter ändern oder zu den Wolken hochklettern. Andere ProbandInnen hatten überraschendere Ideen, wie eine Decke zu stricken, um die Erde zu bedecken und zu schützen.

Auf Grundlage der Antworten erstellte man für jede /n ProbandIn einen Kreativitätsindex. Das Ergebnis: Träger von zwei T-Varianten waren sehr viel kreativer als die Träger von zwei C-Varianten. Dazwischen lagen diejenigen, die sowohl die T- als auch die C-Variante trugen. Die T-Variante von Neuregulin 1 kann sowohl das Risiko erhöhen, an Schizophrenie zu erkranken, als auch mit Kreativität zusammenhängen?! Wie das konkret funktioniert, weiß man allerdings noch nicht. Man weiß aber, dass Neuregulin 1 die hirneigene Filterfunktion im präfrontalen Cortex beeinträchtigen kann. Wichtig und unwichtig erscheinende Sinneseindrücke werden hier selektiert. Bei vielen psychisch Kranken kann dieser Filter gestört sein, sodass sie sich von Informationen überschüttet fühlen. Aber: Menschen mit geringer latenter Inhibition sind auch besonders kreativ, können gut assoziieren und sind bereit, neue Wege zu gehen – da sie kein Filter daran hindert.

#nofilter: Fluch und Segen zugleich.

Auch dem Grübeln kann man, wenn man will, etwas Positives abgewinnen. Die für Grübelei zuständigen frontalen Bereiche des Gehirns sind bei neurotischen Persönlichkeiten hyperaktiv. Das könnte neurotische Menschen zwar anfällig für psychische Probleme machen, aber auch kreativ. Menschen mit neurotischer Persönlichkeitsstruktur neigen zu negativen Gedanken und Gefühlen, leiden unter einer übermäßigen Bedrohungswahrnehmung und sehr häufig an psychischen Störungen. Aber sie haben wegen ihrer hyperaktiven Vorstellungskraft auch kreative, problemlösende Fähigkeiten[123].

Erklärt die Grübel-Hypothese, warum Neurotizismus und Kreativität miteinander einhergehen können? «Fröhliche, unbekümmerte Menschen brüten per definitionem nicht über Probleme nach und befinden sich im Nachteil gegenüber einer neurotischeren Person, wenn es um das Lösen von Problemen geht», sagt Adam M. Perkins. Er und seine KollegInnen vom King's College betonen jedoch, dass man noch weit von einer vollständigen Erklärung der Ursachen des Neurotizismus entfernt sei. Man hoffe jedoch, dass die Grübel-Hypothese Betroffenen helfen kann, Sinn in ihre Erfahrungswelt zu bringen und auch die kreativen Vorteile des Neurotizismus zu sehen.

Kunst als Therapie

Noch einmal zurück zur Schriftstellerin Virginia Woolf. Der deutsche Literaturwissenschaftler Klaus Reichert sagte einmal: «Sie schrieb, um zu leben, zu überleben, wie um die ständige Bedrohung durch ein Abgleiten in den Wahnsinn mit seinem Stimmenhören abzuwehren, zu überlisten.» Virginia Woolf selbst erkannte, dass ihre Melancholie abnehme, sobald sie schriebe. «Warum schreibe ich es dann nicht öfter auf?», fragt sie sich in einem ihrer Tagebücher. «Ich habe vor, meine Höhen & Tiefen genau zu notieren, um

Bescheid zu wissen. So werden Schmerz und Scham objektiviert und dadurch sofort geringer.» Andererseits bemerkte sie: «Das Teuflische am Schreiben ist, dass jede Nervenfaser dabei aufs Äußerste gespannt sein muss. Genau das halte ich nicht durch – wenn es ums Malen ginge oder darum, vor sich hin zu komponieren oder Patchworkdecken zu fabrizieren oder Sandburgen, dann würde das keine Rolle spielen.» Doch Virginia Woolf schrieb nur, wenn sie gesund war. In Krankheitsphasen verfasste sie nicht einmal einen Brief. Davon zeugen auch große zeitliche Lücken in ihren Tagebüchern. Wie kann schreiben also helfen? Regisseurin und Schriftstellerin Doris Dörrie empfiehlt in ihrem Buch «Leben, Schreiben, Atmen» mindestens zehn Minuten pro Tag zu schreiben – einfach das kritische Über-Ich aussperren und drauflos. So erfahre man über sich selbst vielleicht nicht nur Angenehmes, aber mache sich damit vertraut, dass man mehr ist als seine Ziele und sein jetziges Wohl- oder Unwohlsein. Assoziatives Schreiben als therapeutische Methode? Wenn Sie ein Tagebuch führen, kennen Sie möglicherweise den Effekt, der eintritt, sobald man einen Gedanken, ein Problem niedergeschrieben hat: Man fühlt sich freier. Für die Schreibtherapeutin Prof. Silke Heimes von der Hochschule Darmstadt ist klar: «Man löst sich aus Grübelschleifen. Man schreibt sich an sich selbst heran.» Doch wo kann die therapeutische Wirkung, die das Schreiben beziehungsweise das schriftliche Denken auf manch einen hat, herrühren? Lutz von Werder, ehemals Lehrer für vergleichende Psychotherapieforschung an der Alice-Salomon-Hochschule Berlin, spricht vom psychoanalytischen Dreischritt aus Erinnern, Wiederholen und Durcharbeiten. Schreiben kann einen Möglichkeitsraum schaffen. Der Psychoanalytiker D. W. Winnicott spricht von einem Potential Space, einer Art intermediärem Raum – einem Übergangsraum im Spannungsfeld zwischen unserer eigenen inneren Realität und der äußeren, objektiven Realität. Am gründlichsten belegt ist die therapeutische Wirkung des «expressiven Schreibens» nach James Pennebaker, Professor für Psychologie an der University of Texas. PatientInnen verschriftlichen dabei meist drei- bis viermal jeweils 15 bis 20 Minuten ihre Gefühle zu einem traumatischen Erlebnis. Es wurde festgestellt, dass das zu Verbesserungen sowohl der physischen als auch der psychischen Gesundheit führt. Zum Beispiel besserte sich das subjektive Wohlbefinden der PatientInnen. Schreibtherapie gilt bei posttraumatischem Stress als eine nützliche Behandlungsalternative für Menschen, die nicht auf andere evidenzbasierte Behandlungen ansprechen. Allerdings sind die komplexen psychischen und körperlichen Prozesse, die beim Schreiben wirken, noch unklar. Gelingt es jedoch, die eigenen Gefühle zu reflektieren und mit der Realität in Beziehung zu setzen, ist sicher ein wichtiger therapeutischer Lernschritt getan – ob mit oder ohne Schreiben.

Es gibt natürlich noch andere kreative Therapiemethoden. Neben Tanz-, Theater- oder Musiktherapie zum Beispiel auch die Kunsttherapie mit ihren vielfältigen Medien und Techniken der gestaltenden Kunst. Sie bietet einen bewussten Zugang zu vor- und unbewussten Themen. Dadurch, dass das Ziel nicht unbedingt die schnelle Wiederherstellung der Arbeitsfähigkeit, sondern die Förderung des emotionalen Entwicklungsprozesses der PatientInnen ist, gibt es keinen Leistungsdruck, keine Mindestbelastungsfähigkeit, keine Mindestvoraussetzungen. So können sich auch bei Menschen mit schwerer Desorganisation und Insuffizienzgefühlen Erfolgserlebnisse einstellen. Bei Kommunikations- und Sprachhemmungen im Rahmen mutistischer Syndrome kann eine bildnerisch-gestalterische Mitteilungsebene entstehen. Durch das systematische Sich-Einlassen auf Farben und Formen als Symbolsprache des Unbewussten treten oft die innerseelischen Konflikte zutage. Das kann zu einem bewussteren Wahrnehmen und Verstehen bisher verdrängter Gefühle führen und ermöglicht ein Verständnis der eigenen Empfindsamkeit und Vulnerabilität. Das eigene «So-Sein» wird als Ressource erkannt. Kunsttherapie reduziert psychische Erkrankungen auf der einen und fördert die psychische Gesundheit auf der anderen Seite und hat sogar einen

Einfluss auf körperliche Beschwerden. In einer Studie mit Patient-Innen der Psychosomatischen Tagesklinik an der Universität Ulm zeigte sich unter Kunsttherapie eine geringe, aber signifikante Verringerung der körperlichen Symptome und eine Tendenz zu einer positiveren Stimmung. Die PatientInnen nutzten die Kunsttherapie überwiegend zum Ausdruck von Problemen – fast alle fühlten sich nach der Kunsttherapie tendenziell besser. Als Ergänzung zur herkömmlichen Behandlung von Persönlichkeitsstörungen kann Kunsttherapie das Erleben und Verhalten von PatientInnen und damit auch ihre Behandlung positiv beeinflussen. Das zeigte eine Evaluationsstudie mit einem speziellen kunsttherapeutischen Behandlungskonzept in der forensischen Psychiatrie.

Für mich persönlich ist Lesen, Schreiben und Gestalten ein eigenes Erkenntnissystem. Ich schreibe Tagebuch, ich schreibe Reiseerlebnisse nieder, gestalte meinen Garten und Collagen.

«Psychische Erkrankungen zeigen die Brüchigkeit unserer allzu oft als selbstverständlich genommenen Weltsicht – aber auch die Kraft und Kreativität vieler Betroffener bei der Verarbeitung ihrer Erlebnisse», sagt Andreas Heinz, Past President der Deutschen Gesellschaft für Psychiatrie und Psychotherapie, Psychosomatik und Nervenheilkunde.

Ich bin kein van Gogh und auch keine Virginia Woolf. Trotzdem stellt sich die Frage: Machen innere Konflikte produktiv? Ist das Scheitern an der eigenen Gesundheit oder gar das Scheitern am Leben ein Motor, ein Antrieb für ein Mehr an Leben? Für mehr Farben und Intensität? Ist Krankheit auch immer Chance? Ich wünsche es jedem. Die Vorstellung, den eigenen seelischen Nöten einen Sinn zu verleihen, hilft mir persönlich sehr. Inzwischen denke ich, erst die Tatsache, dass ich während der Arbeit an diesem Buch eine erneute depressive Episode erleben musste, ermöglichte es mir, noch genauer darüber zu schreiben.

DREIMAL DEPRESSION UND ZURÜCK - MEIN FAZIT

1. Episode: Erfahrung

Ich versinke in mir, wie im Sumpf. Und es fehlt mir der Schopf, mich rauszuziehen. Abgeflachte Gefühle. Wenn ich krank wäre, wäre ich gerettet. «Die schönsten Blumen mit Schmerz gedüngt. Im Gesang lernt der Schrei sich kennen. Schicksalsschwärze macht die Farben hell. Ich bin leicht von schwerer Erfahrung», schreibt Martin Walser. Ich erfahre eine Metatrauer angesichts der Erkenntnis, mich nicht mehr freuen zu können. Meine Leichtigkeit, mein Optimismus scheinen dauerhaft gedämpft. Doch ich komme zurück und denke, diese Erfahrung musste gemacht werden. Ich richte mein Krönchen und lebe weiter wie gehabt. Ohne Angst, ohne Bedenken. Eine glückliche Zeit.

2. Episode: Warnschuss

Ich habe sieben Jahre Pause. Dann kommt der erneute Kontrollverlust über Körper und Gedanken. Wieder ist alles verloren. Ich spüre eine unbedingte Anwesenheitspflicht im eigenen Leben, die ich nicht erfüllen kann. Ich würde es gerne schaffen, morgens aufzustehen und mir die Zähne zu putzen. Man wird ja bescheiden. Mir die Haare zu waschen und das Haus zu verlassen ist fortgeschritten. Wenn ich es jetzt noch schaffen würde, Pickel in Ruhe zu lassen. Aber meine Stärken sind zu schwach. Ich habe Angst vor dem Innehalten und entdecke darüber die Langsamkeit. Erste Selbsterkenntnisse nach dem erneuten Warnschuss? Check. Doch «zwischen Wissen und Anwenden klafft im Leben häufig eine tiefe Kluft. Aus Wissen entsteht nicht zwangsläufig Veränderung. Das passiert sogar sehr selten», schreibt Miriam Meckel. Auch als die Depression vorbei ist, bleibt eine unspezifische innere Unsicherheit. Oder war sie schon vorher da? Die Depressionsrückstände sind wie der Kaffeesatz, der zum Lesen in der Tasse verbleibt, wenn der letzte Schluck Erkrankung getrunken ist. Doch ich kann nichts herauslesen.

3. Episode: Befreiungsschlag?

Ich hatte fünf Monate Pause und versinke danach so tief im Schlamm meiner Seele wie noch nie zuvor. «Wehre dich nicht länger. Lass es geschehen. Schwimme so weit hinaus, bis du das Ufer aus den Augen verlierst. Dann tauche so weit hinunter, bis dich nichts mehr umgibt, das du kennst», schreibt Jessica Graham. Vielleicht kann man sich ja auch erst wieder hoch in Richtung Oberfläche abstoßen, wenn man mit allen vieren bis auf den allertiefsten Grund herabgesunken ist und sich in- und auswendiger kennengelernt hat, als einem lieb ist. Sonst murkst jeder vor sich hin. Wer weiß, wie lange ich mich diesmal an der Oberfläche halte.

Heute

Ich habe Zweifel an Zweifeln. Zweifel, was für ein merkwürdiges Wort. Als gäbe es lediglich zwei in ein kuscheliges Fell gewickelte Seiten eines Zustands. Das Ja-Land: Ja zum Leben! Ja zur Rastlosigkeit der Dinge und meiner eigenen Rast- und Ratlosigkeit, wenn sich das Denken wahlweise auflöst oder zu einem Knäuel verwirrt. Also auch Ja zur Erkrankung? Das Nein-Land. Der soziale Rückzug, die abgesagten Verabredungen, die gar nicht erst vereinbarten Verabredungen, das Alleinsein im Innen und Außen – als würde mir die Gesellschaft anderer den Spiegel vorhalten, weil es mir nicht so geht wie ihnen, weil ich mich nicht freuen, nicht an ihrem Leben teilhaben kann, weil ich mitten unter ihnen doch nur isoliert bin. Ist das noch «sickness behavior» oder schon Kapitulation? Macht mich meine Abwesenheit zur Statistin im eigenen Leben? Ja oder Nein? Was ist mit den Zwischentönen? Wo ist das Jein-Land, wo die Möglichkeiten ins Unendliche zerfransen? Ich will zu Ryan Gosling ins La La Land!

Doch manchmal braucht es klare Kante. Ich höre oft, «wow, wie mutig», dieses oder jenes abzulehnen, auszuschlagen oder einfach abzuschmettern, wenn es um Jobs oder zusätzliche Aufgaben geht. Eigene Grenzen erkennen, respektieren und gegen andere verteidigen und sich immer wieder erklären müssen ist am allerschwierigsten. Was ist denn bitte an der zusätzlichen wöchentlichen Feedbackrunde oder der Telefonkonferenz zu einer einzigen Sendung auch so schlimm? Und warum keine zweite Podcast-Staffel? Die Arbeit vorm Mikrofon ist wie das Leben hinter bodentiefen Fenstern. Man sitzt immer auf dem Präsentierteller. Obwohl es mir heute Spaß macht, habe ich früher ungern vor anderen Menschen gesprochen, geschweige denn in der Schule Referate gehalten. Bühnenmoderationen sind mir noch heute ein Graus. Obwohl ich weiß, dass ich es kann. Aber ich weiß auch, dass ich das alles im Grunde nicht brauche. Ich bin gern mit mir, in mir. Vielleicht ist das eine von vielen Erkenntnissen, die ich über die Auseinandersetzung mit der Krankheit und mit mir selbst gewonnen habe.

Ich habe auch gelernt, dass ich, wenn die anderen nicht nett zu mir sind, wenigstens selbst nett zu mir sein muss. Wenn äußere Pfeiler wanken, müssen die inneren verstärkt werden. Ich habe die Erfahrung gemacht, dass dabei einfaches «Nein»-Sagen manchmal nicht reicht, man muss schon «NEIN» sagen und mit heroischer Entschlossenheit und Heldenmut die eigenen Freiräume verteidigen! Wir sollten das eigene Nein bejahen: Ja, ich will nicht!

Ich muss Dinge, die ich mir persönlich in manchen Momenten einfach nicht zutraue oder nicht aufhalsen will, rundheraus ablehnen. Wiederholt und konsequent. Damit ich mich nicht überfordere, nicht aus dem Gleichgewicht gerate, nicht wieder krank werde. Das sind für mich Notwendigkeiten, die von anderen nicht durchschaut und stattdessen als Freiheit interpretiert werden.

Früher war ich konfliktarm in meinen Bedürfnissen, habe vieles mit mir selbst ausgemacht und zu oft JA gesagt. Menschen mit Depressionen neigen oft zu pflichtbewusster Aufgabenerfüllung, ohne auf die eigenen Bedürfnisse zu achten oder legitime Grenzen zu ziehen. Es fiel auch mir schwer, mich von Anforderungen und Ansprüchen anderer zu distanzieren. Einmal ein Ja an der falschen Stelle macht das nächste Nein schwieriger.

Manchmal verliere ich dabei den Unterschied zwischen Wollen und Sollen aus den Augen. In problematischen Situationen neige ich dazu, mich zurückzuziehen. Doch der Weg des geringsten Widerstands schwächt am meisten. Deswegen war oder bin ich für andere oft ziemlich pflegeleicht. «Ein Mensch, der pflegeleicht ist, repräsentiert nicht sich, sondern die Erwartungen seiner Umwelt, nicht viel Mühe mit ihm haben zu müssen, nicht viel Aufhebens um ihn machen zu müssen.» Wieder Miriam Meckel in «Brief an mein Leben». Es scheint, als hätten wir ähnliche Leben. Zumindest ähnliche Erfahrungen. Nicht allein zu sein damit, fühlt sich heilsam an.

Wenn ich früher ein Baumwollschlüpper war, den man bei 90 Grad kochen konnte, bin ich jetzt eine Seidenbluse, die nach Handwäsche verlangt. Ich übe jeden Tag, die Bedürfnisse und Anforderungen anderer nicht über meine eigenen zu stellen. Das stößt bei vielen sicher auf Unverständnis. Denn niemand hört gerne ein Nein. Aber meine Gesundheit ist mir inzwischen wichtiger, als es allen Leuten recht zu machen.

Es bedarf Achtsamkeit in Sachen eigener Bedürfnisse, Gefühle und Wünsche. Ich muss immer wieder üben, die eigenen Standpunkte zu artikulieren. Denn erst neues Verhalten führt zu neuen Reaktionen und Interaktionsprozessen in unserem Umfeld. Ich bin mittlerweile vielleicht weniger «pflegeleicht» im Umgang, weil ich erkannt habe, wo meine Grenzen sind. Diese Grenzen verteidige ich mitunter verbissen. Immer wieder nein, nein, nein. Manchmal muss ich auch zu mir selbst Nein sagen. Ich leide an einer Ungeduld mit dem Status quo des Lebens. Das führt dazu, dass ich alles, was ich tue, richtig und gut und intensiv machen will – mit allen Konsequenzen. Meist Selbstdruck. Man lebt schließlich nur einmal. Und das nicht immer besonders lange, was mir der frühe Tod meiner Mutter gezeigt hat. Das Leben fühlt sich für mich dabei manchmal an wie ein Stundenplan, der Stetigkeit und Konsistenz der Leistungsfähigkeit und der Gemütslage voraussetzt. Doch worin besteht eigentlich die Realität eines Gefühls?

Viktor Frankl hat den Begriff «Trotzmacht des Geistes» geschaffen. Diese Trotzmacht sieht er als das geistige Potenzial des Menschen. Wir existieren nicht nur auf der Trieb- und Bedürfnisebene, sondern wir können Stellung nehmen. Uns zu uns selbst, zu unseren Bedingungen, zu dem, was außerhalb von uns ist, auf verschiedene Art einstellen. Frankl sagt: «Ich muss mir von mir selbst nicht alles gefallen lassen.» Wir können uns etwas abringen beziehungsweise abtrotzen, wenn wir einen Sinn darin sehen. Natürlich nur bis zu einem gewissen Grad und nur, solange wir bei Bewusstsein sind. Aber wie lange dauert es, bis sich der Geist nach einer Depression wieder aufklart und man ihm wieder vertrauen kann?

Die Depression ist eine egoistische Krankheit. Sie nimmt sich, was sie will. Und das sollten auch wir tun: uns nehmen, was wir brauchen. Zeit, Raum, Ruhe. Das soll kein Plädoyer für mehr Egoismus sein. Vielmehr geht es um Differenzierung. Darum zu erkennen, was man selbst will und braucht, im Gegensatz dazu, was andere erwarten oder verlangen. Manchmal passt das nicht zusammen, ist unvereinbar. Das ist die Differenz. Kommunikation ist nur ein Wort. Manchmal ist es ein NEIN.

Kein Schlamm, kein Lotus

Was ich gelernt habe: Psychische Erkrankungen sind tiefgreifende Erfahrungen, die unsere Gefühlswelt und Handlungsfähigkeit erschüttern. Das macht die Psychiatrie so spannend und so nahbar menschlich und doch erschreckend zugleich. Psychische Erkrankungen erschüttern uns im Menschsein. Sie behindern unsere Anwesenheit im eigenen Leben. Um anwesend zu bleiben, brauche ich eine aktivierende Tagesstrukturierung. Ein Leben lang. Ich muss meine Zeit bewusst gestalten, einen Stundenplan und eine Liste angenehmer Tätigkeiten aufstellen. Beides trage ich im Handy immer bei mir, für den Fall, dass ich nicht weiß, wohin mit mir. Aber es dürfen natürlich auch nicht zu viele Aktivitäten sein. Ich muss Überforderung vermeiden. Weniger ist mehr, aber weniger ist viel mehr, als gar nichts. Ich übe mich als Yogini in «Tapas», in entspannter Disziplin. Ich habe gelernt: Machen ist wie denken, nur krasser. Dabei ist mir das Denken manchmal schon krass genug. Die Depression lässt verzerrt wahrnehmen, fühlen und denken. Sie redet Schuldgefühle ein. Es gilt, diese Verknüpfung von Gedanken und Gefühlen wahrzunehmen und auf Richtigkeit zu überprüfen. Für mich geht es immer wieder darum, den permanenten inneren Monolog, diese automatischen Gedanken, die mein Ich und die mich umgebenden Dinge und Menschen unaufhörlich negativ kommentieren, zu durchbrechen.

Ich versuche, depressiven Gedanken aktiv zu begegnen und sie infrage zu stellen, indem ich ihnen bewusst rationale Gedanken entgegensetze. Indem ich ihnen MICH entgegenstelle. Doch wer ist dieses ICH?

Unter der Überschrift «Wer bin ich noch?» heißt es in einem Artikel in der Zeitschrift «Psychologie Heute», unsere Identität sei permanent in Entwicklung. Wir täten gut daran, uns nicht über diese Dauerbaustelle zu ärgern, sondern sie als Atelier zu betrachten, in dem Neues entstehen könne. Wir müssen immer wieder mit uns selbst eins werden und dafür immer in Bewegung bleiben. So wie Fische schwimmen, damit Wasser durch ihre Kiemen strömt und sie Sauerstoff zum Leben haben. Die Schweizer Psychologin Verena Kast geht sogar so weit zu sagen, dass die Psyche mit einer milden Depression reagiert, wenn wir in unserer Entwicklung stillstehen oder uns zu sehr der Außenwelt anpassen. War es bei mir so? Ich weiß es nicht. Es gibt dieses Modell der schematischen Pflichterfüllung, die sich im Tierversuch mit schwimmenden Mäusen zeigt. Setzt man eine Maus in ein Gefäß mit Wasser, beginnt sie sofort zu schwimmen und versucht, sich aus der misslichen Lage zu befreien. Doch bald erkennt sie die Sinnlosigkeit und lässt sich auf dem Wasser treiben. Dies ist ökonomischer. Gibt man der Maus ein Antidepressivum, verlängert sich die Dauer der Schwimmbewegungen. Aber was zeigt uns das? Ist eine Depression vielleicht auch ein Stück weit Schutzfunktion vor chronischer Überforderung? Ein Signal, sich und seine Bedürfnisse (noch) wichtiger zu nehmen und Gefühle zuzulassen, auch mal schwach sein zu dürfen?

Was passiert, wenn wir im Müssen gefangen sind und darüber das Wollen vergessen? Ich erinnere mich an den Spruch im Ergotherapieraum der Klinik: «Was ist mir heute möglich?» Die Frage kann auch lauten: «Was ist jetzt in diesem Moment wichtig für mich?»

Der Psychoanalytiker C. G. Jung ging davon aus, dass wir depressiv werden, wenn wir zu lange mögliche Selbstentwürfe aussparen, wir müssten uns bis zum Tod weiterentwickeln, weil wir sonst krank würden. Steckt hinter der Depression also einfach Leben, das gelebt werden will oder muss? Ich erkenne mich vor allem in der Idee von Verena Kast wieder, dass viele Menschen sich in der ersten Lebenshälfte ganz stark am Außen konzentrieren, sich um Job und Karriere kümmern (müssen?) und um Bestätigung von außen. Und dann? Wenn jemand noch eine introvertierte, romantische Seite hat (word!), müsse die auch irgendwann zum Zug kommen. Virginia Woolf schrieb: «Das Beste an diesen Krankheiten ist, dass sie die Erde um die Wurzeln auflockern. Sie bewirken Veränderungen.» Ob ich auf diese Erfahrungen und Veränderungen lieber verzichtet hätte? Ich weiß es nicht.

«Ein gravierender Einschnitt kann sehr viele Veränderungen auslösen, die dann vielleicht auch positiv sind – die Zeichen sind, dass es so nicht weitergehen kann, dass ich was ändern muss», sagte mir der stellvertretende Klinikleiter der Psychiatrie am Benjamin Franklin Klinikum, Prof. Christian Otte. «Vielleicht führt man danach ein glücklicheres Leben als vorher. Trotzdem: Psychische Erkrankungen sind sehr belastend, schwerwiegend, und wir alle hätten lieber auf diese Erfahrung verzichtet. Da bin ich mir sicher.»

Doch uns bleibt nichts anderes übrig, als eine Krise als Chance zu betrachten. Denn was wäre die Alternative? Krise als Krise? Ist meine Depression Feindin oder Gefährtin? Ich versuche, die Depression nicht als ungebetenen Gast, sondern immer wieder als Überraschungsbesuch anzusehen. Ich versuche, die Depression als eine zwar extreme, aber außergewöhnliche seelische Wahrnehmungsänderung anzunehmen. Man sagt ja, die Entfremdung, die das Fremdsein mit sich bringt, trainiert die Selbsterkenntnis. Meine Erkenntnis ist: Die Depressive, das bin nicht ich. In mir steckt anderes und mehr als die Krankheit. Hoffentlich erinnere ich mich in der nächsten akuten Episode an meine ach so weisen Erkenntnisse...

Gerade geht es mir sehr gut. Mein innerer Kern ist erdbebensicher, unerschütterlich wie ein Bunker, dem nichts etwas anhaben kann. Sein Inhalt – Vertrauen, Zuversicht, Ruhe, das wahre Selbst – sind geschützt und durch noch so große Bombeneinschläge nicht zum Wanken zu bringen. Aber manchmal habe ich Angst, glücklich zu sein, weil das Glück wieder aufhören könnte. Ich habe Angst, alles wieder hergeben zu müssen. Die Depression ist meine bisher größte Herausforderung im Leben, weil sie mich doch immer wieder im tiefsten Innern erschüttert. Mein Gedankenkarussell dreht sich dann wie eine Zentrifuge. Die Gedanken schleudern immer schneller und werden an das Äußerste des Selbst gedrückt, sodass ich mich immer weiter von meinem innersten Wesenskern, von meiner eigenen Existenz entferne. Rilke hat einmal so schön gesagt: «Wir müssen unser Dasein so weit als es irgend geht annehmen. Alles, auch das Unerhörte muss darin möglich sein. Das ist im Grunde der einzige Mut, den man von uns verlangt: Mutig zu sein zu dem Seltsamsten, Wunderlichsten und Unaufklärbarsten, das uns begegnen kann.»

Das Gute ist: Ich kann meine Trümmer jedes Mal neu zusammensetzen. Ist eine Depression also eine Art Häutung, bei der man ein Stück altes, verbrauchtes, schuppiges Leben zurücklässt, weil man es nicht mehr braucht? Oder eine Umkrempelung? Wie wenn man etwas auf linksherum wäscht und auch der Dreck und die Flusen, die sich an den Nahtzugaben gesammelt haben, herausgeschleudert werden? Eine Art Emanzipation vom eigenen Leben. Vielleicht bin ich mir selbst von der Schippe gesprungen. Ich habe diese Erfahrung gemacht. Und daraus gelernt. Ich habe gelernt: Was «verrückt» ist und was nicht, kommt darauf an, was erwartet wird in der Gesellschaft. Wenn erwartet wird, dass wir und unser Hirn ständig und immer funktionieren – klar, dann bin ich «verrückt». Die Depression könnte ja auch jederzeit zurückkommen. Hin und wieder scheint mein Kopf sich eine Auszeit zu nehmen, in der das Gehirn leider nicht so funktioniert, wie es sollte. Doch wenn es passiert, weiß ich, wie und wo ich mir helfen lassen kann. Ich lasse mich von meiner Umwelt nicht mehr «verrückt» machen. Ich lasse mich von der Erkrankung nicht mehr «verrückt» machen. Man kann sich gesund fühlen, obwohl man krank ist (und das nicht weiß) – und umgekehrt. Es ist normal, dass nicht alles normal ist. Ich habe manchmal das Gefühl, dass ich die Einzige bin, die mich versteht, und manchmal nicht mal das. Manchmal bin ich nicht in meiner Mitte und weiß nicht, ob ich je wieder dahin zurückfinde. Ich bin schräg unterhalb der Mitte und weiß nicht, ob ich meine Mitte wiedererkenne, wenn ich von hier unten versuche, mich zu erinnern, wie es wohl mittig war. Bin ich vielleicht hier schräg unten mittendrin? Ist das überhaupt nachvollziehbar oder total schräg? Die Erfahrung einer psychischen Erkrankung hat für mich aber nicht nur Leid und Verzweiflung bedeutet, sondern auch zu einer besonderen Sensibilität beigetragen. Vielleicht kann ich mehr lachen, weil ich viel geweint habe. Manchmal sind auch die Farben bunter. Und die Gerüche intensiver. Möglicherweise habe ich die Grenzen meines Geistes ausgelotet und bin dadurch dem Tod, aber auch dem Leben näher gekommen. Der Geist ist grenzenlos, sodass man es mit dem gesunden Verstand nicht begreifen kann. Ich habe das Gefühl, ein bisschen mehr zu sehen und zu spüren als andere und darüber auch ein bisschen mehr zu denken und zu verzweifeln.

Psychische Erkrankungen sind Herausforderungen, die der Bewältigung und Akzeptanz bedürfen. Nicht nur bei Betroffenen, sondern auch in der Gesellschaft. Psychische Erkrankungen gehen uns alle an. Denn der Mensch ist nun mal ein soziales Wesen, unser Zusammenleben hängt davon ab, wie wir miteinander umgehen. «Toleranz sollte eigentlich nur eine vorübergehende Gesinnung sein: Sie muss zu Anerkennung führen. Dulden heißt beleidigen», meint Goethe. Unser Umgang miteinander sollte menschlich sein. In guten und gerade in schlechten Zeiten. Stellen wir uns nur einmal vor, dass der überwiegende Großteil der Weltbevölkerung depressiv wäre und nur ein kleiner Teil nicht depressiv. Was würde sich ändern? Wenn depressiv normal und nicht depressiv krank wäre, wie würde es den Nicht-Depressiven gehen? Wie sähen die Arbeitsplätze und die Beziehungen der Depressiven und die der Nicht-Depressiven aus? «Ich stelle mir vor, dass alle Menschen diese seelischen Gezeiten in sich haben – weiß Gott, warum. Je mehr man letzten Endes daran denkt, desto seltsamer erscheint einem die Art, wie man gemacht ist», schreibt Virginia Woolf.

Ich habe heute ein tieferes Verständnis gegenüber menschlichen Entwicklungen und den Chancen und Risiken, die sie in sich bergen. Das hilft mir im persönlichen Austausch mit Menschen. Jeder Mensch ist besonders. Es hilft, wenn andere Menschen das erkennen. Wenn wir uns gegenseitig erkennen. Erst dadurch können wir uns anerkennen.

Ich persönlich habe die Psychiatrie als etwas äußerst Menschliches erlebt. Von ExpertInnen- wie auch von Behandelten-Seite. Obwohl ich weiß, dass es nicht allen so ergeht. Die Psychiatrie zeigt uns die Komplexität der vielfältigen Funktionszusammenhänge unseres Körpers und unseres Geistes. Und letzten Endes auch unserer Gesellschaft. Die britische National Association for Mental Health (MIND) hat 1971 in einem Manifest deklariert: «Die psychisch Kranken sind keine besondere Menschenart, die mit der Welt, in der wir leben, und unseren alltäglichen Erfahrungen nichts zu tun hätte: Sie sind wie wir, und wir sind wie sie.» Psychisch krank oder seelisch gesund hat auch was mit dem sozialen Wohlfühlen zu tun. Das ist ein Gemeinschaftsprojekt!

Meine Freundin Vanessa sagte mir nach ihrer Entlassung: «Ich will symptomfrei sein, ich will wieder ich sein. Die Depression, das bin nicht ich. Ich will meine Persönlichkeit zurück, meine Unbeschwertheit. Ich will frei sein.» Wie das für jeden Einzelnen am besten gelingt, können Medizin und Wissenschaft (noch) nicht beantworten. Und vielleicht werden sie es auch nie können. In Bezug auf die menschliche Psyche gibt es nach wie vor viel Unklarheit und Ratlosigkeit. Unser Körper ist nun mal ein rätselhaftes Wunder. Vor allem unser Gehirn. Und vielleicht bleibt es das auch.

In den vier Wochen in der Psychiatrie habe ich gelernt: Es bringt nichts, ständig «Warum» zu fragen. Das hindert nur daran, eine Krankheit als solche zu akzeptieren. Aus meiner Suche nach dem «Warum» wurde ein «Egal». Ich weiß nicht, warum ich Depressionen habe. Aber ich weiß Gesundheit und einen funktionierenden Körper inzwischen sehr zu schätzen. Ich nehme das nicht als selbstverständlich. Nicht mehr. Natürlich kann ich deswegen noch längst nicht die Frage nach dem Sinn des Lebens beantworten. Vielleicht sind wir auf der Welt, um Probleme zu haben. Aber ich hoffe, ich habe in Bezug auf psychische Erkrankungen und das menschliche Sein die richtigen Fragen gestellt und Ihnen mit diesem Buch eine Hilfestellung gegeben, selbst die Antworten zu finden. Eine Unterstützung, um die eigene emotionale Kompetenz zu finden oder zu stärken und Ihr eigenes Empfinden aus der dunklen Ecke mal ins grelle Scheinwerferlicht zu stellen. Manchmal muss man dafür mit sich allein sein – und wenn einen eine Krankheit dazu zwingt. Eine Krise kann ein produktiver Zustand sein, wenn man ihr den bitteren Beigeschmack der Katastrophe nimmt. Ich versuche, jede depressive Episode als eine Art «Reset» zu nutzen. Ich lebe heute bewusster und habe mentale Stärke dazugewonnen. «Ich bin noch nicht vollkommen geheilt, noch nicht vollkommen weise, ich bin immer noch auf dem Weg», sagt Yung Pueblo. «Was zählt, ist, dass der Weg mich weiterbringt.» Mein Antrieb ist, nicht wieder krank zu werden. Mein Antrieb ist es, glücklich zu bleiben. Das Leben ist ein täglicher Kampf. Das Leben wirft uns regelmäßig Stöcke zwischen die Beine. Was, wenn ich einfach drüberspringe? Ich gewinne! (Zumindest erwarte ich ein Unentschieden.) Die Depression ist etwas, das einem widerfährt und das wieder aufhört, nicht etwas, das ich bin und das mich ausmacht.

Eines Nachts höre ich eine Stimme in meinem Kopf. Ich wache davon auf und denke, jetzt bekomme ich noch eine Psychose. Es ist meine eigene Stimme in meinem Kopf. «Es ist alles so schlimm», sagt sie. Doch ich antworte: «Das stimmt doch gar nicht!»

Ich lebe. Das zählt.

DANK

Ich danke meiner Frau, die mich getragen und ertragen hat. Meinem schlesischen Brother from another mother und Lieblingskollegen Max, der mir immer den Rücken freihält.

Meiner Yoga-Lehrerin Elisabeth Landolt-Tiedje, die auf mich wirkt wie ein Antidepressivum. Meiner Freundin Sara, für ihre unendliche Inspiration und die Geduld bei unseren stundenlangen «Therapie»-Telefonaten (schick mir bei Gelegenheit mal eine Rechnung). Meiner Freundin Kathrin und ihrem Mann Thomas danke ich dafür, dass wir uns gegenseitig nichts erklären müssen. Meiner Freundin Marwa danke ich für ihre Wärme, Empathie, Herzlichkeit und ihren nie enden wollenden Optimismus.

Meiner Schwester danke ich für ihre stoische Gelassenheit und dass sie den besten Neffen und die beste Nichte der Welt geboren hat. Bei euch fühle ich mich zu Hause!

Meinen Eltern danke ich dafür, dass sie mir ermöglicht haben, zu der Frau zu werden, die ich heute bin.

Ich danke meinen unzähligen InterviewpartnerInnen

Prof. Dr. Isabella Heuser, die durch ihre zielstrebig-energische Art dieses Buchprojekt im Hause der Charité erst ermöglicht hat.

Frau Dr. Francesca Regen für ihren organisatorischen Beistand und ihre fachlich-inhaltliche Korrektur.

Prof. Dr. Malek Bajbouj, dass Sie nicht bemerkt haben, dass ich beim Zugucken bei der EKT fast ohnmächtig geworden bin.

Ich danke Prof. Dr. Tom Bschor für seine ehrliche Art, Dr. Dr. Stefan Weinmann für die Kritik an seinem eigenen Fach.

Ich danke meinem Psychiater Dr. Gerd Benesch für seine Art, zuversichtlich über den Rand seiner Lesebrille zu gucken und sich viel Zeit zu nehmen, auch wenn das Wartezimmer aus allen Nähten platzt (machen Sie auch mal Pause?).

Und den vielen PatientInnen, die mir so viel Vertrauen entgegengebracht haben. Sie haben mich mit ihrer Stärke tief beeindruckt.

Und zuletzt danke ich den Personen, die ich nicht kenne, die mir in dunklen Stunden aber durch eine unerwartete Geste der Freundlichkeit kleine Glücksmomente beschert haben: die Fahrradfahrerin, die mich anlächelte, als ich ihr die Vorfahrt ließ, die ihr sowieso zustand. Der Mann in der U2, der sich über das Buch begeisterte, was ich las, und kurz mit mir übers Menschsein philosophierte.

VERWENDETE LITERATUR

Bollas, Christopher: Wenn die Sonne zerbricht. Das Rätsel Schizophrenie. Stuttgart 2019

Prof. Dr. med. Bschor, Tom: Antidepressiva. Wie man sie richtig anwendet und wer sie nicht nehmen sollte. München 2018

Dr. med. Dogs, Christian Peter; Poelchau, Nina: Gefühle sind keine Krankheit. Warum wir sie brauchen und wie sie uns zufrieden machen. Berlin 2018

Finzen, Asmus: Normalität. Eine ungezähmte Kategorie in Psychiatrie und Gesellschaft, Köln 2018

Gauger, Klaus: Meine Schizophrenie. Freiburg 2018

Dr. med Hauth, Iris: Keine Angst! Was wir gegen Depressionen und Ängste tun können. Berlin 2018

Hegerl, Ulrich; Althaus, David; Reiners, Holger: Das Rätsel der Depression. Eine Krankheit wird entschlüsselt. München 2006

Hustvedt, Siri: Die Illusion der Gewissheit. Reinbek 2018

Kandel, Eric: Was ist der Mensch? Störungen des Gehirns und was sie über die menschliche Natur verraten. München 2018

Köhler, Thomas: Ruhm und Wahnsinn. Psychische Störungen bekannter Persönlichkeiten. Stuttgart 2017

Meckel, Miriam: Brief an mein Leben. Erfahrungen mit einem Burnout. Reinbek 2010

Dr. med Prieß, Mirriam: Resilienz. So entwickeln Sie Widerstandskraft und innere Stärke. München 2019

Roth, Gerhard; Strüber, Nicole: Wie das Gehirn die Seele macht. Stuttgart 2016

Weinmann, Stefan: Die Vermessung der Psychiatrie. Täuschung und Selbsttäuschung eines Fachgebiets. Köln 2019

REGISTER

ENDNOTEN

1 Don Felder, Glenn Frey und Don Henley (The Eagles): Hotel California, 1976

2 https://www.bauwelt.de/themen/bauten/Charite-Campus-Benjamin-Franklin-Berlin-Steglitz-Sanierung-3238874.html

3 Dr. Hauth, Iris: Keine Angst! Was wir gegen Depressionen und Ängste tun können. Eine Klinikleiterin erzählt, Berlin 2018, S. 22

4 https://www.axa.de/das-plus-von-axa/gesund-und-reisen/gesundheit-depression/serie-depression-teil1

5 Kandel, Eric: Was ist der Mensch? Störungen des Gehirns und was sie über die menschliche Natur verraten, München 2019, S. 12

6 Adam, Ch.; Tannery P. (Hrsg.): CEuvres de Rene Descartes, Bd. VII, Übersetzung: A. Buchenau, Zekl, H. G.; Gäbe, L., Hamburg 1996, S. 78

7 Neppe, Vernon M.: The concept of déjà vu. Parapsychological Journal of South Africa, 4(1), 1983, 1–10.

8 Spatt, Joseph: Déjà Vu – Possible Parahippocampal Mechanisms, 2002, https://doi.org/10.1176/jnp.14.1.6

9 Lutz, Bernd (Hrsg.): Metzler Philosophen Lexikon, Stuttgart 2015, S. 399–401

10 Goethe, Johann Wolfgang von: Dichtung und Wahrheit. Dritter und vierter Teil – Kapitel 2 Leipzig

11 Hesse, Hermann: Der Steppenwolf, Gesammelte Werke Bd. 7, Frankfurt am Main 1987, S. 242

12 Kandel, Eric: Was ist der Mensch? Störungen des Gehirns und was sie über die menschliche Natur verraten, München 2019, S. 13

13 Hustvedt, Siri: Die Illusion der Gewissheit, Hamburg 2018, S. 35

14 Kirsch, Irving; Sapirstein, Guy: Listening to Prozac but hearing placebo – A meta-analysis of antidepressant medications. In I. Kirsch (Hrsg.): How expectancies shape experience, Washington 1999, S. 303–320, http://dx.doi.org/10.1037/10332-012

15 Reeves, Roy R.; Ladner, Marc. E.; Hart, Roy H.; Burke, Randy S.: Nocebo effects with antidepressant clinical drug trial placebos, Jackson 2007, S. 275–277, DOI: 10.1016/j.genhosppsych.2007.01.010

16 Hegerl, Ulrich; Althaus, David; Reiners, Holger: Das Rätsel der Depression – Eine Krankheit wird entschlüsselt, München 2016, S. 55

17 Dilthey, W.: Ideen über eine beschreibende und zergliedernde Psychologie, Berlin 1894, zitiert nach Bittner 1998, S. 56.

18 Kuiper, Piet C.: Seelenfinsternis – Die Depression eines Psychiaters, Frankfurt 2010, S. 55–56

19 Walser, Martin: Meßmers Momente, Hamburg 2013, S. 12
20 https://www.dgppn.de/_Resources/Persistent/f80fb3f112b4eda48f6
    c5f3c68d23632a03ba599/DGPPN_Dossier%20web.pdf
21 Saraceno, Benedetto: The WHO World Health Report 2001 on
    mental health, doi:10.1017/S1121189X00005546
22 Kolappa, Kavitha: No Physical Health without Mental Health:
    Lessons Unlearned?, 2013, doi: 10.2471/BLT.12.115063
23 RKI (Hrsg.): https://www.rki.de/DE/Content/Gesundheitsmonito
    ring/Studien/Degs/degs_w1/degs_info_broschuere.pdf?_blob=
    publicationFile, Berlin 2012, S. 32
24 Jacobi, F.; Höfler, M.; Strehle, J.; Mack, S.; Gerschler, A.; Scholl, L.;
    Busch, M. A.; Maske, U.; Hapke, U.: Gaebel, W.; Maier, W.; Wagner, M.;
    Zielasek, J.; Wittchen, H. U.: Psychische Störungen in der Allgemein-
    bevölkerung. Studie zur Gesundheit Erwachsener in Deutschland
    und ihr Zusatzmodul «Psychische Gesundheit» (DEGS1-MH); in
    Der Nervenarzt 85, 2014, S. 77–87, http://dx.doi.org/10.1007/s00115-
    013-3961-y
25 https://de.statista.com/statistik/daten/studie/318378/umfrage/
    anzahl-der-suizide-in-deutschland-im-vergleich-zu-ausgewaehlten-
    todesursachen/
26 https://www.dgppn.de/_Resources/Persistent/f80fb3f112b4eda48f6
    c5f3c68d23632a03ba599/DGPPN_Dossier%20web.pdf
27 Maske, U. E.; Buttery, A. K.; Beesdo-Baum, K.: Prevalence and
    correlates of DSM-IV-TR major depressive disorder, self-reported
    diagnosed depression and current depressive symptoms among
    adults in Germany, 2015, doi: 10.1016/j.jad.2015.10.006
28 https://www.rki.de/DE/Content/Gesundheitsmonitoring/
    Gesundheitsberichterstattung/GBEDownloadsJ/FactSheets/
    JoHM_03_2017_Praevalenz_Depressive_Symptomatik.pdf?_blob=
    publicationFile
29 McGee, R. E.; Thompson, N. J.: Unemployment and depression
    among emerging adults in 12 states, Behavioral Risk Factor Surveil-
    lance System, 2010, DOI: http://dx.doi.org/10.5888/pcd12.14045
    1external icon
30 Dr. Hauth, Iris: Keine Angst! Was wir gegen Depressionen und
    Ängste tun können. Eine Klinikleiterin erzählt, Berlin 2018,
    S. 32
31 https://aok-bv.de/presse/pressemitteilungen/2017/index_19250.html
32 https://www.bkk-dachverband.de/fileadmin/user_upload/
    Faktenblatt_BKK_Gesundheitsreport_2018_FINAL.pdf
33 https://www.baua.de/DE/Angebote/Publikationen/Praxis/A99.
    pdf?_blob=publicationFile&v=13, S. 43
34 https://www.destatis.de/DE/Presse/Pressemitteilungen/2017/09/
    PD17_347_236.html

35 Deutsche Rentenversicherung Bund: Rentenversicherung in Zeitreihen, Berlin 2018, S. 111 https://www.psyga.info/psychische-gesundheit/daten-fakten

36 https://www.deutsche-alzheimer.de/fileadmin/alz/pdf/factsheets/infoblatt1_haeufigkeit_demenzerkrankungen_dalzg.pdf

37 https://www.rki.de/DE/Content/Gesundheitsmonitoring/Gesundheitsberichterstattung/GBEDownloadsJ/FactSheets/JoHM_03_2017_Praevalenz_Depressive_Symptomatik.pdf?_blob=publicationFile

38 Beutel, M. E.; Klein, E. M.; Brähler, E.: Loneliness in the general population – prevalence, determinants and relations to mental health, 2017, doi:10.1186/s12888–017–1262-x

39 https://www.tagesspiegel.de/politik/stress-burnout-depression-die-politik-reagiert-hilflos-auf-die-kranke-gesellschaft/23818190.html

40 Prof. Lütz, Manfred: Irre – Wir behandeln die Falschen – Unser Problem sind die Normalen – Eine heitere Seelenkunde; Gütersloh 2009, S. 13

41 Weinmann, Stefan: Die Vermessung der Psychiatrie, Köln 2019, S. 144

42 https://www.dhs.de/datenfakten/alkohol.html

43 https://www.generation-psy.de/berufsbild/

44 https://www.medikamente-und-sucht.de/behandler-und-berater/medikamentensicherheit/missbrauch-und-abhaengigkeit/abhaengigkeit-diagnosekriterien.html

45 https://www.adhs-ratgeber.com/adhs-im-erwachsenenalter.html?gclid=Cj0KCQiA2ITuBRDkARIsAMK9Q7Oa1OfEI5oqVyDZGLViDRXIhCn_fC2lZ3i1PemGhqVOxGoH798GK7IaAoS-EALw_wcB

46 https://www.dgppn.de/presse/pressemitteilungen/pressemitteilungen-2017/themendienst-angststoerungen-1.html

47 https://auticon.de/autismus/

48 https://www.zdf.de/nachrichten/heute/greta-thunberg-interview-auslandsjournal-100.html

49 https://www.generation-psy.de/kampagnen/bipolar-hat-nichts-mit-klimawandel-zu-tun/

50 https://www.generation-psy.de/kampagnen/borderline/

51 https://www.median-kliniken.de/de/newsroom/artikel/news/definition-des-burn-out-im-icd-11-ist-unzureichend/

52 https://www.deutsche-alzheimer.de/fileadmin/alz/pdf/factsheets/infoblatt1_haeufigkeit_demenzerkrankungen_dalzg.pdf

53 https://www.christoph-dornier-klinik.de/de/betroffene-und-angehoerige/behandlungsangebot/essstoerungen-anorexie/merkmale.html

54 https://www.generation-psy.de/spieglein-spieglein-an-der-wand/

55 http://www.gbe-bund.de/gbe10/abrechnung.prc_abr_test_logon?
p_uid=gast&p_aid=0&p_knoten=FID&p_sprache=D&p_suchstring=
13064

56 https://www.dgppn.de/schwerpunkte/zahlenundfakten.html

57 Beck, A. T.; Rush, A. J.; Shaw, B. F.; Emery, G.: Cognitive Therapy of
Depression. New York 1979, S. 4

58 Schopenhauer, Arthur: Aphorismen zur Lebensweisheit, Stuttgart
1949, S. 18

59 Mogel, Wendy: The Blessing of a Skinned Knee – Using Timeless
Teachings to Raise Self-Reliant Children, New York 2008

60 Dr. med. Prieß, Mirriam: Resilienz – So entwickeln Sie Widerstandskraft und innere Stärke; München 2019, S. 51

61 https://www.pharmazeutische-zeitung.de/ausgabe-01022018/
entzuendungen-als-moeglicher-ausloeser/

62 https://www.gesundheitsstadt-berlin.de/warum-uebergewicht-
depressionen-beguenstigt-6081/

63 Dr. med. Dogs, Christian Peter; Poelchau, Nina: Gefühle sind keine
Krankheit – Warum wir sie brauchen und wie sie uns zufrieden
machen, Berlin 2017, S. 36 ff.

64 https://www.msdmanuals.com/de-de/heim/psychische-gesund
heitsstörungen/persönlichkeitsstörungen/borderline-persönlich
keitsstörung-bpd

65 https://www.ncbi.nlm.nih.gov/pmc/articles/PMC6116765/
#bibr2-2045125318769235

66 https://www.wissenschaft-im-dialog.de/projekte/wieso/artikel/
beitrag/was-ist-die-ursache-fuer-schizophrenie/

67 Kandel, Eric: Was ist der Mensch? Störungen des Gehirns und was
sie über die menschliche Natur verraten, München 2019, S. 45

68 https://www.aerzteblatt.de/archiv/40475/Genetik-und-Psyche-
Bedeutung-der-Gene-nicht-ueberschaetzen

69 Jazz, Maxi; Sister Bliss; Rollo; Bitzenhardt, Goetz (Faithless):
Insomnia, 1995

70 Dr. med. Prieß, Mirriam: Resilienz – So entwickeln Sie Widerstandskraft und innere Stärke; München 2019, S. 67

71 Forkmann, Thomas: The Journal of Nervous and Mental Disease
Volume 200 – Issue 5, 2012, doi: 10.1097/NMD.0b013e31825322cf,
S. 401–405

72 Bschor, Tom; Bauer, Michael; Adli, Mazda: Chronic and treatment
resistant depression – diagnosis and stepwise therapy, 2014, DOI:
10.3238/arztebl.2014.0766

73 Delgado P. L.; Charney, D. S.; Price, L. H.; Landis, H.; Heninger, G. R.:
Neuroendocrine and behavioral effects of dietary tryptophan restric-
tion in healthy subjects, 1989, DOI: 10.1016/0024–3205(89)90114–8

74 Delgado, P. L.; Price, L. H.; Miller, H. L.; Salomon, R. M.; Aghajanian,

G. K.; Heninger, G. R.; Charney, D. S.: Serotonin and the neurobiology of depression. Effects of tryptophan depletion in drug-free depressed patients, 1994, DOI: 10.1001/archpsyc.1994.03950110025005

75 Blumenthal, J. A.: Effects of exercise training on older patients with major depression, 1999, doi: 10.1001/archinte.159.19.2349.

76 Babyak, M.: Exercise treatment for major depression: maintenance of therapeutic benefit at 10 months, 2000, doi: 10.1097/00006842–200009000–00006.

77 Braun, C. et al.: Suicides and Suicide Attempts during Long-Term Treatment with Antidepressants: A Meta-Analysis of 29 Placebo-Controlled Studies Including 6,934 Patients with Major Depressive Disorder, 2016, https://doi.org/10.1159/000442293

78 Baldessarini, R. J.: Antidepressant-associated mood-switching and transition from unipolar major depression to bipolar disorder: a review, 2013, DOI: 10.1016/j.jad.2012.10.033

79 https://www.deutsche-apotheker-zeitung.de/news/artikel/2017/04/12/neuroleptika-nebenwirkung-behandelbar

80 https://www.dgppn.de/_Resources/Persistent/9ec44314b4deb28c14 3611582e6e4bb326b82b41/PIF_2018-1.pdf

81 https://www.bptk.de/wp-content/uploads/2019/01/20180411_bptk_ studie_wartezeiten_2018.pdf

82 https://www.spiegel.de/karriere/psychiatrie-patienten-werden-regelmaessig-wegen-personalnot-zwangsfixiert-mitarbeiterumfrage-a-1285840.html

83 Finzen, Asmus: Normalität, Köln 2018, S. 13

84 https://www.psychiatrictimes.com/view/introduction-inflammation connection

85 https://www.pharmaceutical-journal.com/news-and-analysis/features/personalised-treatment-for-depression-on-the-horizon-predicting-response-toantidepressants/20201782.article?MsgId=1010538&firstPass=falseCattaneo, A.; Ferrari, C.; Uher, R. et al.: Absolute measurements of Macrophage Migration Inhibitory Factor and Interleukin-1-β mRNA levels accurately predict treatment response in depressed patients, 2016, doi: 10.1093/ijnp/pyw045

86 Hassell, James et al.: Treatment with a heat-killed preparation of Mycobacterium vaccae after fear conditioning enhances fear extinction in the fear-potentiated startle paradigm, 2019, https://doi.org/10.1016/j.bbi.2019.06.008

87 phttps://www.unodc.org/unodc/en/data-and-analysis/bulletin/bulletin_1976-01-01_4_page006.html

88 Lefaucher, Jean-Pascal et al.: Evidence-based guidelines on the therapeutic use of repetitive transcranial magnetic stimulation (rTMS), 2014, https://doi.org/10.1016/j.clinph.2014.05.021

89 Grossman, Nir et al.: Noninvasive Deep Brain Stimulation via Tempo-

rally Interfering Electric Fields Cell, 2017, https://doi.org/10.1016/j.cell.2017.05.024

90 Aaronson, Scott T. et al.: A5-Year Observational Study of Patients With Treatment-Resistant Depression Treated With Vagus Nerve Stimulation or Treatment as Usual – Comparison of Response, Remission, and Suicidality, 2017, https://doi.org/10.1176/appi.ajp.2017.16010034

91 https://www.aerztezeitung.de/Medizin/Vagus-Nerv-Stimulation-lindert-Depressionen-langfristig-301420.html

92 Bewernick, Bettina H.: Long-term Effects of Nucleus Accumbens Deep Brain Stimulation in Treatment Resistant Depression – Evidence for Sustained Efficacy, Neuropsychopharmacology, 2012, DOI: 10.1038/npp.2012.44

93 https://www.aerzteblatt.de/nachrichten/109301/Neuartiger-Hirnschrittmacher-erstmals-zur-Behandlung-von-Zwangsstoerung-eingesetzt

94 https://www.aerzteblatt.de/nachrichten/96118/Wie-die-Tiefe-Hirnstimulation-den-Parkinson-Verlauf-beeinflusst

95 Lipsman, Nir et al.: Deep brain stimulation of the subcallosal cingulate for treatment-refractory anorexia nervosa: 1 year follow-up of an open-label trial, 2017, https://doi.org/10.1016/S2215-0366(17)30076–7

96 Ter Horst, Kasper W. et al.: Striatal dopamine regulates systemic glucose metabolism in humans and mice, 2018, DOI: 10.1126/scitranslmed.aar3752

97 Kandel, Eric: Was ist der Mensch? Störungen des Gehirns und was sie über die menschliche Natur verraten, München 2019, S. 90

98 McGrath, Callie L. et al.: Toward a Neuroimaging Treatment Selection Biomarker for Major Depressive Disorder, 2013, doi:10.1001/jamapsychiatry.2013.143 2013

99 Devor, Anna et al.: Stimulus-Induced Changes in Blood Flow and 2-Deoxyglucose Uptake Dissociate in Ipsilateral Somatosensory Cortex, 2008, https://doi.org/10.1523/JNEUROSCI.4307-08.2008

100 https://www.deutsche-depressionshilfe.de/forschungszentrum/aktuellestudien/implementall

101 Severus, E. et al.: Ambulatory monitoring and digital phenotyping in the diagnostics and treatment of bipolar disorders, 2019, DOI: 10.1007/s00115–019–00816–9

102 Lanata, A. et al.: Complexity index from a personalized wearable monitoring system for assessing remission in mental health, 2015 DOI: 10.1109/JBHI.2014.2360711

103 Craig, Tom KJ et al.: AVATAR therapy for auditory verbal hallucinations in people with psychosis: a single-blind, randomised controlled trial, 2018, https://doi.org/10.1016/S2215-0366(17)30427–3

104 Fitzpatrick, Kathleen Kara; Darcy, Alison; Vierhile, Molly: Delivering Cognitive Behavior Therapy to Young Adults With Symptoms of Depression and Anxiety Using a Fully Automated Conversational Agent (Woebot) – A Randomized Controlled Trial, 2017, doi:10.2196/mental.7785

105 Rosenfeld, Ariel; Benrimoh, David et al.: Big Data Analytics and AI in Mental Healthcare, 2019, arXiv:1903.12071

106 Janya Chanchaichujit, J.; Tan, A.; Meng, F.; Eaimkhong, S.: Healthcare 4.0 – Next Generation Processes with the Latest Technologies, 2019, DOI https://doi.org/10.1007/978-981-13-8114-0

107 Brieger, P.; Hoffmann, H.: Was bringt psychisch Kranke nachhaltig in Arbeit?, 2012, https://doi.org/10.1007/s00115-011-3470-9

108 https://www.stiftung-psk-be.ch/media/1039/first_place_then_train_neuer_weg_in_der_beruflichen_wiedereingliederung.pdf

109 Grant, Jill G.; Westhues, Anne: Choice and outcome in mental health supported housing, DOI: 10.2975/33.3.2010.232.235

110 O'Connell, M.; Rosenheck, R.; Kasprow, W. et al.: An Examination of Fulfilled Housing Preferences and Quality of Life among Homeless Persons with Mental Illness and / or Substance Use Disorders, 2006, https://doi.org/10.1007/s11414-006-9029-z

111 Greenwood, R. M.; Schaefer-McDaniel, Nicole J.; Winkel, G.; Tsemberis, Sam J.: Decreasing psychiatric symptoms by increasing choice in services for adults with histories of homelessness, 2005, DOI: 10.1007/s10464-005-8617-z

112 https://www.destatis.de/DE/Presse/Pressemitteilungen/2017/09/PD17_347_236.html;jsessionid=FDEB1A7725F298AC2247A8D1E53FC246.internet8732

113 Europäische Kommission (2018) Health at a glance: Europe. https://ec.europa.eu/health/state/glance_de

114 Waldinger, Marcel D.; Ishak, Waguih (Hrsg.): Treatment of Premature Ejaculation. In: The Textbook of Clinical Sexual Medicine, Basel 2017, S. 283 – 288, 10.1007/978 – 3 – 319 – 52539 – 6
Waldinger, Marcel D.: Pharmacotherapy for premature ejaculation. In: Expert Opin Pharmacother. 2015, S. 2615 – 2624. DOI: 10.1517/14656566.2015.1096928

115 Hogan, C.; Le Noury, J.; Healy, D., Mangin, D.: One hundred and twenty cases of enduring sexual dysfunction following treatment. In: The International Journal of Risk & Safety in Medicine 2014, 26(2), S. 109 – 116. DOI: 10.3233/JRS-140617

116 Simonsen, A. L.; Danborg, P. B.; Gøtzsche, P. C.: Persistent sexual dysfunction after early exposure to SSRIs: Systematic review of animal studies. In: The International Journal of Risk & Safety in Medicine 28(1), 2016, S. 1 – 12., DOI: 10.3233/JRS-160668
Maciag, D.; Simpson, K. L.; Coppinger, D.; Lu, Y.; Wang, Y.; Lin, R. C.;

Paul, I. A.: Neonatal antidepressant exposure has lasting effects on behavior and serotonin circuitry. In: Neuropsychopharmacology 31, 2006, S. 47–57, DOI: 10.1038/sj.npp.1300823

de Jong, T. R.; Snaphaan, L. J.; Pattij, T.; Veening, J. G.; Waldinger, M. D.; Cools, A. R.; Olivier, B.: Effects of chronic treatment with fluvoxamine and paroxetine during adolescence on serotonin-related behavior in adult male rats. In: Eur Neuropsychopharmacol. 16, 2006, S. 39–48, DOI: 10.1016/j.euroneuro.2005.06.004

117 Gouvêa, T. S.; Morimoto, H. K.; de Faria, M. J.; Moreira, E. G.; Gerardin, D. C.: Maternal exposure to the antidepressant fluoxetine impairs sexual motivation in adult male mice. In: Pharmacol Biochem Behav. 90, 2008, S. 416–419, DOI: 10.1016/j.pbb.2008.03.025

Vieira, M. L.; Hamada, R. Y.; Gonzaga, N. I.; Bacchi, A. D.; Barbieri, M.; Moreira, E. G.; Mesquita, Sde F.; Gerardin, D. C.: Could maternal exposure to the antidepressants fluoxetine and St. John's Wort induce long-term reproductive effects on male rats? In: Reproductive Toxicology 35, 2013, S. 102–107, DOI: 10.1016/J.Reprotox.2012.07.006

118 Lincoln, T. M. et al.: Effectiveness of psychoeducation for relapse, symptoms, knowledge, adherence and functioning in psychotic disorders: a meta-analysis. In: Schizophrenia Research 2007 Nov; 96(1–3): 232–45, DOI: 10.1016/j.schres.2007.07.022

119 Healey, D.; Rucklidge, J. J.: An Exploration Into the Creative Abilities of Children With ADHD, 2005, https://doi.org/10.1177/1087054705277198

120 White, P.; Shah, H. A.: Uninhibited imaginations: Creativity in adults with Attention-Deficit / Hyperactivity Disorder, 2006, https://doi.org/10.1016/j.paid.2005.11.007

121 Lüdeke, S.; Linderkamp, F.; Cevani, I.: Differenzielle Analysen zum Zusammenhang zwischen Kreativität und ADHS bei Kindern und Jugendlichen. In: Kindheit und Entwicklung, 28 / 2, 2019, S. 106–113, https://doi.org/10.1026/0942-5403/a000280

122 Cramond, B.: Attention-Deficit Hyperactivity Disorder and Creativity – What is the connection?, 1994, https://doi.org/10.1002/j.2162-6057.1994.tb01191.x

123 Perkins, A. et al.: Thinking too much: self-generated thought as the engine of neuroticism, 2015, DOI: 10.1016/j.tics.2015.07.003